いかに弁証論治するか

「疾患別」漢方エキス製剤の運用

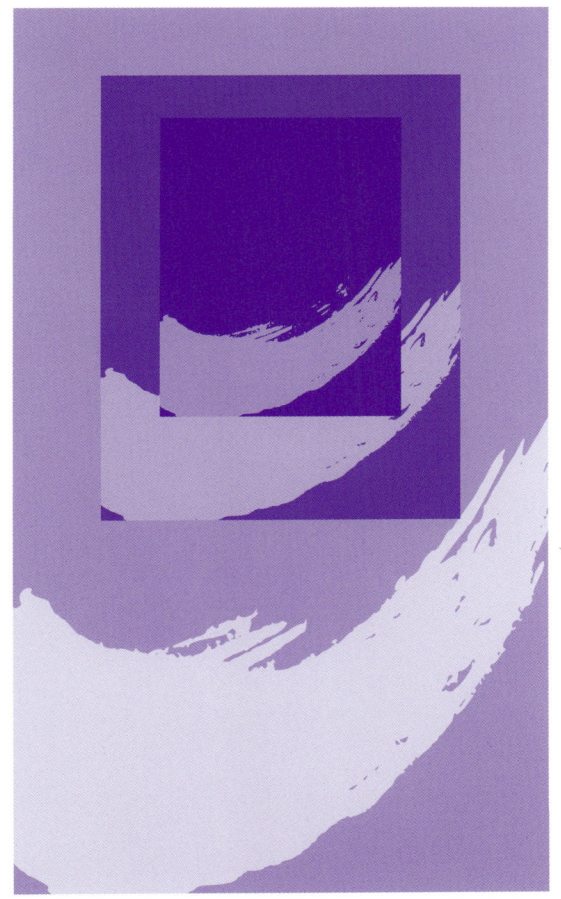

菅沼 伸／監修・菅沼 栄 著

東洋学術出版社

序文

　胡栄先生（菅沼栄女史）が，東洋学術出版社から本書を出版されるにあたって，序文を書くようにと求められた。私と胡栄先生は，親と子ほどの年令差があるが，胡先生は私が中医学を学んだ教師（日本では恩師，中国では老師と呼ぶ）であり，とても序文を書くような立場ではないが，10年ばかりの長い交際であり，私の了解している先生の人となりや学識について紹介し，この書を読まれる方の参考にしていただければ幸甚と思い，拙文を草して執筆をお受けした次第である。

　胡栄先生は北京中医薬大学を優秀な成績で卒業された才媛である。附属の東直門医院で中医内科の臨床を研修中に，同じ学院に留学し卒業された菅沼伸先生と結婚され日本に来られることになったとき，中医学院の幹部や教授連から渡日を延期してもっと才能を伸ばしてはどうかと，惜しまれ，引きとめられたが，夫君の菅沼氏の引力のほうが強かったというエピソードも伝わっている。

　1980年，故間中喜雄先生を会長とする医師東洋医学研究会が，北京中医学院から故任応秋教授をはじめ有名な教授達を招いて中医学セミナーを開催したとき，菅沼伸先生は音吐朗朗とした名通訳で，私たちの聴講と中医学の学習をたすけられた功は大であった。

　その後，日本の医師，薬剤師，針灸師などの間に中医学に対する関心が高まり，胡栄先生を講師とするイスクラ産業の薬剤師向けに企画した中医学の基礎から臨床までの定期的な講習会が新宿で開かれ，私も参加して聴講した。胡先生には失礼ながら，来日後まだ日が浅く，日本語に少したどたどしさがあり，スライドもあまり綺麗とはいえなかった。だがしかし，先生の講義には熱意と迫力が感じられ，言葉やスライドの物足りなさを補なって受講者を惹きつけるものがあったと思われた。

　さらにその後，信濃町の東医健保会館で，故人になられた木下繁太郎先生や中村実郎先生らが世話人で運営されていた東京漢方臨床研究会（株式会社ツムラ後援）で，私も世話人に加えられ，聴講者の減少に対する対策について意見を求められ，中医の弁証論治をテーマにして，張瓏英先生にも講義をお願いしたこともあった。しかし当時の聴講者から中医学基礎理論につかわれる用語は理解しにくいという意見もあり，しばらく胡栄先生の系統的講義をお願いしようということになり，スライドを新しくしたり，

講義内容の要点がプリントして配布されるようになった。やがて聴講者が増加して，毎回50名以上になり，会場から溢れるほどの盛況になった。

豊島区でも，永谷義文先生らを中心とする中医学の勉強会を担当されていたこともあり，先生の日本語は急速な進歩を遂げられ，ときには早口で聴きとりにくいことさえあるほどになった。先生は2時間の講義のために，自宅で5～6時間以上をかけて準備され，その内容をノートにびっしり書き止めて持参されるという。先生の真面目な責任感と受講者の臨床に役立つ，わかりやすい内容にしようとする熱意が，講義をいきいきとした雰囲気にし，先生の人となりと相待って，講座を盛況にみちびいたと思われる。他の講習会に見られないのは，定刻の少し前から集まり始める受講者が最前列から着席し，開会の頃には最も後ろの席まで埋まるという状態で，受講者の熱心さを物語っている。

本書にも紹介されているように，先生は日本に来られてから，イスクラ関係の薬局で，薬剤師さん達のいろいろな相談に応じるうちに，日本の漢方の使いかたや，患者さんの特徴などを理解されるようになった。先生の体験は講義の中でもいかされ，中医学の生薬や漢方ばかりでなく，使えるようなエキス剤があれば，それを紹介するというように，日本の医師や薬剤師が日常の臨床で利用できるように配慮されている。本書の読者は随所にこの事実を理解されるだろうと思う。

1980年に任応秋教授の陰陽五行学選についての講義を聴いたとき，カルチュア・ショックを感じたのは，私一人だけではなかったであろう。それから15年を経て，中医学の基礎理論，弁証論治，経絡学説，中薬学，方剤学などについて，未熟ながらも多少は理解し，日常の婦人科，とくに不妊患者の診察にかなり役立つようになっているように思う。

長期間にわたって胡栄先生から受けた薫陶が，今後の私の中西医結合の臨床に大きな援助になることを確信し，この機会に心から感謝申し上げ，擱筆する。

1996年4月1日

産婦人科菅井クリニック　　菅井　正朝

はじめに

　4年後，21世紀を迎えたとき，日本における中医学の普及・応用はどうなっているだろうか？　これを考えると私はとても楽しい気分になります。「光陰　矢の如し」，日本に来てすでに16年の歳月が経過しました。来日当初は，大変な緊張状態におかれ，とても生活を楽しむゆとりなどありませんでした。日本語も日常会話からではなく，中医学の翻訳・通訳の仕事をやるなかで，中医学用語から徐々に覚えていったのです。ですから来日2年後に，初めて中医学の講義を依頼されたときも，中途半端な日本語に自信がもてず，失敗が怖くてお断りしていました。しかし，受講する先生達から「日本語が話せないときは，中国語を書けばよい」と励まされ，なんとか講義をスタートさせることができたのです。

　あれから，講義や臨床相談の仕事をするようになって気づいたことは，日本で漢方を研究される先生は多いが，中医学理論の知識はまだ浅いということでした。

　複雑な疾患を，古文の条文にあてはめて解決しようとしても，治療は困難です。

　中医学の真髄は「弁証論治」に集約されています。「弁病」と「弁証」を結合することができれば，自由に臨床応用の巾を拡大することができるでしょうし，「小柴胡湯」の副作用問題などにも惑わされることなく，よい結果を得られるに違いありません。第一線で働く医師や薬剤師に，この中医学理論を伝えたいと，私は強く思うようになりました。

　本書は，参加者の要望にもとづいた漢方講座の講演内容と，『中医臨床』誌に執筆したものをまとめたものです。臨床各科のうち27疾患について，病症をどう弁証し，日本で入手できるエキス剤と中成薬を用いて，どう論治するかをのべました。私は，この本によって，まず弁証論治というシステムの流れを理解していただければと願っています。治療には，主にエキス剤と中成薬を使用するようにしました。本来，治療は漢方生薬を調剤して用いるほうがよいのですが，日本の臨床現場では，まだ無理な点が多いと考えたからです。しかし，将来，中医学の処方を自由自在に使えるようになれば，どんなに素晴らしいことでしょう。そんな21世紀を想起すると楽しくなってくるではありませんか。

　浅学な私の著作が，「拠磚引玉」（瓦から玉を引き出す）となって，先生

方のご高見や，ご批判を得られるきっかけとなれば，なにより嬉しく思います。ぜひ，ご指導・ご鞭撻をお願いいたします。

　中国に梅を詠んだ有名な詩があります。「寒梅は美麗を競わず，ただ春を告げるのみ。山の花が爛漫と咲くとき，叢（草むら）にあってひとり微笑む」といった内容です。私の拙い著作が，日本の中医学普及に少しでも役だつようであれば，望外の喜びです。

　この本の出版にあたって，私の最も尊敬する菅井正朝先生に序文をいただきました。本文の基礎となった漢方講座に推薦していただき，誠意をもって私を励まし続けて下さった先生のご厚情に心から感謝の意を表したいと思います。

　　　　　　　　　　　　　　　1996年4月2日　　　菅沼　栄

凡例

1．本書は，季刊『中医臨床』誌上で通巻36号（1989年3月）より62号（1995年9月）までの間に連載された疾患別「臨床講座」の原稿を，若干書き改めて，まとめたものである。文中のチャート図と鑑別一覧表は，本書のために新たに書き加えられた。

本講座は，『中医臨床』誌上で連載中より，読者からの評判が高く，愛読コーナーの1つであった。著者は，中医学を日本の臨床現場で応用することを常に念頭において，極力簡明・平易に解説を行なってきた。また，日本の医療現場で常用される漢方エキス製剤を，中医学の観点から運用するという目標を立て，大胆な解説を行ってきた。日本における中医学の普及において，非常に大きな役割を果たしてきた講座である。本書は，今後，日本の漢方エキス製剤の中医学的運用の指針としてますます愛読されるだろう。

2．本書は，28の疾患について，「病因病機」と「弁証論治」の2つの面から詳細でわかりやすい解説を行っている。「病因病機」のコーナーでは，この疾患をもたらしたいくつかの病因と病理機序の特徴にしたがって系統的な分類を行ない，どのような経緯をたどって疾患にいたったかを解説する。「弁証論治」のコーナーでは，上記の各種病因病機によってもたらされた特徴的な症状を解説し，つづいて，代表的な漢方エキス製剤をあげ，なぜ本剤が有効であるかを方剤構成から解きおこしている。

本書のもう1つの特徴は，興味深い臨床のヒントが随所に織りまぜられていることである。生硬な教科書にはみられない，柔軟な発想が盛沢山に組み込まれており，活き活きとした中医学に触れることができよう。その他，有用な食事療法や民間療法も紹介されていて，全体として大変親切な臨床指導書となっている。これらのコーナーの小見出しには●印が付されてある。

本書は，各疾患の病因病機のチャートと，常用される漢方エキス製剤の方剤構成図，および証分型・症状・治療原則・代表方剤の一覧表を付し，読者の理解を助けている。

目次

序文 ……………………………………… 菅井正朝　i
はじめに ……………………………………………… iii
凡例 …………………………………………………… v

頭　　痛 ……………………………………………… 1
眩　　暈 ……………………………………………… 14
眼精疲労 ……………………………………………… 26
口 内 炎 ……………………………………………… 39
アレルギー性鼻炎 …………………………………… 46
蓄 膿 症 ……………………………………………… 52
喘　　息 ……………………………………………… 58
心　　悸（動悸）……………………………………… 69
心　　痛 ……………………………………………… 82
不 眠 症 ……………………………………………… 95
鬱　　証 ……………………………………………… 104
胃 脘 痛 ……………………………………………… 112
肝　　炎 ……………………………………………… 124
泄　　瀉（下痢）……………………………………… 136
便　　秘 ……………………………………………… 148
痺　　証 ……………………………………………… 160
消 渇 証 ……………………………………………… 170
浮　　腫 ……………………………………………… 178
淋　　証 ……………………………………………… 188

汗　　証	196
血　　証	203
生 理 痛	212
皮 膚 病	222
冷 え 性	231
陽　　痿	239
肥　　満	248
延緩衰老	258
エ イ ズ	272
方剤索引	281

頭　痛

　頭痛は胸痛・胃痛・腹痛・関節痛と同様，痛みの病症に分類される。中医学では痛みは「不通則痛」によっておこる，何か詰まるものの存在によって気血の流れを塞ぐため発生すると考える。具体的には，血行が悪くなって生じた瘀血，水分代謝の低下によって生じた痰湿，あるいは外感の風・寒・熱・湿などの邪気が気血の流れを塞ぐことによって痛みがおこるのである。

　痛みに対する治則は「痛随利減」で，停滞するものを通利させて痛みを止める。ただし，通利法によって解決できるのは実の痛みであって，虚の痛みは補法と通利法を併用する。虚証の痛みであっても必ず通利法を加えねばならない。

　頭は体の最上部にあり，頭部には臓腑の清陽の気，手足の三陽経の気など一身の陽気が督脈を通じて集まってくる。このため頭は「清陽の府」または「諸陽の会」といわれる。このことから頭痛は陽に属する病変が多く，陰に属する病変は少ない。病に対する治療は，常に陰陽の調整を基本とするが，頭痛の原因はおおむね陽気不足あるいは邪気の上昇過多にある。このため治療は，陽の調整をはかって邪気を除くようにする。見方を変えれば頭痛は，深部（陰）の病変ではなく表部（陽）の病変であるから，治療は比較的やさしいといえる。

　頭痛は内科・外科・精神科・眼科・耳鼻科・歯科の疾患やその他の慢性疾患に付随してみられるが，いずれの分野の頭痛にも，本篇の弁証論治を応用することができる。

◉頭痛にまつわる故事◉

　『三国志』の主要人物である曹操は気性のはげしい武将で，いつも強い頭痛に悩まされていた。多くの医師の治療をうけていたが，なかなか痛みはおさまらない。あるとき周りの人から，当時，民間医として名を馳せていた華佗を紹介された。華佗は曹操の頭痛を風邪によるものとみて，数本の針を深く刺入して完全に治癒させた。曹操は華佗に金と位を与え，常に自分の身辺にいてくれるよう頼んだが，故郷へ帰りたいと願っていた華佗は，曹操の要求をことわった。曹操は大いに怒り彼を牢に閉じこめて罰した。獄中で華佗は自分の経験をまとめて書き著し，外部の人に保存を頼んだが，誰も死刑囚である華佗に手を貸すことを恐れ，彼の原稿を預かろうとはしなかった。このため，やむなく彼は自らの手で原稿を焼却してしまったという。こうして華佗の価値ある経験は永遠に失われたのである。華陀の死後，曹操はずっと頭痛に苦しみ，彼を殺害したことを後悔したという。

病因病機

　頭痛は大きく外感頭痛と内傷頭痛にわけられる。外感頭痛は発症したばかりの新しいもので治療は簡単である。これに対し内傷頭痛は慢性疾患にともなうものが多く，くわしく弁証して臓腑の機能，陰陽のバランスを調整しなければならない。

1 ── 外感頭痛

　外感病とは外部の邪気を受けることによって発生する病気である。外邪には風・寒・暑・湿・燥・火の6邪がある。先に華佗が，曹操の頭痛を風邪による頭痛と診断したように，ほとんどの外邪は風にともなわれて体内に侵入する。また，「風に傷られる者，先ずこれを上に受く」といわれるように，外界の風邪を受けた場合，頭痛をはじめ，くしゃみ，咽痛など上部の症状が現われる。

　外感頭痛は，風邪が他の外邪を挟んで体内に入り込んでくることによっておこるが，風邪と結びつく外邪の性質によって頭痛の症状は次のように異なる。

1．風寒頭痛

　寒は凝縮して滞る性質があるので，気血のめぐりを渋滞させ詰まりが生じ，「不通則痛」で痛みがおこる。寒による痛みは強く，カゼをひいた場合も寒邪が多いほど頭痛は強くなる。痛みは頭だけではなく全身にも現われる。

2．風熱頭痛

　熱は上昇する性質があるため，風熱の邪は，まず上部を犯し，熱感をともなった頭痛がおこる。頭痛とともに発熱，咽痛，口渇，咳，黄痰など外感風熱の症状が現れる。

3．風湿頭痛

　湿は粘りやすい性質で，陰に属している。この陰邪が頭に集まっている清陽の気を包みこむと，頭が重く締めつけられたような痛みが感じられる。

2 ── 内傷頭痛

　臓腑の機能失調によって現われる頭痛である。頭痛に関連する主な臓腑は肝・脾・腎で，そのうち最も関連の深いものは肝である。

1．肝陽上亢

　肝には「血を蔵する」機能があるが，肝の陰血が少ないと肝陽は陰の制約をはなれてどんどん上衝し，清陽の府（脳）を乱して頭痛がおこる。肝陽が上昇する原因は，肝陰不足にあるので，治療は陰血を補ってやらねばならない。

2．肝火上炎

　「肝は疏泄を主る」。肝は常に気が通じている状態を好む。しかし，疏泄機能が失調して気がめぐらず鬱結すると，肝気は熱を含み速い勢いで上昇し，目の充血，眩暈，頭痛の症状が現れる。肝陰不足の場合とは異なり，激しい火の勢いを抑える治療法が必要となる。

　偏頭痛，自律神経失調による頭痛など，肝陽上亢と肝火上炎症による頭痛は特に多いので，肝を重点的に調整する方法を理解するとよい。

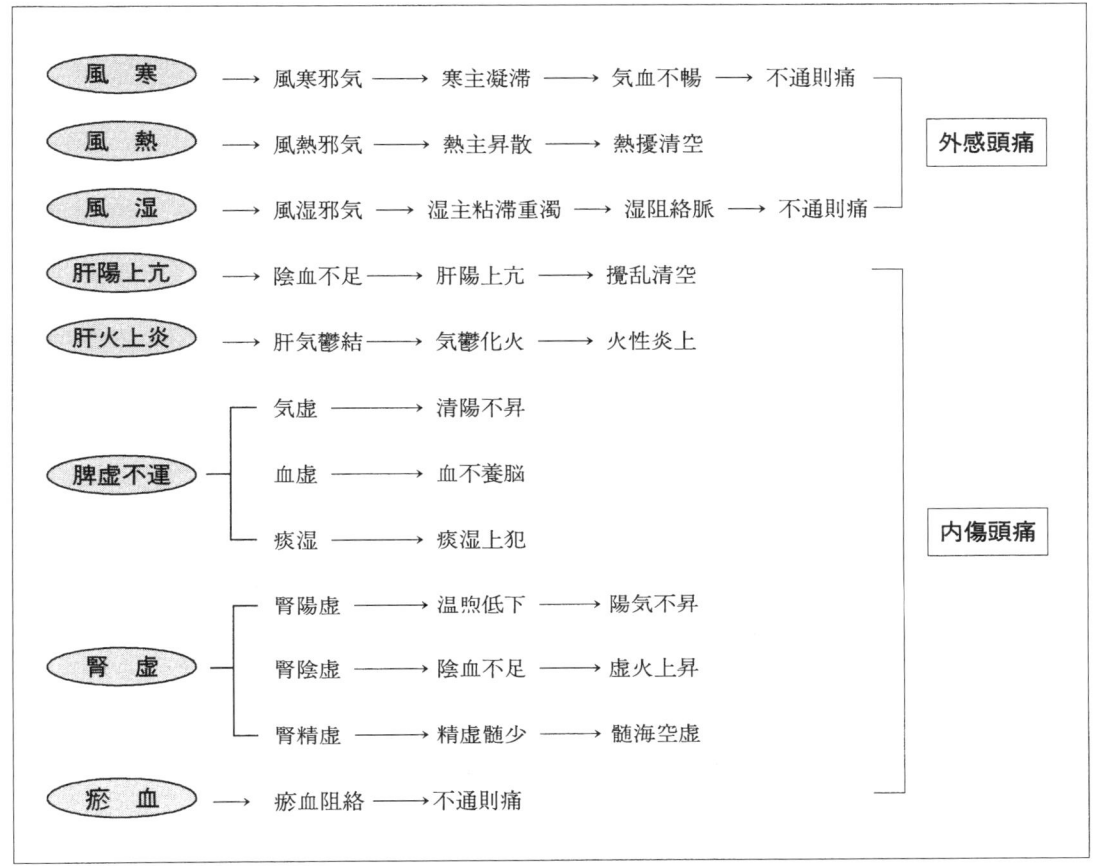

3．脾虚不運

　脾は水穀を運化して，精微物質（栄養分）を気血に変え，これを頭部に昇らせる。上昇する気血が不足すると，頭は滋養を失い痛みがおこる。気血不足による頭痛は気虚頭痛と血虚頭痛に分けられる。多少違いがあるので注意が必要である。

◇気虚頭痛：清陽の気が脳を充足できないための頭痛。疲労時に現われることが多い。
◇血虚頭痛：血は精に変化しさらに髄に変わる。血虚のため「髄の海」である脳を養うことができない頭痛である。
◇痰湿頭痛：脾の運化機能が低下して痰湿（実）が生じ，粘る性質をもつ痰濁が上昇して頭部に入り込むと実証の頭痛がおこる。痛みは頑固で長びきやすい。

4．腎虚

　腎虚は一般的に腎精の不足をさすことが多いが，正確には腎陽虚，腎陰虚，腎精虚の3つに区分される。腎虚によって生じる頭痛にも違いがある。

◇腎陽虚：腎陽が衰えると全体に寒が生じ，これが原因となって頭痛がおこる。寒がる，手足が冷えるなどの症状をともなう。
◇腎陰虚：陰と陽のバランスが崩れ陰少陽多になると，陽は陰の抑制を離れて浮上する。肝と腎は同源であるため，腎陰不足により肝陰も不足し，肝陽が上亢して，の

ぼせや眩暈をともなう頭痛が現れる。
◇腎精虚：腎精が不足するため髄の生成も少なくなり，髄海（脳）は空虚となり頭痛がおこる。眩暈，耳鳴り，健忘症，性障害の症状をともなう。

5．瘀血

外感病にせよ内傷病にせよ，病が長びくと瘀血が生まれる。また打撲などの外傷によって瘀血が生じることもある。血瘀が脈管中の血流を塞ぐようになると「不通則痛」で頭痛がおこる。

弁証論治

1 ── 風寒頭痛

【症状】
◇頭痛───風寒邪気が体表の衛陽を傷り，背中を走行する太陽膀胱経に入ることによって生じる。首から後肩部にかけて筋肉がこわばり，関節が痛むこともある。
◇くしゃみ・鼻水───肺気が鼻腔・口に侵入する風寒邪を追いだそうとする症状である。
◇舌苔白───寒の存在を示す舌象である。
◇脈浮緊───浮脈は体表部の病であることを示す。緊脈は寒によって脈管が収縮するために現れる。

【治療原則】疏風散寒・止痛

発散法によって寒を散らすことに重点を置く。温法は用いない。

川芎茶調散　………………………………疏風止痛

```
川芎（少陽＝側頭部，厥陰＝頭頂部）┐
白芷（陽明＝前頭部）              ├─疏風止痛
羌活（太陽＝後頭部）              ┘
荊芥・防風（辛温）薄荷（辛涼）───疏散風邪
香附子─────────────────理気止痛
茶葉──────────────────上清頭目・引熱下行
甘草──────────────────調和
```

本方は原典に「治丈夫婦人，諸風上攻，頭目昏重，偏正頭痛」と記載され，頭痛の専門薬である。悪寒，発熱，鼻塞，舌苔薄白，脈浮の外感風寒の頭痛に用いる。

川芎，白芷，羌活はともに疏風止痛作用がある。3薬の薬効が作用する部位はそれぞれ異っている。川芎は側頭部と頭頂部に，白芷は前額部に，羌活は後頭部に作用するので，頭痛部位に応じて対応する薬物の量を増減することよい。3薬はともに，上昇傾向をもつ温薬で，血圧の高い人（肝陽上亢型）には用いないほうがよい。薄荷，荊芥，防風は性質が軽く昇散上行して，風邪を疏散する作用がある。薄荷は辛味によって風邪を疏散させ，涼性によって川芎などの温性を抑える。防風は疏風作用が強い。茶葉は苦寒の性味によって熱性を下行させ，上昇薬のいきすぎをおさえる。香附子は理気作用によって気血の流れをよくし，頭痛を緩和させる。本来の方中には止痛作用が強い細辛が入ってい

る。外感風寒の症状が強いときは，「葛根湯」「麻黄湯」「桂枝湯」などを使ってもよい。

2 ── 風熱頭痛

【症状】
◇頭痛────風熱邪気が上昇して清竅を乱すと熱っぽく脹った感じの痛みがする。
◇発熱・口渇・咽痛・赤ら顔・目の充血・舌質微紅────風熱邪気が存在し津液が消耗されることによって現れる症状である。
◇脈浮数────病邪が体表にあるため浮脈となり，熱によって脈が速まり数脈となる。

【治療原則】去風清熱・止痛

桑菊飲 ……………………… 疏散風熱・宣肺止咳

```
桑葉8・菊花6・薄荷6 ──── 疏散風熱・止痛
杏仁6・桔梗6 ──────── 宣肺・止咳化痰
芦根6（生津）・連翹6（解毒）─ 清熱
```

本方は『温病条弁』中の方剤で，熱・咳をともなうカゼに用いるものである。本方は上焦肺の病に対する薬で，方中には「羽のように軽い」辛涼剤が用いられている。清熱作用はあまり強くないため，高熱の場合は「白虎湯」を併用する。

桑葉，菊花，薄荷，連翹はともに葉や花で，軽い性質をもち，風熱頭痛に効果がある。杏仁によって肺気を下行させ，桔梗によって上行させて，肺気の流れを調整し，咳を止める。芦根は邪熱に損傷された津液を保護し，口渇を止める。

本方が入手できないときは，市販の「銀翹散」（天津感冒片）を使用する。

荊芥連翹湯 ……………………… 養血涼血・清熱解毒

```
防風・荊芥・薄荷──────── 去風
黄連解毒湯 ─────────── 清熱解毒
（黄連・黄柏・黄芩・山梔子）＋連翹
地黄・当帰・川芎・芍薬──── 養血活血
桔梗・白芷（止痛）────── 排膿
柴胡・枳実────────── 舒肝理気
甘草──────────── 諸薬の調和
```

本方は強い清熱解毒の作用があり，川芎，防風，薄荷，白芷などの止痛薬も配合されているので，風熱頭痛に用いることができる。

菊花茶調散 ……………………… 疏風清熱・止痛

```
川芎茶調散──────────── 疏風止痛
菊花・僵蚕─────────── 去風清熱
```

本方は「川芎茶調散」に清熱作用のある菊花，僵蚕を加えた方剤である。目の充血，口苦，口渇，舌紅，苔黄など風熱症状をともなう頭痛に適している。鼻薬が配合されているので，花粉症による頭痛にも用いられる。

3 ── 風湿頭痛

【症状】

◇頭痛・頭重──重濁を主る湿の性質によって，頭が重く包みこまれたような感じがする。
◇四肢がだるい，重い・食欲不振──湿により脾の運化機能が低下した症状である。
◇胸悶・胃痞──湿の停滞により気の流れが阻害された症状である。
◇小便不利・軟便──脾の水湿運化機能が失調し，水液の代謝が悪化した症状である。
◇舌苔白膩──湿の存在を示す舌象である。
◇脈濡──湿の存在を示す脈象である。

【治療原則】去風勝湿・止痛
　窓を開いて風の通りをよくし，湿を追い出して痛みをとめる。

羌活勝湿湯　……………………………辛温解表・去風湿・止痛

```
羌活6・独活6・防風4 ──── 去風利湿
蔓荊子2・川芎（活血）4・藁本4 ── 清頭止痛
甘草4 ──── 諸薬の調和
```

　本方は風湿を除去する代表処方である。頭が重く感じられる頭痛に効果がある。日本では入手できない処方なので，組成を細かにみてゆきたい。

　羌活，独活，防風はともに体表部の風湿をとり去る作用をもっている。羌活，独活はリウマチの専門薬でもあり，全身の関節痛にも効果がある。蔓荊子，川芎，藁本はともに止痛作用があり，頭痛に対する効力は強い。特に蔓荊子の止痛作用は優れており，歯痛，眼痛にも用いられる。藁本は入手しにくい生薬であるが後頭部の頭痛に優れた効果をもっている。

　本方はすべて体表部に作用する薬で組成されているため，食欲不振，下痢，悪心，嘔吐など裏湿証がみられるときは「平胃散」「藿香正気散」などを併用する。

藿香正気散（勝湿顆粒）　……………解表化湿・理気和中

```
藿香・白芷・紫蘇 ──── 解表化湿
二陳湯
（半夏・陳皮・茯苓・甘草）　┐
厚朴・大腹皮　　　　　　　　┘ 理気化痰
桔梗 ──── 宣肺化痰
白朮 ──── 健脾燥湿
生姜・大棗 ──── 和胃
```

　本方は表寒裏湿を治療する表裏同治の方剤で，藿香，白芷，紫蘇の芳香気によって体表の寒をちらし，中焦に停滞している湿邪を除去する。「二陳湯」と厚朴・大腹皮は理気化痰作用によって，湿の停滞と気の停滞を治療する。桔梗は肺の宣発機能を調整し，外邪による咳嗽を治し，津液の分布を調える。本方は解表剤であるが，去湿作用も優れ，頭痛，悪心，嘔吐，下痢などがみられる胃腸型のカゼに用いることが多い。

外感頭痛に対しては，できるだけ軽くて発散力のある薬を基本に選択する。量は多ければよいとはいえず，川芎などは多量に用いると，かえって眩暈が生じることもあるので注意が必要である。

◉頭痛の部位によって薬を使いわける◉

太陽頭痛（後頭痛）　　羌活，藁本，蔓荊子，「葛根湯」──── 散寒発汗解表
少陽頭痛（偏頭痛）　　柴胡，川芎，菊花，「小柴胡湯」──── 和解少陽・清肝健脾
陽明頭痛（前額部）　　白芷，葛根，「辛夷清肺湯」──────── 清肺開竅止痛
厥陰頭痛（頭頂部）　　呉茱萸，「呉茱萸湯」────────────── 温肝散寒止嘔

4 ── 気虚頭痛

【症状】
◇頭痛────疲れたときに頭痛が強くなる。過労によって中焦脾気が消耗され，脾胃の運化機能が失調し，気血が少なくなり頭部の清陽が不足して頭痛がおこる。
◇息ぎれ────肺気虚により気を主る機能が低下した症状である。
◇倦怠感・食欲不振────脾気虚によっておこる運化機能の失調した症状である。
◇舌質淡白・胖大────胖大舌は気虚のため水が停留するために現われる舌象である。
◇脈虚軟────脈が弱く力がない。虚証を示す脈である。
【治療原則】益気昇清・止痛
　中焦の気を補うと同時に清気を上に昇らせて痛みをとめる。

補中益気湯 ……………………………… 益気昇陽・調補脾胃

黄耆・人参・白朮・炙甘草────補中益気
当帰────────────────養血和血
柴胡・升麻──────────────昇挙陽気
陳皮（理気）・生姜・大棗────和胃

　本方には柴胡，升麻など清陽を昇提する薬と，止痛薬が配合されているので気虚頭痛に応用できる。升麻は後頭部痛（陽明頭痛）に，柴胡は偏頭痛（少陽頭痛）に対して作用する。しかし，頭痛が激しく本処方だけで解決できない場合は「川芎茶調散」を少量（補中益気湯の1/4程度量）併用するとよい。

5 ── 血虚頭痛

【症状】
◇頭痛────血虚のため精と髄が不足し，頭を滋養することができず頭痛がおこる。眩暈がして頭がふらつくことが多い。
◇顔面蒼白────血の滋養作用を受けられないため，血色がわるくなる。
◇動悸・不眠────心血虚により心の蔵神機能が低下した症状である。
◇舌質淡白────血虚を示す舌象である。
◇脈細────血流が少ないことを示す脈象である。
【治療原則】滋陰補血・止痛

四物湯加味 ……………………補血活血・散風止痛

```
四物湯──────────補血活血
（当帰・川芎・白芍薬・熟地黄）
菊花6・蔓荊子6──────疏散風熱・止痛
陳皮6──────────理気和胃
```

本方は「四物湯」に陳皮, 菊花, 蔓荊子を加えたものである。血虚になると気血の流れが遅くなり血瘀による痛みも生じやすくなる。「四物湯」によって補血し理気薬の陳皮によって血に動きを与え, 菊花と蔓荊子を加えて止痛する。

この処方は補の作用が中心である。血虚の人に対して強い発散作用を用いると正気を消耗させてしまうので, 発散薬は少なめに用いる。

婦宝当帰膠 ……………………補血益気

```
四物湯──────────補血活血
（当帰・川芎・白芍薬・熟地黄）
阿膠──────────補血止血
党参・黄耆・茯苓・甘草───益気健脾
```

本方は気血を補益する方剤で, 当帰と阿膠が多量の配合によって, 特に補血作用が強い。眩暈, 顔色が白いなど血虚症状や出血傾向をともなう頭痛に適する。止痛作用はないので, 頭痛が強い場合は「川芎茶調散」を併用する。

人参養栄湯 ……………………益気補血

```
四君子湯
（人参・白朮・茯苓・炙甘草） ┐
黄耆              ┘ 益気補中
四物湯─川芎──────養血
（熟地黄・当帰・芍薬）
遠志──────────化痰安神
五味子─────────斂肺止咳
陳皮──────────理気化痰
肉桂──────────温陽納気
```

この処方は補気作用と養血・安神作用があり, 軽い不安, 不眠をともなう気血両虚の頭痛に用いることができる。痛みが強いときは, 疏肝理気作用のある「加味逍遥散」を併用するようにする。

6 ── 腎虚頭痛

【症状】

◇頭痛────腎精は髄に変化して脳（髄の海）を養う。腎精不足による頭痛は, 痛みは強くないが, 慢性化する。

◇眩暈・耳鳴────「腎は耳に開竅する」といわれ, 腎精の不足によっておこる頭部の症状である。

◇手足が冷える——腎陽が不足して温煦作用が衰え，冷えの症状が現れる。
◇膝（足）腰がだるい・力が入らない——肝は筋を主っており，肝腎の陰血が不足すると筋の集まる膝に障害がおこる。「腰は腎の府である」。
◇舌質淡白・舌苔薄白——精血の不足を示す舌象である。
◇脈沈細——血流が弱いため，脈は沈・細になる。とくに腎を代表する尺脈が弱くなる。

【治療原則】補腎塡精・養脳
腎精の不足を補い，脳部に栄養をいきわたらせる。

八味地黄丸 ……………………………温補腎陽

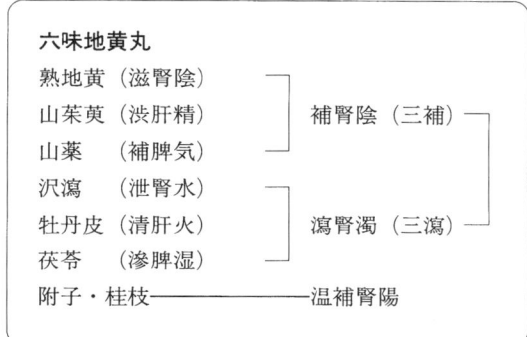

本方は滋補腎陰の「六味地黄丸」に，温薬の桂枝，附子を加えた処方である。腎陽が虚して冷えの症状がともなう頭痛に使用する。

海馬補腎丸 ……………………温補腎陽・滋養強壮・益精健脳

```
海馬・鹿茸・蛤蚧・鮮対蝦 ┐ 補腎益精
海狗腎・鹿腎・驢腎・鹿筋 ┘  （動物薬）
熟地黄・山茱萸・枸杞子・当帰——滋養陰血
補骨脂・人参・黄耆・茯苓——温補陽気
竜骨——————————————収斂固精
桃仁——————————————活血化瘀
丁子——————————————温裏散寒
```

本方は日本で市販されている中成薬で，腎精を補益する動物薬の配合が多く，腰痛，眩暈，耳鳴，健忘，インポテンツ，遺精，不妊症，冷えなどの陽虚傾向をもつ腎精不足の頭痛に用いる。特に老人の慢性頭痛に適する。

麻黄附子細辛湯 ……………………助陽解表

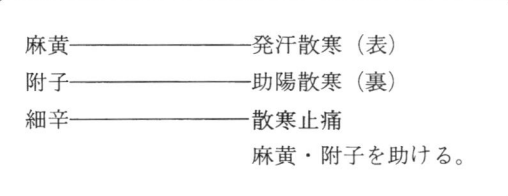

本方はカゼに対する解表の処方である。日ごろから手足が冷え，足腰がだるい症状のある腎陽虚タイプの人が，風寒邪気を受けた場合に用いる。方中には細辛の止痛作用があり，頭痛に対する効能がある。温性が強いので熱症状がみられるときは禁忌である。

7 ── 肝火頭痛

【症状】
◇頭痛───肝火が上衝して頭部の清陽を乱すためにおこる。偏頭痛が多い。
◇熱感・赤ら顔・目の充血───肝火の熱性が上昇したために生じる症状である。
◇口苦───肝胆の火によって胆汁が蒸上して溢れる症状である。
◇口渇───熱によって津液が消耗された症状である。
◇耳鳴───肝胆に熱が存在するため耳の障害がおこる。耳鳴の音は大きい。情緒の不安定によっておこることが多い。（肝の裏経にあたる胆の経絡は耳の周りをめぐっている）。
◇便秘───熱によって腸液が乾燥されて便が固くなる。
◇舌質紅・舌苔黄───熱が存在することを示す舌象である。
◇脈弦数───弦脈は肝の病を示し，数脈は熱による速い脈である。

【治療原則】 清肝降火・止痛

竜胆瀉肝湯 ……………………瀉肝胆実火・清三焦湿熱

```
竜胆草・柴胡────────瀉肝胆実火
黄芩・山梔子────────清熱瀉火
車前子・木通・沢瀉───利水泄熱
生地黄・当帰────────養血柔肝
生甘草───────────調和緩急
```

本方は肝胆の実火に対する代表処方である。肝火旺盛によるはげしい頭痛，目の充血，目やになどに用いる。柴胡の清熱作用は頭痛に対して効果があるが，昇提作用は上昇過多の人（高血圧，めまいなど）に対しては不適当なので除く必要がある。

釣藤散 ……………………清肝化痰

```
釣藤・菊花──────────清肝・平肝・止眩
石膏────────────清熱
半夏・陳皮・茯苓・生姜・甘草──理気化痰
防風────────────去風
人参────────────補気
麦門冬───────────清熱生津
```

本方は高血圧患者の頭のふらつき，めまい，目の充血，のぼせに用いる処方である。平肝・清熱・化痰・益気など多くの作用がある。主薬の釣藤は肝風をしずめ，「二陳湯」の成分は痰の停滞をとりのぞく。眩暈をともなう頭痛に効果がある。

●老中医の医案より●

中年の男性，普段よりカゼをひきやすく頭痛することが多く，怒りっぽい。「加味逍遥散」に疏肝作用の強い梅花，枳実を加えて治癒した。この老中医は肝気の詰まりを疏通するだけで，頭痛を解決している。組成薬の中に止痛作用のあるものは何ひとつみられない。肝火の発生を防ぐことによって頭痛を解決している。

8 ── 痰濁頭痛

【症状】

◇頭痛────痰濁の粘りが気血の流れを塞ぎ，清陽が上昇できなくなるため頭痛がおこる。頭痛はしつこく長びくことがある。
◇眩暈────痰濁が上昇して頭部を乱すためにおこる症状である。
◇胸悶────胸部に痰気が鬱滞した症状である。
◇悪心・嘔吐────胃気の上逆にともなって内容物が上へこみあげる症状である。
◇舌苔厚粘膩────痰湿の存在を示す舌象である。
◇脈濡滑────痰湿の存在を示す脈象である。

【治療原則】 健脾化痰・止痛

半夏白朮天麻湯 ……………………化痰健脾

```
半夏・天麻・陳皮・茯苓・生姜────化痰・熄風
黄柏────────────────清熱
白朮・人参・黄耆──────────益気健脾
沢瀉・茯苓─────────────利水
麦芽───────────────消食
乾姜───────────────温中散寒
```

本方は痰飲頭痛と眩暈に対する専門薬である。半夏，陳皮，茯苓など化痰専門の「二陳湯」に熄風作用のある天麻を加え，頭のふらつきや，めまいを治療する。化痰健脾の効能が中心であり，止痛作用は弱いため，痛みが強い場合は「川芎茶調散」を併用するようにしたい。胃腸症状をともない舌苔厚粘膩の場合に用いる。化痰の目的で温薬が配合されているが，黄柏はその温性の過剰を抑えている。

竹茹温胆湯 ……………………清熱化痰・疏肝益気

```
二陳湯──────────────燥湿化痰
（半夏・陳皮・茯苓・生姜・甘草）
枳実・竹茹・黄連・柴胡────────清熱化痰
香附子────────────疏肝理気
麦門冬・桔梗──────────化痰止咳
人参────────────────補気
```

本方は痰湿が熱痰にかわり，食欲不振，悪心など胃気不和の症状をともなう頭痛に適している。日本で市販されている「温胆湯」を適用してもよい。

9 ── 瘀血頭痛

【症状】

◇頭痛────慢性病や重い病気にともなって現れる頭痛で，病位は体表部よりも体内にある。痛みは固定痛で刺すようにはげしい。
◇舌質瘀斑・舌暗────瘀血が存在するすることを示す舌象である。

◇脈細渋―――血流が渋滞して，流れる力が弱いことを示す脈象である。

【治療原則】活血化瘀・止痛

通竅活血湯 ……………………………… 活血化瘀・通竅活絡

```
麝香 0.15 ――――――――― 芳香開竅
桃仁 9・紅花 9・赤芍 3・川芎 3 ―― 活血化瘀
老葱 3 本 ――――――――― 通陽
生姜 7・大棗 7 個 ――――――― 調和脾胃
```

本方は『医林改錯』にある良方で，頭面部や皮膚の血瘀に用いる処方である。やや温性の傾向があるが，活血化瘀薬が多く配合され瘀血による頭痛に適している。

麝香は心筋梗塞による意識不明に用いられ，温性で開竅作用があり，牛黄の涼性とくらべると対象的である。老葱は体内深部に入り陽気をめぐらす（新鮮な葱は体表部の陽気を通じる）。

冠元顆粒 ……………………………… 活血化瘀・理気止痛

```
丹参・赤芍薬・紅花・川芎 ――― 活血化瘀
木香・香附子 ――――――――― 理気止痛
```

本方は瘀血による狭心症を治療する基本方剤であるが，頭痛の専門薬である川芎と全身の瘀血を除去する丹参が配合されているので，瘀血による頭痛に長期的に使用することができる。

桂枝茯苓丸 ……………………………… 活血化瘀

```
桂枝 ―――――――――――― 温通血脈
茯苓 ―――――――――――― 健脾利湿
牡丹皮・桃仁・赤芍薬 ―――― 活血化瘀・止痛
```

本方は下焦にある血瘀症状（主として婦人科）に対する基本方剤である。特に生理期間中に生じる頭痛に用いやすい処方である。

加味逍遥散 ……………………………… 疏肝解鬱・養血清熱

```
柴胡・薄荷 ―――――――――― 疏肝解鬱
芍薬・当帰・牡丹皮 ―――――― 養血活血
茯苓・白朮・生姜・炙甘草 ――― 健脾利湿
山梔子 ――――――――――― 清熱
```

本方中の当帰，牡丹皮は血分薬であるが，活血作用は強くない。イライラ・胸脹・月経不順など肝鬱がある瘀血頭痛に併用するとよい。

分類		症　　　状	治療原則	方　　剤
外感頭痛	風寒	後背のこわばり，悪寒，クシャミ 鼻水，舌苔白，脈浮緊	疏風散寒・止痛	川芎茶調散
	風熱	頭部の脹痛・熱感，発熱，口渇，咽痛 赤ら顔，目の充血，舌質やや紅，脈浮緊	去風清熱・止痛	桑菊飲 荊芥連翹湯 *菊花茶調散
	風湿	頭重，頭部が包みこまれたような感じ 身体がだるく重い，胸悶，食欲不振 悪心，軟便，舌苔白膩，脈濡	去風勝湿・止痛	*羌活勝湿湯 藿香正気散
内傷頭痛	気虚	疲労時に頭痛がする，疲労倦怠感 息ぎれ，食欲不振，舌質淡白，舌質胖大	益気上清・止痛	補中益気湯
	血虚	眩暈，顔面蒼白，動悸，不眠 舌質淡白，脈細	滋陰補血・止痛	四物湯加味 婦宝当帰膠 人参養栄湯
	腎虚	痛みの弱い頭痛，眩暈，耳鳴 手足の冷え　足腰がだるい，舌質淡白 舌苔薄白，脈沈細	補腎塡精養脳	八味地黄丸 海馬補腎丸 麻黄附子細辛湯
	肝火	偏頭痛，熱感，赤ら顔，目の充血 口苦，口渇，難聴，便秘，舌質紅 舌苔黄，脈弦大数	清肝降火・止痛	竜胆瀉肝湯 釣藤散
	痰濁	頭痛がながびく，眩暈，胸悶 悪心嘔吐，舌苔厚粘膩，脈濡滑	健脾化痰・止痛	半夏白朮天麻湯 竹茹温胆湯
	瘀血	痛みが強い，固定痛，顔色暗黒 舌質瘀斑　脈細渋	活血化瘀・止痛	*通竅活血湯 冠元顆粒 桂枝茯苓丸 加味逍遥散

*日本にない方剤

●簡単な頭痛の処方加減●

風邪頭痛：川芎6，蔓荊子6，荊芥3。（単位g）
　　　　　カゼをひいたとき一般的に用いる。

肝陽頭痛：夏枯草10，菊花10，決明子10。
　　　　　お茶がわりに熱湯を注いで飲む。
　　　　　血圧が高く，イライラしやすい人に適している。

風寒頭痛：附子10，白芷10，僵蚕10，生甘草2。
　　　　　寒性の強い頭痛に効果がある。

瘀血頭痛：全蠍0.5，地竜0.5，甘草0.5。
　　　　　粉末にして服用する。三叉神経痛など頑固な痛みに用いる。

眩　暈

　　中医学では，疾病を症状別に分類整理する。その分類法は中医学特有のもので，症状名と西洋医学の病名が同じものもある。今回とりあげる眩暈も西洋医学に同様の病名があるが，しかし，中医学の眩暈に含まれる症状の範囲は相当広い。メニエール，高血圧症，脳血管障害，貧血，自律神経失調症，眼科疾患などにみられる眩暈の症状は，すべて中医学の眩暈の弁証論治を適用することができる。

　　中医学の眩暈は「目眩」と「頭暈」の2つに分けられる。目眩の眩は目が部首になっていることからもわかるように，目がくらむ，目がチカチカする，物がよく見えないなど目の症状が中心である。頭暈は頭部を中心とした症状で，頭がフラフラして不安定な感じをいう。眩暈は肝陽上亢，腎虚，気血不足，痰濁中阻，瘀血内阻の病因によって発症するが，症状が重くなると周りのものがグルグル回転し，小舟に乗ったように揺れ，立ち上がることさえできなくなる。

病因病機

1 ── 肝陽上亢

　　「諸風掉眩（風によって生じる，ふるえや揺れ），みな肝に属す」とされ，眩暈と関係の深い臓腑は肝である。肝は風木の臓であり，肝気は常に春の樹木のように上に向かって伸びていく性質がある。この上昇の傾向は，春風の勢いにあおられて動きの激しいものに変わりやすい。肝陽が風の性質をもって異常な勢いで上に亢進することを肝陽上亢という。肝陽上亢のおきる原因は3つある。

　陽盛体質──陽気の旺盛な人は陰と陽のバランスが崩れやすく，陰が少なく陽が旺盛（陰虚陽亢）になりやすい。

　精神的刺激──怒りやストレスにより，肝の疏泄機能が失調すると肝気の流れは悪くなり鬱結して，やがて熱に変化する。熱は肝血を損傷して陰虚陽亢となる。

　腎陰の不足──腎は水に属しており，五臓のうちでも一番下に位置している。腎水は肝木を滋養しているが，腎水が不足すると肝陽の亢進を抑えることができない。

　　肝陽上亢のおこる根本の原因は陰の不足である。例えば，血圧を下げるため，「竜

胆瀉肝湯」を用いて肝胆の火を清したとしても，腎水の不足を補わなければ，肝胆の火はふたたびおこり病気は長びく。肝陽上亢を完全に治療するには，上昇した陽気の制圧だけでなく，下部の陰を補うことを忘れてはならない。もちろん精神的なものが基本にある場合はストレスの解消が先決であろうが……。

2 ── 腎精不足

腎は精を蔵し，精は髄を生む。この場合の髄は脊髄に属し，脊髄は脳につながって脳髄となる。頭は「髄の海」といわれ，髄が満たされておれば，脳は正常な活動を維持する。しかし腎精が不足して髄海（脳）が空虚になると，眩暈，精力の減退，物忘れ，耳鳴，足腰の痛みなどの症状が現れる。

腎精不足は，年とともに精力が衰えてくること，早漏，遺精，夢精などの性的疾患や，性生活の不節制，慢性疾患による消耗によって現れる。

3 ── 気血不足

気が不足すると清陽の気が上に昇って脳を滋養することができないため，眩暈がおこる。まず，眩暈は気虚によっておこる。

気は血を生む本であるため，気虚と血虚はつながりやすい。気血が不足して栄養作用が減退すると眩暈がひどくなる。さらに，血を蔵する肝の血が不足すると肝の陰陽はバランスを失い，肝風が動きはじめ，風陽の邪が上に昇って頭部を攪乱し眩暈がおこることもある。

「脾胃は後天の本，気血を生む源」といわれ，気血不足の主な原因は脾胃にあり，ついで慢性疾患，出血性の病気が原因として考えられる。脾胃虚弱は長年の生活習慣に依存するものであり，患者がそれと気づいていることは少ない。

4 ── 痰濁中阻

痰はベットリして，見るからに不潔な物質であり，習慣的に痰濁と呼ぶ。痰湿が経絡中の流れを阻害し，気血が脳に届かないと眩暈がおこる。脳血管障害の患者で，発作後，眩暈がおこり，咽がゴロゴロする，痰がつまる，舌苔が厚いなどの症状が加わったら，痰を除去しなければ脳の症状は解決できない。痰を生む源は，気血を生む源と同様に脾胃である。油っこいもの，甘いものの過食，飲酒など飲食の不節制によって，脾の運化機能が失調して水湿が停滞し，湿の停滞が長びいて固まると痰に変化し，痰湿となる。湿の性質は比較的うすく，痰はそれより少し濃い。

痰を生む原因は肺にもある。肺の宣発粛降機能が失調すると津液の代謝は悪くなり，体内に水湿が停滞し痰に変わる。痰は脾と肺の機能失調によって発生する。

5 ── 瘀血内阻

最近，さまざまな疾病が瘀血と関係すると考えられるようになった。眩暈も瘀血と深い関係がある。外傷，脳血管障害などにより，体内に瘀血が存在すると経脈中の気血の流れは阻害され，清陽の気が脳に到達することができず眩暈がおこる。脳血管障

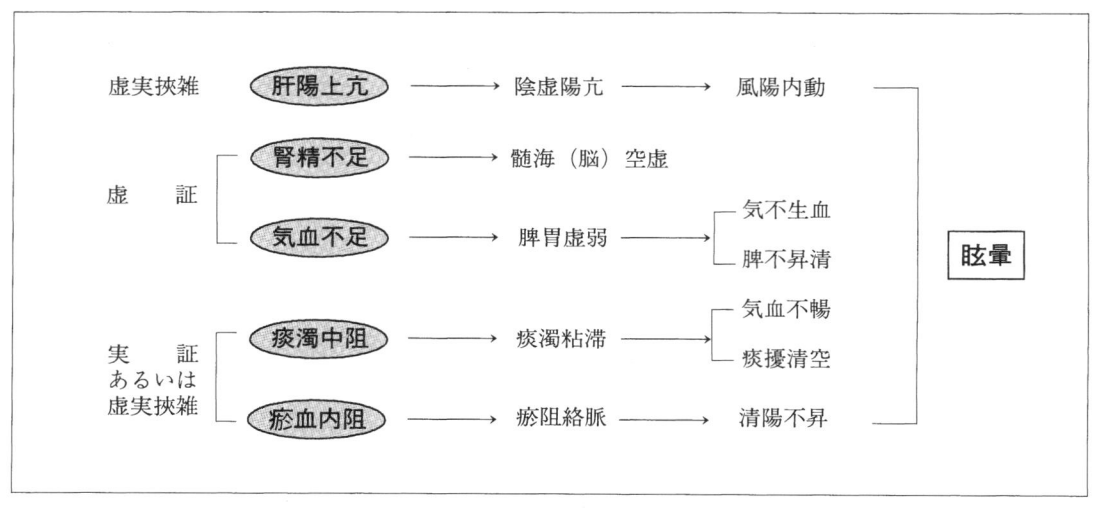

害にともなう眩暈は瘀血が原因していることが多い。産後の婦人におこる眩暈は瘀血と血虚に原因がある。

　痰濁中阻と瘀血内阻は実証に属する。実証とは，体内に病理的産物が存在し，これが身体に悪影響を与える病証である。痰湿や瘀血はいきなり現われることはなく，先に何らかの虚証があって現れる。そのため，虚証と実証を同治する必要がある。腎精不足と気血不足は典型的な虚証に属する。肝陽上亢は，虚実挟雑に属する。

弁証論治

1 ── 肝陽上亢

【症状】
◇眩暈・耳鳴・偏頭痛・頭脹──肝陽が上衝して，胆の経絡がめぐっている耳の周りに症状が現われる。脳髄不足による眩暈は耳鳴の症状をともなう。
◇怒りっぽい・赤ら顔・目が充血する──肝経の走行部位に沿って肝陽が上昇した症状である。
◇不眠・夢をよくみる・不安──肝熱が心を犯し，心の蔵神機能が乱れた症状である。
◇口苦──肝胆の熱によって胆汁が上蒸し口に溢れ出る症状である。
◇舌紅苔黄あるいは舌苔無──舌紅苔黄は熱があることを示す舌象である。舌苔無は腎陰の不足を示す。
◇脈弦数──弦脈は肝の病であることを示し，数脈は熱証を示す。
【治療原則】 平肝鎮陽・清火熄風

眩暈

天麻釣藤飲 ………………………………………平肝鎮陽・清熱安神

```
天麻・釣藤・石決明――――平肝熄風
山梔子・黄芩――――――――清肝熱
益母草――――――――――――活血
牛膝・杜仲・桑寄生――――養血・補腎・強骨
夜交藤・茯神――――――――養血安神
```

本方は陰虚があまり顕著でない肝陽上亢の症状に対する代表処方である。清肝・平肝・補肝腎・養血・安神と多くの作用があり，眩暈に頭痛，腰痛，不眠をともなうときに適している。

天麻，釣藤，石決明は肝に帰経し肝風をしずめる。特に主薬の天麻は眩暈，頭痛の専門薬である。釣藤は涼性で，平肝作用より清肝作用のほうが強い。高血圧の患者は釣藤に直接熱湯を注いで服用するほどで，釣藤は煎じ終る15分前に入れるほうが効果が高い。石決明はあわびの貝殻で明目作用があり，目が暗く，物がはっきり見えない症状に効果がある。山梔子，黄芩は赤ら顔，目の充血といった肝熱の症状に用いる。黄連，黄柏にも清熱作用がある。特に黄芩は肝に帰経するため多く用薬される。益母草は「母を益する草」の意で婦人の活血薬に頻用され，肝に帰経する。薬性はやや寒で肝火を制御できるので，陰虚の高血圧によく用いる。牛膝は下行の性質があり，陽が上衝した症状を和らげる。杜仲，桑寄生は養陰作用があるが，本方の腎陰を補う作用は足りないので，六味地黄丸類を併用するとよい。夜交藤，茯神は養血安神薬で，不眠，多夢の症状に効果がある。茯神は松の根が入っている部分で，安神作用が強く茯苓と同じく健脾作用もある。

本方は日本で入手できないため，エキス剤を合方するようにしたい。湯液を処方する場合，腰の痛みがないときは牛膝，杜仲を，不眠がないときは夜交藤，茯神を除くようにする。

釣藤散 ……………………………………………………平肝解鬱

```
釣藤・菊花――――――――清肝・止眩
石膏――――――――――――清熱
半夏・陳皮・茯苓 ┐
生姜・甘草       ┘―――化痰理気
防風――――――――――――去風・止痙攣
人参――――――――――――補気
麦門冬――――――――――生津・清心
```

本方も肝陽上亢に用いる処方である。平肝・清熱・化痰・益気・養陰と多くの作用をそなえているが各作用はあまり強くない。益気養陰の作用があるので，慢性高血圧安定期の眩暈に適している。

釣藤，菊花はともに涼性で清肝作用があり，眩暈，高血圧に効果がある。エキス剤の構成をみると残念だが薬量が少ないように思う。菊花を使う場合，肝疾患には白菊，カゼには黄菊，皮膚疾患には野菊を用いる。石膏は，肺の高熱を除去できるが，肝胆に帰経しないため，高血圧に用いられることは少ない。半夏，陳皮，茯苓，生姜，甘草は「二陳湯」の成分で，苔が厚く，痰が多い痰湿型の眩暈に適しているが，肝陽上亢型には適していない。防風は去風薬であり，眩暈が重く，顔がひきつる，口がゆがむといった風の症状に対して効果がある。

竜胆瀉肝湯　──────────────瀉肝胆実火

```
竜胆草・黄芩・山梔子────清熱利湿
車前子・木通・沢瀉──────利水泄熱
生地黄・当帰────────養血柔肝
柴胡──────────────疏肝
```

　本方は肝胆の火旺あるいは湿熱に対する代表処方である。強い肝熱による眩暈，頭痛，耳鳴，目の充血の症状に一時的に用いる。本方の苦寒の薬性は胃を傷つけるため，継続して使用することはできない。使うとすれば，せいぜい2週間から1カ月間程度，あるいは本方と他の処方を合方して使うようにする。

2 ── 腎精不足

【症状】
◇眩暈・健忘────腎精が不足して髄海（脳）の栄養が足りなくなった症状である。
◇足腰がだるい・力が入らない────「腎は骨を主り」「腰は腎の府となす」といわれ，腎精が不足すると足腰の弱った症状が現れる。
◇耳鳴────「腎は耳に開竅」しており，耳部の清陽不足によっておこる症状である。
◇五心煩熱・咽乾・舌紅・少苔・脈細数────腎陰が不足して虚熱が上昇した（陰虚火旺）ために現れる症状である。
◇顔色が青白い・手足が冷える・舌淡・苔白・脈沈細────腎気が不足して温煦作用が低下した冷えの症状である。

【治療原則】補益腎精
腎陰虚を伴う時に　＋滋陰降火
腎陽虚を伴う時に　＋温陽散寒

六味地黄丸　──────────────滋陰補腎

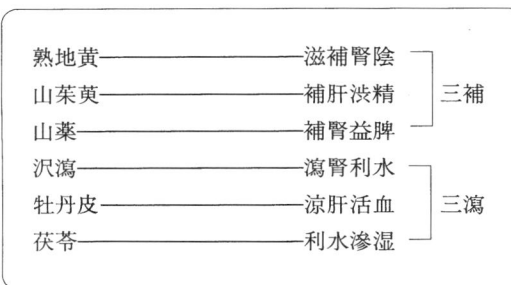

　本方は滋補肝腎の代表処方である。高血圧患者で，ほてり，舌紅，苔少など陰虚火旺傾向の人に使用する。本方には清熱作用がないので，熱証がみられるときは「杞菊地黄丸」か「知柏地黄丸」に変方する。
　おだやかで長期に服用できる処方であるが，血圧が高い場合は，黄芩，釣藤，決明子，夏枯草，菊花など平肝清肝薬を加える。「釣藤散」を併用してもよい。

海馬補腎丸　……………………温腎益精

```
┌─────────────────────────────────┐
│ 海馬・鹿茸・蛤蚧・海狗腎・鮮対蝦 ┐        │
│ 驢腎・鹿腎・鹿筋・山茱萸・補骨脂 ┘─温補腎精 │
│ 熟地黄・枸杞子・当帰──────補血      │
│ 人参・黄耆・茯苓────────補気健脾    │
│ 丁子──────────────温裏散寒    │
│ 桃仁──────────────活血      │
│ 竜骨──────────────固精      │
└─────────────────────────────────┘
```

腎の陰陽を補う処方として、「六味丸」「八味丸」がよく知られているが、両処方はいずれも植物性の生薬によって構成されている。腎の精を補うには動物性の生薬を用いたい。動物は体に血を蓄えているため、腎精を補う効果が植物性のものに比べて大きいからである。海馬補腎丸の中には、動物性薬物が多く配合され益腎養精の作用が非常に強い。腎精不足による眩暈には、この海馬補腎丸が最も適した処方といえるであろう。

3 ── 気血不足

【症状】

◇眩暈・動くと眩暈はひどくなる───気血が虚して脳の滋養が不足した症状である。身体を動かすと気は消耗され症状はいっそう悪化する。
◇倦怠感───気血が不足して、気の推動作用が衰弱した症状である。
◇話すのがおっくう・息切れ───肺気虚による症状である。
◇顔色が蒼白い───気血不足のため顔部を滋養できないことを表す。
◇唇や爪につやがない───肝血虚の症状である。
◇動悸───心血虚のため、心の血脈を主る機能が失調して動悸がおこる。
◇不眠───心血虚のため、心の蔵神機能が失調した症状である。
◇食欲不振───脾気虚による運化機能の失調症状である。
◇舌淡・脈細───気虚・血虚を表す舌象と脈象である。

【治療原則】 補益気血・健運脾胃

十全大補湯　……………………温補気血

```
┌─────────────────────────────────┐
│ 四君子湯                           │
│ （人参・白朮・茯苓・甘草）┐─補気      │
│ 黄耆           　　　   ┘           │
│ 四物湯──────────養血活血    │
│ （熟地黄・当帰・白芍・川芎）          │
│ 肉桂──────────────温陽散寒    │
└─────────────────────────────────┘
```

本方は温補気血の補剤で、気血の虚した症状を治療する。補気作用が強く、全体の薬味はやや温性で、陰虚より陽虚の症状に適している。

補気の首方である「四君子湯」に黄耆を加え補気作用をさらに強め、これに補血の首方である「四物湯」と温陽の肉桂を加えた処方である。

補中益気湯　……………………　益気昇陽・調補脾胃

```
黄耆・人参・炙甘草・白朮 ──── 補中益気
陳皮（理気）・生姜・大棗 ──── 和胃
当帰 ──────────── 養血活血
升麻・柴胡 ─────────── 昇陽
```

　「十全大補湯」は主に陽虚に用いるが，本方は主に中焦脾の気虚に用いる処方である。補血作用のある薬物は当帰だけで作用は弱い。食欲不振，疲れやすいなど脾胃気虚の症状をともなう眩暈に使用する。

帰脾湯　……………………　益気補血・健脾養心

```
四君子湯
（人参・白朮・茯苓・炙甘草）┐
黄耆                       ┘ 補気
当帰・竜眼肉・酸棗仁・遠志 ── 補血安神
木香（理気）・生姜・大棗 ───── 和胃
```

　本方は脾気を益し心血を養う，益気補血の代表処方である。しかも安神薬が多く配合されており，不眠，精神症状などをともなう眩暈に適している。

婦宝当帰膠　……………………　補血益気

```
四物湯
（熟地黄・当帰・白芍・川芎）┐
阿膠                      ┘ 補血
四君子湯
（人参・茯苓・甘草）       ┐
黄耆                      ┘ 補気
```

　本方は日本で市販されている中成薬である。気血を補う作用があり，大量の当帰と阿膠の配合によって強い補血作用がある。顔色が白い，冷え，月経不順など血虚症状の顕著な眩暈に用いる。

七物降下湯　……………………　養血清肝

```
四物湯 ──────────── 養肝血
（熟地黄・当帰・白芍・川芎）
黄耆 ─────────────── 益気昇清
黄柏 ─────────────── 降虚火
釣藤 ─────────────── 清肝止眩
```

　本方は補虚清上の方剤で，虚性の高血圧にともなう眩暈に適している。「四物湯」と黄耆によって体内の気血不足を補い，黄柏で虚火の上昇をおさえ，釣藤で肝熱の上昇を抑制する。

4 ── 痰濁中阻

【症状】
◇眩暈・頭重────陰邪である痰濁が、頭部をおおったため眩暈がおこる。痰湿の粘る性質によって、頭がぼんやりして重い。
◇胸悶────痰濁が停滞して気の流れを阻害するため、胸が塞がれた感じがする。
◇悪心・痰が多い────中焦の脾胃に停滞している痰が、胃気の上逆につれてこみあげ、悪心がおこる。気が上逆するときはゲップ、シャックリがおこる。
◇食欲不振────脾気（陽）が湿邪（陰）によって傷害され、脾の運化機能が失調した症状である。
◇嗜眠────湿邪が脾陽を塞ぐためにおこる症状である。
◇体が重い────湿邪が四肢・筋肉に停滞しているため、体が重く感じられる。
◇舌苔白膩────痰湿があることを示す舌象である。苔白は痰湿がまだ熱化していない状態を示す。
◇脈滑────痰湿の存在を示す脈象である。

【治療原則】燥湿化痰・止眩

半夏白朮天麻湯 ……………………化痰健脾

```
二陳湯──────────燥湿化痰
（半夏・陳皮・茯苓）
人参・白朮・黄耆──────益気健脾
沢瀉──────────利水
生姜・乾姜─────────温中散寒・化痰
天麻──────────熄風
麦芽──────────消食
黄柏──────────清熱燥湿
```

本方は化痰・熄風・健脾燥湿の効能があり、脾胃が弱く痰湿が停滞している人の眩暈に適している。

「半夏白朮天麻湯」にはいくつもの種類がある。中国で使われているものは「二陳湯」に白朮と天麻を加えたもので、この組成は簡単で覚えやすい。日本で使われているものは李東垣の処方である。

半夏、陳皮、茯苓は「二陳湯」の組成で、化痰の基本方剤で、脾の治療に重点がおかれている。人参、白朮、黄耆は益脾作用がある。中国で使用する「半夏白朮天麻湯」は、人参、黄耆の粘りは痰湿に対して不利としてのぞかれている。ただし李東垣の処方における人参も、半夏5に対してわずか1.5と、ごく少量である。沢瀉は眩暈の原因となる湿の上衝をおさえ下行させる。「沢瀉湯」は沢瀉と白朮で組成された、湿による眩暈の主治方であるが本処方にもこの意が含まれている。生姜、乾姜は痰、悪心、吐き気に効果がある。天麻は風薬で眩暈の専門薬である。本処方のなかで眩暈を治療できる薬物はこの天麻だけである。麦芽は消化薬で、食欲を増進させるためには炒って使うと香りがでていっそう飲みやすくなる。

李東垣は『脾胃論』を著した名医で，日本でも馴染みの深い「補中益気湯」を作った人である。彼の生きていた時代（1180～1251）は，傷寒方が主流で，病は外邪侵入による「外感病」と認識されていた。しかし，彼は内臓の機能失調による「内傷病」には，傷寒方以外のものがあると考えていた。彼自身も非常に胃腸が弱く，無気力な体質であったため，自分自身の体験から『脾胃論』を手がけたのである。『脾胃論』は彼が70才のとき，亡くなる2年前に完成されたもので，本著作は医学の発展に大きな貢献を残している。

竹茹温胆湯　　　　　　　　　　　　　　　　清熱化痰・疏肝益気

```
半夏・陳皮・茯苓・甘草――――――燥湿化痰  ┐
枳実（理気通便）・竹茹（清熱）――化痰    ├温胆湯
柴胡・香附子――――――――――――疏肝理気
黄連――――――――――――――――清熱
人参――――――――――――――――益気
麦門冬――――――――――――――養陰
桔梗――――――――――――――――薬効上行・去痰
生姜――――――――――――――――化痰止嘔
```

本方は情熱化痰の「温胆湯」を基本としたもので，強い熱証に対する処方である。本方の特徴は，清熱化痰の竹茹とともに柴胡，黄連など清熱薬が多く配合されていることである。痰が熱を帯び，口渇，苔黄，不眠をともなう眩暈に用いる。枳実も通便作用によって痰熱を下行させ，眩暈を改善する。人参，麦門冬は気と陰を補う。

五苓散　　　　　　　　　　　　　　　　　　利水滲湿・健脾温陽

```
猪苓・沢瀉・茯苓――――――利水
白朮――――――――――――健脾燥湿
桂枝――――――――――――温陽通脈
```

本方は水飲（痰湿より粘着度の薄い）に対する処方である。強い利水作用があり，浮腫，水滑苔の症状がみられる眩暈に用いる。もし水飲が痰に変化し，舌苔が膩となった場合は「二陳湯」のほうが適当で，本方では対処できない。また，処方中に温性の桂枝があるので，熱証にも使ってはならない。

苓桂朮甘湯　　　　　　　　　　　　　　　　温化痰飲・健脾利湿

```
白朮・茯苓――――――健脾利水
桂枝――――――――――温陽通脈
炙甘草――――――――調和
```

本方も利水の基本処方であるが，方中には甘草，茯苓など心に帰経する薬物があるので動悸をともなう眩暈に

5 ── 瘀血内阻

【症状】
◇眩暈・頭痛──瘀血が経脈中の気血の流れを塞ぎ，清竅（脳）を栄養できないため眩暈がおこる。瘀血が固定した場所にとどまるため，同じ部位に鋭い痛みがおこる。
◇不眠・健忘──瘀血に阻害されて血の滋養が脳や心にとどかないためにおこる。
◇顔色がどす黒い──内に瘀血があるとき現われる特徴的な顔色である。
◇舌暗・瘀斑──瘀血があることを示す舌象。瘀血の存在は脈より舌に現われやすい。
◇脈渋──気血の流れが渋滞していることを示す脈象である。

【治療原則】 去瘀生新・活血清絡

加味逍遙散 ……………………………疏肝解鬱・養血清熱

```
逍遙散──────────疏肝健脾養血
(柴胡・薄荷・白朮・茯苓・炙甘草
生姜・当帰・芍薬)
牡丹皮・山梔子─────活血清熱
```

本方は気血両虚・肝鬱化火の症状に対する処方である。処方中に当帰，牡丹皮の活血作用があるため瘀血のある眩暈に用いることができる。ただし，活血作用は弱い。

桂枝茯苓丸 ……………………………活血化瘀

```
牡丹皮・桃仁・赤芍薬──────活血化瘀
桂枝──────────────温通血脈
茯苓──────────────健脾利湿
```

本方は元来婦人の癥瘕（瘀血によるしこり）に用いる処方である。本方の活血化瘀の作用は主に下焦に対して働くため，上焦，中焦の瘀血治療に適しているとはいえないが，ある程度の効果は期待できる。

冠元顆粒 ……………………………活血化瘀

```
丹参・川芎・芍薬・紅花─────活血化瘀
木香・香附子──────────理気
```

本方は活血の基本方剤である。原処方名「冠心Ⅱ号」のとおり狭心症の主方で，心疾患をともなう高血圧，あるいは高血圧に伴う脳障害の予防に長期的に使用できる。血圧が高いときは「釣藤散」などを併用するとよい。

血府逐瘀湯　　……………………養血活血・理気

```
四物湯 ──────────養血活血
(当帰・赤芍・生地黄・川芎)
桃仁・紅花 ─────────活血化瘀
牛膝 ────────────活血下行
四逆散 ──────────疏肝理気
(柴胡・枳殻・白芍・甘草)
桔梗 ────────────上行
```

本方は活血薬として有名な方剤である。本方の組成を覚えれば，瘀血をとりのぞく方法を理解できる。瘀血体質の人には，この方剤を基礎にして対処すればまちがいない。血府の府は横隔膜の上，胸心部を指しており，頭部より少し離れた部位であるが，上部であることに違いはないので応用できる。

　当帰，赤芍，生地黄，川芎は養血活血薬で，「四物湯」の組成を，熟地黄は粘りがあって瘀血を停滞させるので生地黄に変え，活血作用を強めるために白芍を赤芍に変えたものである。これに桃仁，紅花を加えて「桃紅四物湯」とし活血作用はさらに強まる。牛膝は上部の瘀血を下に運ぶ。柴胡，枳殻，白芍，甘草は「四逆散」の組成で疏肝理気の効能がある。瘀血を除去するには，気を動かして血の流れを改善しなければ，瘀血を解決することはできない。「四逆散」は作用がおだやかで，胃腸症状にも肝胆症状にも効果がある。

　血府逐瘀湯は大づかみに「桃紅四物湯」と「四逆散」の合方で，活血と理気の作用があると記憶すれば理解しやすい。眩暈の他，瘀血による頭痛，脳血管疾患，狭心症，肝胆疾病によく使われる。

◉高血圧にみられる眩暈に用いる生薬◉

釣藤（清熱平肝）──── 肝火上昇の眩暈・頭痛
天麻（平肝熄風）──── 各種の眩暈・頭痛
草決明（清肝明目）──── 物が見えにくい，便秘
夏枯草（清肝）──── 目の痛み・頭痛
菊花（平肝明目）──── 目の充血・頭痛
牛膝（引血下行）──── 瘀血の頭痛
桑寄生（補腎養血）──── 腎虚の腰痛・耳鳴
竜骨（平肝潜陽・安神）──── イライラ・怒りっぽい・不眠
磁石（補腎平肝・安神）──── 腎虚の耳鳴・難聴・不眠
紫石英（鎮心定驚）──── 動悸・不眠
石決明（平肝潜陽・明目）──── 肝陽上昇の眩暈・眼疾患
牡蛎（平肝潜陽・安神・止汗）──── イライラ・不眠・自汗

重鎮安神薬は重の性質で火を降下させるが，胃もたれするので長く使わない方がよい。

分類	症　　　　状	治療原則	方　　剤
肝陽上亢	眩暈，耳鳴り，偏頭痛，頭脹，怒りやすい 赤ら顔，目赤，不眠，夢をよく見る 不安感，口苦，足腰がだるい，健忘 舌紅，苔黄，脈弦数	平肝鎮陽 清火熄風	＊天麻釣藤飲 釣藤散 竜胆瀉肝湯
腎精不足	眩暈，健忘，足腰がだるい，耳鳴 陰虚：五心煩熱，口渇，舌紅，苔無，脈数 陽虚：顔色晄白，手足が冷える，夜間の頻尿， 　　　舌淡，苔白	補益腎精	陰虚：六味地黄丸 　　　知柏地黄丸 　　　杞菊地黄丸 陽虚：海馬補腎丸 　　　八味地黄丸
気血不足	眩暈，倦怠，息ぎれ，顔色蒼白，動悸，不眠， 食欲不振，唇や爪につやがない，舌淡，脈細	補益気血 健運脾胃	十全大補湯 補中益気湯 帰脾湯 婦宝当帰膠 七物降下湯
痰濁中阻	眩暈，頭重，胸悶，悪心，痰多，食欲不振 嗜眠，体が重い，舌苔膩，脈滑	燥湿化痰 止眩	半夏白朮天麻湯 竹茹温胆湯 五苓散 苓桂朮甘湯
瘀血内阻	頭痛，眩暈，不眠，健忘，顔色が黒ずんでいる 舌暗，脈渋	去瘀生新 活血通絡	加味逍遙散 桂枝茯苓丸 冠元顆粒 血府逐瘀湯

＊日本にない方剤

●低血圧にみられる眩暈に用いる薬物●

桂　枝（温通陽気）　　肉　桂（助陽補火）
黄　耆（益気昇陽）　　人　参（大補元気）
五味子（収斂生津）　　麦門冬（清熱生津）
あるいは「補中益気湯」を用いる。

●民間療法●

①菊花茶：（1日10g）眩暈，頭痛を伴う高血圧に
②釣藤茶：（1日10g）軽く煮出す，眩暈，頭痛を伴う高血圧に
③荷葉茶：（1日10g）頭痛を伴う夏の眩暈に
④セロリのひたし，あるいは炒めもの：高血圧に
⑤はぶ茶：（1日10g）便秘を伴う高血圧に

眼 精 疲 労

　　眼精疲労は疾病とはいえず，患者の訴えがあっても，検査結果に異常がなければ薬を投与することはない。目が重だるい，ショボショボする，疲れる，痛いといった一連の症候群といえる。しかし，患者にとって苦痛な症状であることに間違いはない。一般に眼精疲労といえば「杞菊地黄丸」がすぐ思いうかぶが，眼精疲労の症状はさまざまなので，症状に応じた対処が望ましい。また，眼精疲労は目の症状だけでなく眩暈，頭痛などにともなって現れることがあるので，全身症状と併せて弁証すれば，病因もわかりやすいであろう。

　　古典では，眼科疾病は「疾目」という呼称を用いている。
　　疾目医（眼科医）として最も古い時代の人は扁鵲である。扁鵲は紀元前5世紀の人で，元来医業が専門ではなく，旅館に従業していたといわれる。たまたま，客の1人であった長桑という老医師に見込まれ，10年間，この師について秘伝の治療を学び，修行を積んだ。彼の進歩は目覚ましく，臨床各科を手がけている。あるときは帯下（婦人科）医として，あるときは耳目痺（老人性の耳，目疾病，手足の麻痺）医として功績を残している。しかし，その名声を太医（宮廷医）に妬まれて暗殺されてしまった。彼は多くの本を著したが，残念ながら全て紛失してしまっている。彼にまつわるエピソードは多いにもかかわらず，彼が直接書いた医案は残されていない。

　　目は「眼睛」といい，ひとつの器官であり，五臓六腑と密接な繋がりがある。「心は血脈を主り」「肝は血を蔵し」「腎は精を蔵す」というように，臓腑の臓は，体にとって有益な栄養物質である精気を蓄え，統制する器官である。そして「五臓の中に蓄えられている精気は，すべて経絡をつたって目に注ぎ，精気の力によって物をよく見ることができる」と『霊枢』に記載されている。物がよく見えるということは，五臓の精気の有無に深く関係しているのである。
　　そこで，まず最初に五臓の生理・病理と目の関係をみることにする。

1 ── 心

◇「心は血脈を主る」　心は脈とともに脈管中の血液も管理している。血液は気や津液とならんで精気を構成する1要素であり，各臓腑を滋潤，栄養する物質である。
　　心血が不足して，血の滋養を得られなければ，目は乾燥してショボショボし，視力

は減退する。

◇「心は神を蔵す」　神には精神活動の意が含まれている他，生命活動力の意も含まれている。神が存在すれば重病であっても予後はよいし，神が消失してしまえば疾病が軽くても予後はよくないとされる。このように，神の有無は生命の活動力の強弱につながり，顔の色つや，目の輝き，言語の応答，身のこなしなどに現れる。目の輝きがなくなることは，眼精疲労とは異なった重い疾病と考えられる。

また，心火が亢進して経絡に沿って上炎すると，目が赤く充血する。例えば結膜炎による目の充血なども，心火を清する薬物を加えると赤みが早くとれる。

2 ── 肝

◇「肝は目に開竅する」　目は肝の経絡が外に通じる竅であり，肝の経絡は目の周囲をめぐって，体表にある目につながる。このため眼科疾患の治療は，多くの場合まず肝から始まるか，あるいは肝の治療を加えることを考慮する。

◇「肝は血を蔵す」　心は全身の血液の巡環を統轄管理しているが，肝は血を貯蔵管理している。そして，肝の経絡につながる目は，肝血の滋養をえて物を見ることができる。「すなわち五色を弁ず」とされ，色や形をはっきり識別することができるのである。色盲症の治療は肝の蔵血機能を回復させることに力点がおかれる。

　　肝血が不足すると目竅に滋養を提供することができないため，視力の衰えは顕著となり，ひどい場合は白内障，夜盲症などの症状が現れる。

◇「肝は疏泄を主る」　肝は気の流れを調整する。気は血を推動し，血とともに体内をめぐって身体各所を滋養している。肝の疏泄機能が失調して肝気鬱結が長く続くと，熱化（肝鬱化火）して肝の陰血を消耗する。肝陰が虚して，火熱のいきおいを抑えきれなくなる（陰虚火旺）と，眼痛，目の充血の症状が現れる。例えば，緑内障がこれに相当する。

●症　例●

20年来の緑内障の患者。薬によって眼圧を下げている。大声を出し，イライラして怒りっぽい（肝鬱），赤ら顔で目が充血している（肝熱），目が乾燥して，舌質の色が淡（肝血虚）といった症状が長く続いている。この症状は熱によって陰血が消耗されたもので，「竜胆瀉肝湯」などで瀉熱してはならない。まず，「杞菊地黄丸」などを用いて，ゆっくりと陰血を補って燥陽を安静させ，次に清肝明目の生薬を使用した。まもなく，目の症状は回復し，気持ちもおだやかになってきた。

3 ── 脾

◇「脾は運化を主る」　脾の運化機能は，水穀の運化と水液の運化の2つに分けられる。

　　水穀の運化とは食物を消化吸収して，食物中の栄養物質（精微物質）を得ることである。目は水穀の精気（栄養物）の養いによって物を見ることができる。一方，水液の運化とは，水液を吸収し各臓腑へ送りとどけることをいい，水湿の運化とも

```
肝血不足 ─→ 肝不開竅 ─→ 目失血養 ┐
肝腎不足 ─→ 精血不足 ─→ 脳失精養 ─→ 目失血養 ├ 目の症状
脾虚湿盛 ─→ 脾虚不運 ─→ 水湿内停 ─→ 清陽不昇 │
肝火旺盛 ─→ 肝熱上昇 ─→ 脾熱侵目 ┘
```

いわれる。脾気虚の状態が長びいて,水液が運化されず湿熱が内生すると,麦粒腫が現れる。急性の麦粒腫には「黄連解毒湯」や「竜胆瀉肝湯」などを用いる。しかし,湿熱が慢性化して症状が繰り返して現れる場合は,「茵陳五苓散」のような穏やかな清熱利水剤を長く使うようにする。

　痰湿が停滞すると雲翳が現れる。雲翳とは白い雲の膜がかかって物がぼんやり見える白内障に似た症状で,舌苔が厚く,体格も肥満傾向の人に多くみられる。雲翳に対しては「二陳湯」「六君子湯」などの健脾化痰剤を用いて脾を強化する。

◇「脾は昇清を主る」　脾は清(精気)を上昇させる機能をもっており,心・肺・頭・顔面部に栄養物質を送りとどけている。脾が衰え脾の昇清機能が低下すると,目の滋養物が不足し,目がショボショボし,物がはっきり見えなくなる。

◇「脾は血を統べる」　脾の統血機能とは血液が脈管から外に溢れ出ないように統轄管理することをいう。脈絡は目に集まっているが,脾の統血機能が低下して血が脈管の外へ溢れ出すと,目の充血あるいは出血の症状が現れる。この充血・出血症状は熱性の場合と異なり,痛みも痒みもないのが特徴である。

◇「脾は肌肉に合し,四肢を主る」　脾で生成された精気は,全身の筋肉に運ばれる。目の周辺の筋肉,瞼の開閉機能は,脾の働きによって左右される。瞼が腫れる場合は脾湿から治療することがある。筋肉が萎縮して目をしっかり閉じられないといった筋萎縮症も,脾気虚に原因がある。

4 ── 肺

◇「肺は気を主る」　肺は全身の気を主っている。気は血を推動する作用をもっており,スムーズな血の流れは肺気の力によって保証されているのである。「気脱する者,目明らかならず」といわれるように,肺気が不足すると話声も弱く,呼吸も困難で,息ぎれの症状がみられ,目がかすむことが多い。

◇「肺は宣発粛降を主る」　肺は脾から送られてくる清気を皮毛に輸布している。皮毛に届いた気(衛気)は外邪から体を守り,津液は体表を潤している。皮毛の意味している範囲は広く,目も皮毛のうちに含まれている。このため,皮毛の衛気が不足すると,外邪の侵入を受けて目が赤くなり,痒みの強い急性結膜炎や,アレルギー性鼻炎にかかりやすくなる。(急性結膜炎は西洋医学の病名で,中医学では天

行赤目と呼ぶ。天行とは伝染病と解してよい。）

　肺の治療にあたって注意すべきことは，虚を補うと同時に，邪実を瀉すことである。例えば「葛根湯」で疏風散寒し，「銀翹散」で清熱するといったぐあいに外邪が入り込んだ直後に，すぐさま邪を追いはらうことが必要である。

5 —— 腎

◇「腎は精を蔵する」　腎精は人間の生命活動を維持する基本的な物質である。肝の蔵する血も，肺の主る気も精に包括されており，精を蔵する腎は人の根本的な臓腑ということができる。精から生じる髄は，脳（髄海と呼ばれる）に集まるが，脳と目は近い場所に位置していることから，脳髄が充満していれば，目の精気も充足され視力もはっきりし，脳髄が空虚になると目もぼやけてくる。

◇「腎は水を主る」　腎は水液代謝を調節する。腎陽が不足すると，膀胱（腎と表裏関係にある）の気化作用が低下して水が氾濫し，眼底水腫などの難しい症状が現れる。腎が慢性的に虚しているときは，目の症状は表面ではなく内部の眼底に現れる。老年性の白内障もまず腎から治療していく。

目と五輪学説

中医眼科の基礎理論で，とくに眼と五臓の関係について論じる学説である。

1．肉輪（上下の眼瞼）——脾
　脾は筋肉を主っていることから，眼瞼は脾に属する。脾気虚による眼瞼の浮みには，白朮，茯苓などの健脾滲湿薬や「苓桂朮甘湯」が用いられる。

2．血輪（内・外眼角の毛細血管）——心
　心は血脈を主っているため，血輪は心に属する。心火上炎による不眠にともなって現れる眼角の充血には，清心安神作用のある黄連，山梔子や「黄連解毒湯」などを使用する。

3．気輪（結膜と鞏膜）——肺
　気輪は白睛ともいわれている。肺は気を主っているため，気輪は肺に属する。外感風熱による急性結膜炎には疏散風熱・清肺作用のある桑葉，菊花，黄芩や「桑菊飲」などを用いる。

4．風輪（角膜）——肝
　風輪は黒睛ともいわれる。肝は風を主っているため，風輪は肝に属する。肝は目に開竅していることから，眼科疾患のほとんどは肝から治療する。肝に帰経し，明目作用をもつ決明子，密蒙花，青箱子や「杞菊地黄丸」を使用する。

5．水輪（瞳孔）——腎
　腎は水を主っていることから，水輪は腎に属する。水輪は瞳子神ともいう。眼科の難病，慢性疾患は腎から治療する場合が多い。瞳孔の疾病および慢性腎虚目疾に対して枸杞子，女貞子，菟絲子など補腎明目薬や「杞菊地黄丸」を用いる。

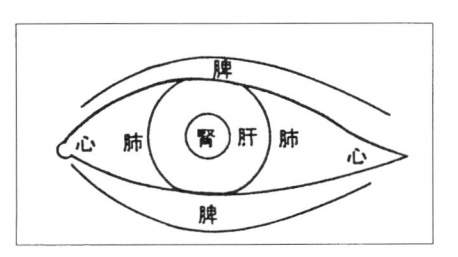

弁証論治

1 ── 肝血不足

【症状】

◇目の疲れ・視力減退・目が乾く・夜盲症───肝血が虚して目の濡養作用が少なくなるために生じる。目の疲れは気血の不足によっておこる。

◇眩暈───①肝血が不足して肝陽が陰の制約をはなれて上衝するためにおこる（肝陽上亢）。

②陰血が不足して頭部を養うことができないためにおこる。

◇不眠───肝（木）の血が虚して，子臓である心（火）の蔵する神を乱すために生じる症状である。

◇顔色が黄色っぽい，つやがない───顔面部の栄養が不足した全身的な血虚状態である。

◇月経の色が淡く，量が少ない───肝血が不足し，経血を調整する機能が低下した症状である。

◇舌淡───血液不足を示す舌象である。

◇脈弦細───弦脈は肝を代表する脈象，細脈は血液が脈管を充満できない脈象である。

【治療原則】 養血滋肝・明目

四物湯 ……………………………養血・活血

```
熟地黄（腎）・白芍（肝）────補陰養血
当帰（補血）・川芎──────活血
```

本方は養血の代表方剤であり，眼科疾病に用いることも多い。

熟地黄は腎陰の不足を補い，芍薬は肝陰の不足を補う。この2薬は補血薬として同時に使われることが多く，血中の血薬とも呼ばれる。これに対し当帰と川芎は血中の気薬と呼ばれ，血の流れをなめらかにし，肝の疏泄機能を改善する。

疏泄作用を強めたいときは「逍遥散」を，清熱作用を強めたいときは「加味逍遥散」を併用する。「逍遥散」には白朮，茯苓の脾胃を調節する作用があり，全身症状の改善をはかることができる。

十全大補湯 ……………………………気血双補

```
黄耆・人参・甘草・白朮・茯苓────補気
当帰・白芍薬・川芎・地黄──────補血
肉桂──────────────温腎陽
```

人参養栄湯　……………………………………………益気補血・安神

```
黄耆・人参・甘草・白朮・茯苓――――補気
熟地黄・当帰・白芍薬――――――――補血
肉桂――――――――――――――――温腎陽
遠志――――――――――――――――安神
陳皮――――――――――――――――理気化痰
五味子―――――――――――――――斂肺止咳
```

帰脾湯　………………………………………………益気補血・健脾養心

```
黄耆・人参・甘草・白朮――――――――補気
当帰・竜眼肉・酸棗仁――――――――補血安神
遠志・茯苓（滲湿）――――――――――安神
大棗・生姜・木香（理気）――――――健脾和胃
```

「十全大補湯」「人参養栄湯」「帰脾湯」は，いずれも気虚・血虚に対して用いられる。効能が似かよっているので，各処方の特徴を理解するようにしよう。

補気：3方剤のすべてに「四君子湯」（党参，白朮，茯苓，炙甘草）と黄耆が入っており，補気作用の強さはどれも同じである。血は気の母であり，気は血の帥という相互関係があるため，養血剤と補気薬は同時に配合することが多い。

補血：「十全大補湯」には「四物湯」が入っている。「人参養栄湯」は「四物湯」から川芎を除かれていて，活血の力は少なくなる。「帰脾湯」には当帰と竜眼肉が入っている。竜眼肉は補血作用が比較的強く，産後に竜眼肉の入ったお粥を食べる地方もあるほどである。補血の力は「十全大補湯」＞「人参養栄湯」＞「帰脾湯」の順となる。

温陽：「十全大補湯」と「人参養栄湯」には肉桂が配合されているが，「帰脾湯」には温陽薬はない。温陽作用は手足が冷える症状に必要である。

安神：「十全大補湯」には安神薬がない。「人参養栄湯」には遠志と五味子があり，「帰脾湯」には酸棗仁，遠志，竜眼肉がある。最も安神作用が強いものは「帰脾湯」である。

和胃：「人参養栄湯」には陳皮，「帰脾湯」には木香がある。「十全大補湯」には胃薬がないため，服用すると胃もたれすることがある。胃腸が虚弱で陰陽のバランスがわかりにくいときは，「人参養栄湯」を使う方が無難である。

3処方はいずれも虚証に用いる処方である。習慣的に「十全大補湯」は全身的な気血不足で疲れやすい脾胃の病変に，「人参養栄湯」は咳があって体が虚弱な肺腎の病変に，「帰脾湯」は精神不安定で虚弱な心脾の病変にと使い分けることが多い。

2 ── 肝腎不足（精血不足）

【症状】

◇目が乾燥する・物がはっきり見えない──肝血と腎精が不足して目の潤いがなくなる。目の滋養が少ないため視力が低下する。

◇眩暈・耳鳴──精血不足のため脳髄も少なく，頭部に濡養がいきわたらないために生じる症状である。

◇足腰がだるい──腎の骨を主る機能の減退によっておこる症状である。

◇目の充血・五心煩熱・咽乾・尿黄・便秘・舌紅・脈細数──陰が不足して虚火が旺盛になった症状である（陰虚火旺型）。

◇目がかすむ・顔色が白っぽい・手足が冷える・小便は透明で量が多い・軟便・舌淡苔白・脈沈弱──腎陽が不足して体全体の陽気が不足したためにおこる冷えの症状である（腎陽不足型）。

【治療原則】　補益腎精・明目　＝　腎精不足型
　　　　　　滋陰降火・明目　＝　肝腎陰虚火旺型
　　　　　　温陽補腎・明目　＝　腎陽不足型

腎精不足型

杞菊地黄丸　……………………滋陰明目

```
六味地黄丸──────────滋陰補腎
（熟地黄・山薬・山茱萸）滋補腎陰（三補）
（沢瀉・茯苓・牡丹皮）　利水瀉濁（三瀉）
枸杞子──────────────補腎精・明目
菊花────────────────清肝熱・明目
```

本方は腎精肝血を補う六味丸に，明目作用のある枸杞と菊花を加えた処方である。枸杞子は腎に入り，菊花は肝に入って明目作用を発揮する。本方の腎を補う作用は穏やかで，肝腎の精血が不足して物がはっきりみえない症状に適している。

明目地黄丸　……………………滋陰養血・明目

```
六味地黄丸──────────滋陰補腎
生地黄────────────────滋陰・涼血
柴胡─────────────────疏肝・昇陽
五味子────────────────滋陰明目
当帰─────────────────補血活血
```

本方も地黄丸類のうちの1つで，中国では飛蚊症に加減して用いることが多い。本方には生地黄，柴胡など清熱薬があるため，目の充血など熱証に適しているが，日本では入手できないので，「六味丸」と「加味逍遙散」を併用するようにする。

●地黄の種類●

本方には熟地黄が配合されているのに，さらに生地黄が加えられているのはなぜか？地黄は頻用される生薬の1つであるが，加工によって作用に違いが出てくる。症状の違いに応じて特徴を生かすようにしたい。

◇熟地黄：地黄を乾燥させ（乾地黄），酒で蒸す。この過程を9回繰り返す。滋陰養血作用が強化され，補腎精薬として最も頻繁に使用される。加熱されているので性質は温である。しかし，消化しにくく胃もたれするので，注意が必要である。

◇生地黄：性質はやや寒で甘。潤いがあり滋陰・涼血作用がある。熟地黄は温性であるが生地黄は寒性である点が違っている。血分に熱があり出血する場合は生地黄を用いる。熟地黄の粘着性が気がかりなときも生地黄を用いる。

◇鮮地黄：採ったばかりの地黄で，水分を多く含み苦味，寒の性質があり，清熱作用が強い。

肝腎陰虚火旺型

知柏地黄丸　……………………………滋陰降火

```
六味地黄丸──────────────滋陰補腎
知母・黄柏──────────────清熱
```

本方は「六味地黄丸」に虚熱を除く知母，黄柏を加えたものである。入手できないときは「六味丸」と「加味逍遙散」を併用してもよい。「加味逍遙散」には山梔子，牡丹皮などの清熱作用もあるし，疏肝作用もあるので眼科疾患に対して好都合で，使いやすい組み合わせである。

腎陽不足型

八味地黄丸　……………………………温補腎陽

```
六味地黄丸──────────────滋陰補腎
 (熟地黄・山薬・山茱萸) 滋補腎陰（三補）
 (沢瀉・茯苓・牡丹皮)  利水瀉濁（三瀉）
桂枝・附子──────────────温陽散寒
```

本方は腎陽不足を治療する基本方剤で，全身的な陽虚症状（冷え，腰痛など）に対して長期に使用できる。眼科疾患に対する効能は弱いので，「牛車腎気丸」を用いることが多い。

牛車腎気丸　……………………………温腎利水

```
六味地黄丸──滋陰補腎 ┐
桂枝・附子──温陽    │ 八味地黄丸
車前子──────────────清熱利水・明目
牛膝────────────────活血・通絡
```

本方は「六味地黄丸」に温陽薬の桂枝，附子を加え（＝八味地黄丸），さらに車前子と牛膝を加えた処方である。車前子は種子で明目作用があり，牛膝の活血作用も眼科疾患の改善に役立つ。車前子，

牛膝はともに目に対してはよい作用をもっている。

石斛夜光丸　……………………………調補陰陽・清肝明目

```
熟地黄・生地黄・山薬・菟絲子・枸杞子 ┐ 補腎陰
天門冬・麦門冬・五味子・石斛         ┘ 明目
肉蓯蓉──────────────補腎陽
枸杞子・五味子・決明子・菊花・青箱子──清肝明目
羚羊角・犀角・黄連──────────清熱涼血
```

本方は慢性白内障に用いられ，効果の高い処方である。本処方は精血を補う力が強く，また明目作用も強い。

本処方の主薬は，処方名にある石斛で，腎陰を補う作用と滋陰降火の作用をもっている。本方中には明目作用のある生薬も多く，補陽には温性で穏やかな菟絲子と肉蓯蓉が配合されている。

障眼明片　……………………………補腎益気・養血明目

```
山茱萸・枸杞子（滋陰）┐
肉蓯蓉（補陽）       ┘ 補腎
菊花・枸杞子・密蒙花・蔓荊子──明目
黄耆・党参────────────補気
川芎─────────────活血
升麻─────────────清熱・昇陽
石菖蒲────────────開竅
```

本方は中国で市販されている中成薬で，白内障の初期，老人性の肝腎不足あるいは気虚によって生じる眼科疾患に用いる。「石斛夜光丸」にくらべ薬味がさっぱりしていて服用しやすい。雑誌に載っている臨床報告では，治療効果はかなり高いようである。

3 ── 脾虚湿盛

【症状】

◇目が重たいような疲れ──水湿が運化されず内停し，瞼が膨らんで重だるい症状が現れる。

◇手足に力が入らない──脾は四肢を主っている。肌肉の栄養が不足するために生じる。

◇眩暈──気血が不足して精気が上昇できず，脳を養うことができないためおこる症状である。

◇浮腫・体がだるい──脾が虚して全身に湿が停滞する症状である。

◇食欲不振──脾虚の代表症状である。

◇軟便──脾気が上昇できず下降する症状である。

◇舌胖大・苔白厚──気が虚し舌が膨張する。苔厚は湿の停滞を示す。

◇脈濡──湿の存在を示す，細くて力のない脈である。

【治療原則】 益気健脾・昇陽明目

補中益気湯　……………………………益気昇陽・調補脾胃

```
黄耆・人参・白朮・炙甘草────補気健脾
升麻・柴胡──────────昇陽
当帰────────────補血
陳皮・生姜・大棗──────理気和胃
```

本方は補剤の中で最も作用が強い。中気を補益すると同時に，柴胡，升麻の昇提作用で精気を上昇させて目を明るくする。利水滲湿作用は弱い。

香砂六君子湯　……………………………補中益気・燥湿化痰

```
六君子湯──────────補気・化痰
（人参・白朮・茯苓・炙甘草・半夏・
　陳皮・生姜・大棗）
木香────────────理気止痢
縮砂────────────理気開胃
```

本方は燥湿化痰作用があり，舌苔が白膩で，胃が脹る，痰がからむ，悪心，下痢など痰湿症状をともなう目の疾患に用いる。

胃苓湯　……………………………理気化痰・健脾利水

```
平胃散──────────理気健脾化痰
（厚朴・蒼朮・陳皮・生姜・大棗・甘草）
五苓散──────────利水健脾
（桂枝・白朮・茯苓・沢瀉・猪苓）
```

本方の特徴は利水作用が強いことで，舌苔が滑，痰はあるが濃くはない，下痢など水湿の多い眼疾患に用いる。

啓脾湯　……………………………健脾滲湿・理気消食

```
四君子湯──────────健脾滲湿
（人参・白朮・茯苓・炙甘草）
沢瀉────────────利水
蓮子・山薬──────補脾斂渋
陳皮・山楂子─────理気消食
```

本方も脾気虚弱に用いる方剤である。陳皮，山楂子の配合があるので，調胃作用によって食欲を増進させることができる。食欲不振がみられたり，病が慢性した場合にゆっくりと使う。

4 ── 肝火旺盛

【症状】

◇目が脹ったような疲れ──肝火が上昇して目に膨張感がある。

◇目の充血・目やにが多い──肝熱が経絡にそって上昇すると目が充血する。目や

には肝熱が目に入った場合に生じる。
（肝火旺盛によっておこる眼疾患に緑内障がある。中国では急性のものを緑風内障，慢性のものを青風内障と分けている。）

◇眩暈・偏頭痛——肝火が胆の経脈にそって上衝して頭部を乱す症状である。
◇口渇・口苦——肝火によって津液が消耗され口が乾く。口苦は肝火が胆汁をともなって上溢するためにおこる症状である。
◇イライラ——疏泄機能が失調して，肝気が鬱する症状である。
◇舌紅・苔黄——熱の存在を示す舌象である。
◇脈弦数——弦脈は肝の脈，数脈は熱の脈である。

【治療原則】清肝瀉火・明目

釣藤散　……………………………平肝解鬱

- 釣藤・菊花————清肝・平肝
- 石膏————清熱
- 半夏・陳皮・茯苓
- 生姜・甘草　　　　化痰理気・和胃
- 防風————去風・止痙攣
- 人参————補気
- 麦門冬————清熱生津

本方は高血圧の頭痛に用いる処方である。清肝・清熱・化痰・益気など多くの効能がある。特に釣藤，菊花は涼性で清熱清肝の作用があり，目の充血に効果がある。

石決明散　……………………………清肝明目・退翳

- 石決明・決明子・木賊・青箱子————清肝明目　退翳
- 山梔子・大黄・赤芍（涼血）————清熱
- 荊芥————散風
- 麦門冬————養陰

本方には，眼科疾患に効果のある清肝明目薬が多く配合されているため，肝火旺盛による急性眼科疾患に適しており，白内障にも緑内障にも使うことができる。眼科の専門薬に「石決明丸」というのもある。

竜胆瀉肝湯　……………………………瀉肝胆実火・瀉下焦湿熱

- 竜胆草・黄芩・山梔子————瀉肝胆火
- 甘草————清熱和胃
- 車前子・木通・沢瀉————滲湿泄熱
- 生地黄・当帰————養血・柔肝

本方は肝熱旺盛の目の充血，耳鳴，頭痛，および湿熱停滞の湿疹などの症状に用いる処方である。本処方の作用が強すぎると思われるときは，「加味逍遥散」を使用するとよい。

分類	症状	治療原則	方剤
肝血不足	目の疲れ，視力減退，目が乾く，夜盲症 眩暈，不眠，顔色萎黄，経血淡・少量 舌淡，脈弦細	養血滋肝 明目	四物湯 十全大補湯 人参養栄湯 帰脾湯
肝腎不足	目が乾く，物がはっきり見えない，眩暈 耳鳴，足腰がだるい，目の充血，五心煩熱 咽乾，尿黄，便秘，舌紅，脈細数	補益腎精 滋陰降火　明目 温陽補腎	杞菊地黄丸 ＊明目地黄丸 知柏地黄丸 八味地黄丸 牛車腎気丸 ＊石斛夜光丸 ＊障眼明片
脾虚湿盛	目が重い感，手足に力が入らない，眩暈 浮腫，倦怠感，食欲不振，軟便 舌胖大，苔白厚，脈濡	益気健脾 昇陽明目	補中益気湯 香砂六君子湯 胃苓湯 啓脾湯
肝火旺盛	目が脹ったような疲れ，目の充血，目やに 眩暈，偏頭痛，口渇，口苦，イライラ 舌紅，苔黄，脈弦数	清肝瀉火 明目	釣藤散 ＊石決明散 竜胆瀉肝湯

＊日本にない方剤

柴苓湯　……………………………清肝利水

```
小柴胡湯────────疏肝散邪・健脾和胃
 柴胡・黄芩（疏肝・清肝）　┐
 半夏・生姜（降逆和胃）　　│
 人参・大棗・甘草（健脾益気）┘
五苓散────────利水滲湿
 桂枝（通陽利水）　　　　　┐
 白朮（健脾燥湿）　　　　　│
 茯苓・沢瀉・猪苓（滲湿利水）┘
```

本方は疏肝清肝の「小柴胡湯」に，通陽利水の「五苓散」を合方した処方である。「小柴胡湯」で肝の鬱滞を通じさせ，邪熱を発散する。「五苓散」で体内の水湿，特に肝経に停滞する水を下から除去し，肝の上竅である目をすっきりさせる。健脾和胃の生姜も配合されているので，脾胃が弱く水湿が多い場合に適している。

●眼科に用いられる生薬●

【滋補肝腎・明目】

熟地黄───補陰（滋陰作用が強い。ねばりがあるので短期使用）

何首烏───補陰（滋陰作用は熟地黄より弱い。さっぱりして長期使用が可能）

女貞子───清熱（目の充血に卓効）

桑　椹───（桑の実，穏やかで単味をお茶にして服用）

枸杞子————すべての目の虚証に
菟絲子————補腎陽（穏やかで使いやすい）
沙苑蒺藜———補腎精
石　斛————滋陰（新鮮なものはお茶にして服用）

【清肝明目】

決明子————通便
夏枯草————清肝火（血圧が高く目が痛むときに）
密蒙花————補血（目の乾燥に，眼科専門薬）
穀精草————去風熱（急性の眼科疾患に）
青箱子————清肝火（種子。上昇する肝火を下降させる）
夜明砂————清胆明目（目の出血に）
石決明————平肝潜陽（高血圧の眼科疾患に）
車前子————清熱，補腎，利水

【疏散風熱】

菊　花————明目（全ての眼科疾患に，白菊花がよい）
桑　葉————清熱（急性の眼科疾患に）
蟬　退————退翳（うすい膜がはって物がぼんやり見える症状に）
木　賊————解表（涙目，目ヤニに）
蔓荊子————止痛（頭痛をともなうときに）
蒼　朮————去風湿（緑内障，夜盲症に）

疲れ目の体操

　眼精疲労の大半は，目の使い過ぎによるもので，目の休息，あるいは目の体操によって視力の回復を改善できる。中国では学校の指導などで目の体操が普及しており，効果をあげている。簡単な操作なので，是非試していただきたいと思う。

① 親指を耳朶の下のツボ翳風に当て，人さし指または中指を眉毛の内端にある攢竹というツボに置き，攢竹から下にかけて8回揉む。

② 人さし指を目の内側の先にある晴明（ツボ）に移し，上下に8回おす。

③ 瞳孔の真下にある四白（ツボ）に人さし指を置き8回おす。四白は神経の通っている部位で，おすと非常に気持ちがよい。

④ 眉毛外側端と外眼角との中央から後へ一寸の陥没の太陽（ツボ）に人さし指を置き8回揉む。

⑤ 両方の眉毛の中央にある印堂に人さし指を置き8回おす。

⑥ 眉毛の内側から外側にかけて8回マッサージするように撫でる。

⑦ 両手の合谷（ツボ）を8回おさえる。

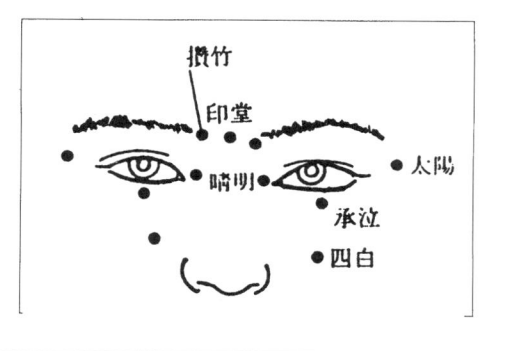

口内炎

　口内炎は中医学において，耳鼻咽喉科と内科の双方に属しており，古来より「口瘡」「口瘍」（口腔内，口唇の瘡瘍），あるいは「口疳」「口破」（口腔内の皮膚表面が破れる）と称されている。口瘡が広がって糜爛したものを「口糜」，口中が糜爛し舌面上に白い屑がびっしりついた鵝の口のようなものを「鵝口瘡」という。中医学の口瘡には，西洋医学の口内炎のほかに，舌炎，口角炎などの疾患も含まれている。

　臨床上，口内炎は，胃腸疾患，肝臓疾患，癌の末期などの二次的症状としてみられることがある。こうした場合は当然，本来の疾患の治療と口内炎の治療を併行するようにする。

　口内炎をひきおこす基本的な病因は熱邪である。熱邪による熱証に対しては清熱剤の使用が一般的であるが，熱証には実熱と虚熱があるので，この鑑別が肝要である。また，口内炎の症状は口腔内，口唇周辺に現れるが，臓腑の病変に起因することが多いため，臓腑を考慮した弁証論治が必要である。

病因病機

1 ── 邪熱侵入

　口は飲食物を摂入する門戸であり，脾の外竅である。また口は気体の出入りする門戸でもあり，肺の呼吸作用を助ける入り口である。このため，口唇部の病変は，肺と胃に鬱滞している邪熱の上昇によって現れる。古典に「口瘡する者，脾気凝滞し，これに風熱加わりてしかるなり」とあるように，風熱の侵入も一因になる。邪熱侵入による口内炎は，主に風熱外感の感冒によくみられる。

2 ── 心火上炎

　舌は心の苗である。また「口舌に瘡を生ず……すなわち心の鬱熱なり」「諸痛痒瘡，みな心に属す」とあるように，口内炎は心火の熱盛によっておこることもある。
　心火は，憂鬱・怒りなどの情緒失調から生じた肝火が上昇することによっておこる。

3 ── 脾胃湿熱

　脾は口に開竅する。辛味・甘味・油っこい物の過食あるいは酒の過飲など，飲食の

```
邪熱侵入 ─→ 肺胃熱盛 ─→ 邪熱上蒸 ──┐
心火上炎 ─→ 内熱鬱滞 ─→ 心火上炎 ──┤
脾胃湿熱 ─→ 飲食失調 ─→ 脾胃損傷 ─→ 湿熱内蘊 ──┤ 口内炎
陰虚火旺 ─→ 病気消耗 ─→ 陰虚生熱 ─→ 虚熱上昇 ──┘
```

不節制によって生じた脾胃の湿熱が口に上蒸すると，口内炎が現れる。湿が絡んで病邪は容易に除去できないため，口内炎は反復しやすく，治りにくいのが特徴である。湿熱の除去には中薬を用いるのが最適の方法である。

4 ── 陰虚火旺

　陰虚体質，あるいは熱性疾患による陰津の損傷や，慢性疾患による陰液の消耗によって，体内に熱が生じ，これが上昇し，口に上蒸すると口内炎が発生する。過度の疲労や不眠からおこる虚証の口内炎もあるが，この場合は一過性のことが多い。陰虚火旺の口内炎は慢性的であり，治りにくいのが特徴である。このようなときは，陰虚状態を改善しないかぎり，口内炎は完治しない。

　口内炎に対しては清熱法がよくとられるが，「口瘡者，……有虚火上炎服涼薬不癒者，理中湯従治之……，唇燥裂生瘡者，脾血不足也，宜帰脾湯（口瘡で，涼薬を服用しても治らない虚火上炎には，理中湯を用いる……唇が乾燥してひびわれた瘡には帰脾湯を用いる）」とされるように，虚証の存在も認識しておかなければならない。

弁証論治

1 ── 邪熱侵入

【症　状】

◇発病急──熱は急を主るため，口内炎が急に発症することが多い。
◇口内の炎症部の赤腫──口腔内の熱が旺盛であることを示す。
◇発熱・頭痛──外感風熱による表証が現れる。
◇咽痛──胃の熱邪が咽を傷めて生じる症状である。
◇口渇──肺の熱邪が津液を損傷した症状である。
◇尿黄──体内の熱盛を示唆する尿の色である。
◇舌尖紅・苔薄黄──風熱の邪気が肺経に侵入していることを示す舌象である。
◇脈数──熱盛を示唆する脈象である。

　本弁証の口内炎は外感風熱に起因するので，咽と肺の症状がみられることが多い。

治癒率は良好である。

【治療原則】 辛涼清上・去邪解毒

辛涼解表剤で風熱邪気の侵入を散じ，解毒薬で法口内炎の腫痛を治す。

銀翹散（天津感冒片） ……………辛涼解表・清熱解毒

```
金銀花・連翹（清熱解毒）┐
荊芥・豆鼓（散邪）      ├─ 解表
薄荷・牛蒡子・桔梗・甘草（利咽）┘
芦根・竹葉─────────── 清熱生津
羚羊角──────────── 解毒
```

本処方は，発熱，頭痛の症状がみられる風熱感冒の初期に用いる基本方剤であるが，強い辛涼発散の作用と，解毒作用があるので，口内炎にもよく用いられる。特に方中の薄荷，牛蒡子，桔梗は咽の痛みや腫れに効果がある。

白虎湯 ……………………………清熱生津

```
石膏・知母─────────── 清熱生津
粳米・甘草─────────── 和胃
```

本方剤は清熱の重剤で，肺胃熱盛を治療する主方である。方中の石膏と知母は口内炎によく用いられ，特に石膏の甘寒の性質は，局部の赤く腫れた症状に効果がある。主として発熱の症状がある口内炎に適している。

●症　例●

女性，50才。カゼをひくたびにつよい口内炎が出て，治りにくい。今回のカゼは，高熱が3日続き退熱した後，口内の数箇所が赤く腫れて痛む。口渇し咽もヒリヒリする。舌尖紅，苔薄黄，脈細である。

口内炎は外感風熱の余邪によるものと弁証して処方を考える。この患者はこれまで高血圧と目の疾患があり，生薬を投与してきたが，「急なればすなわち標を治す」の原則にしたがって，口内炎の治療を優先する。

弁証論治：風熱邪毒

治療原則：辛涼散邪・解毒清上

処　　方：金銀花5，連翹3，竹葉3，薄荷3（後煎），牛蒡子3，黄芩4，板藍根3，石膏6，（先煎），木通2，蘭草3，生甘草2，青黛2（別包）（単位g）

辛涼発散の生薬を中心にし，清熱解毒の板藍根・牛蒡子などを加える。石膏は清熱生津の作用があり，余熱を清し口渇を止める。木通は利尿作用によって上焦の熱を除去する。蘭草の化湿作用と薄荷の辛涼味は，口中を爽快にさせる。青黛は直接局部につけたり，煎じおわった薬液に入れて服用する。口内炎に多用される生薬である。

エキス剤を利用するなら，「銀翹散」と「白虎湯」の併用が考えられる。

2 ── 心火熱盛

【症　状】
◇口内の炎症部が赤く痛みが強い──心は舌に開竅するため，心火が上昇して舌や口腔を犯すと，口中がただれ，糜爛する。
◇心煩・不眠──心火が心主神明の機能を撹乱した症状である。
◇尿黄──心火が心と表裏関係にある小腸に移って，小腸の分清泌濁の機能が低下するため尿が濃縮される。
◇舌紅・苔黄──心火の存在を示す舌象である。
◇脈数──体内の熱盛を意味する脈象である。

【治療原則】 清心・利尿

黄連解毒湯 ……………………………… 瀉火解毒

> 黄連（清中焦熱・清心火）
> 黄芩（清上焦熱）
> 黄柏（清下焦熱）
> 山梔子（清三焦熱・利水）
> 　　　　　　　　　　　瀉火解毒

本方は三焦の熱盛を治療する方剤である。主薬の黄連は心火を清する作用が強く，心火上炎による口内炎治療に適した生薬である。山梔子は利尿作用によって心火を除去する，心煩治療の代表主薬である。口内炎の治療に本方を服用してもよいし，溶かした液でうがいしても効果がある。

導赤散 ……………………………… 清心・利水

> 生地黄（涼血滋陰）
> 木通（利水）
> 竹葉（清熱除煩）
> 生甘草（緩和止痛）
> 　　　　　　　　清熱

本方は，心火上炎による口内炎治療の主方である。木通は心に帰経する利水薬で，心火を下から清す。生地黄は涼血滋陰作用によって心火の上炎を制し，竹葉も甘寒の薬性により心火を清する。この2薬は心煩を治療する。また竹葉は木通の利水作用を増強する。生の甘草は清熱とともに，口内炎の痛みを緩和することもできる。

清心蓮子飲 ……………………………… 清心利水・益気養陰

> 地骨皮・黄芩・甘草────清上焦熱
> 車前子────利水清熱
> 茯苓（滲湿）・蓮子肉────清心安神
> 人参・黄耆────益気
> 麦門冬────養陰・安神

本方は心火上昇による尿濁・尿黄を治療する処方であるが，利水作用によって心火を清することができるので，心熱の口内炎にも用いられる。人参・黄耆・麦門冬などの補益薬が配合されているので，くりかえしやすく，治りにくい口内炎に適している。

3 ── 脾胃湿熱

【症　状】

◇口内炎が腫れて痛い───脾胃は口に開竅する。飲食の不摂生によって脾胃が傷つき，中焦に生じた湿熱が胃経にそって上昇することによって現れる。

◇口臭・口渇───胃熱が口に上昇するため現れる症状である。

◇便秘───胃腸に熱が停滞し腸燥便秘がみられる。

◇舌苔黄膩───中焦に湿熱が蘊結すると必ず舌苔は厚く黄色となる。舌苔は脾胃の状態を顕著に反映する。

◇脈滑数───湿邪を示唆する滑脈と熱邪を示唆する数脈がみられる。

　本弁証は中焦に湿熱が蘊結したもので，胃腸の症状をともなう。胃腸に停滞している湿熱は清熱利湿法により除去することができる。

【治療原則】清熱通便・芳香化湿

　清熱薬で熱盛の症状を治療し，芳香化湿薬で蘊結した湿邪を除去する。

茵陳五苓散 ……………………………… 利湿清熱

```
茵陳蒿 ──────── 清熱利湿
五苓散 ──────── 利水滲湿・通陽化気
```

　本方は茵陳蒿を主薬とする方剤で，湿熱黄疸に用いられる。日本では湿熱を治療する方剤が少ないため，各種の湿熱疾患に汎用される。「五苓散」は温性に偏るため，熱より湿の症状が強い場合に適した方剤である。

　本方剤のほか「温胆湯」あるいは「竹茹温胆湯」を使用してもよい。

三仁湯 ……………………………… 清熱利湿

```
杏仁（上焦）
白豆蔲（中焦）       ─ 芳香利湿
薏苡仁（下焦）
滑石・木通・竹葉 ──── 利水清熱
半夏 ──────────── 化痰
厚朴 ──────────── 理気化湿
```

　本方は湿熱治療の基本方剤である。中心となる三仁（杏仁，白豆蔲，薏苡仁）によって三焦の湿邪を除去し，滑石，木通，竹葉によって清熱する。湿熱邪気による口内炎に対して，滑石，木通がよく使用される。

4 ── 陰虚火旺

【症　状】

◇口内に熱感はあるが赤くはない，痛みがあり，反復して発症する───体内の陰が虚して，虚火の上昇を制することができない症状である。

◇咽乾───陰液不足による潤いが損傷された症状である。

◇微熱───「陰虚生内熱」で，虚火による症状である。

◇眩暈・健忘・耳鳴・不眠──腎陰虚のため精虚髄少となった頭部症状である。
◇腰痛──腎は骨を主る。腰痛は病位が腎にあることを示している。
◇舌紅・苔少──陰虚のため舌苔は少なくなり，裂紋が出ることもある。虚火のため舌色は紅になる。
◇脈細数──陰虚を示唆する細脈と火旺を示唆する数脈がみられる。

【治療原則】滋陰降火

　陰虚と火旺を同時に治療する。口内炎の症状が強い場合は，主として心火を清する（舌は心の苗である）。口内炎の症状が軽い場合は腎陰を滋養する。

知柏地黄丸（瀉火補腎丸）　　………… 滋陰降火

```
六味地黄丸────────滋補腎陰
知母・黄柏────────滋陰降火
```

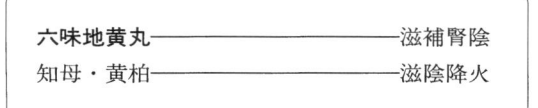

　本方は陰虚火旺を治療する基本方剤である。「六味地黄丸」で腎陰を滋補し，知母で清熱し，黄柏で虚火を降下させる。知母は実火と虚火を制する作用をもっており，慢性的な口内炎の改善に効果がある。

　陰虚のほかに陽虚の口内炎が存在することがある。虚陽が上浮するために現れる症状であるが，涼薬を服用すると症状はかえって悪化し，冷え，軟便などの陽虚症状が強くなる。このようなときは温陽散寒の「人参湯」あるいは「八味地黄丸」を用いるようにする。陽虚による口内炎は臨床ケースが少ないため，処方については省略する。

●口内炎に用いられる生薬●

青　黛──清熱解毒薬。涼血作用があり外用薬として炎症局部につけ，赤味を取る。
石　膏──清熱瀉火作用と生津作用があり，口内の熱感と口渇に用いる。
知　母──清熱作用と潤性がある。清肺潤肺できるので，咳の症状をともなう口内炎に適する。
竹　葉──心経に入る清熱薬で，心煩の症状をともなう口内炎に適する。
金銀花──清熱解毒薬。疏散風熱作用もあるので，口内炎の初期に用いる。
薄　荷──辛涼性が強く，各種の口内炎に用いる。
牛蒡子──清熱利咽薬。咽痛をともなう口内炎に適する。
山梔子──清熱瀉火薬。利尿作用もあるので，熱盛，尿黄の症状をともなう口内炎に適する。
黄　連──清熱解毒薬。胃熱を清し，口臭・苔黄の症状をともなう口内炎に適する。
黄　柏──清熱燥湿薬。虚火を瀉するので，陰虚火旺の口内炎に適する。
芦　根──清熱生津薬。口渇が強い口内炎に適する。
白茅根──涼血止血薬。炎症局部の赤く腫れている場合に適する。
生地黄──滋陰清熱薬。陰虚傾向のある慢性口内炎に適する。
麦門冬──清肺養津薬。陰津が不足し，咽乾をともなう慢性口内炎に適する。
玄　参──滋陰清熱薬。解毒作用もあるので虚火上炎による慢性口内炎に適する。

口内炎

分類	症状	治療原則	方剤
邪熱侵入	発症が急，患部が紅腫熱痛，発熱，頭痛，咽痛，口渇，尿黄濁，舌尖紅，苔薄黄	辛涼清熱 去邪解毒	銀翹散 白虎湯
心火熱盛	患部が赤く熱感が強い，心煩，不眠，尿黄，舌炎紅，苔黄，脈数	清心・利尿	黄連解毒湯 ＊導赤散 清心蓮子飲
脾胃湿熱	患部の腫痛，口臭，口渇，便秘，苔黄膩，脈滑数	清熱通便 芳香化湿	茵陳五苓散 ＊三仁湯
陰虚火旺	患部に熱感があるが赤くはない，くりかえし発症，咽乾，微熱，眩暈，もの忘れ，耳鳴，不眠，腰痛，舌紅，苔少，脈細数	滋陰降火	知柏地黄丸

＊日本にない方剤

牡丹皮──涼血活血薬。ひどい腫れと微熱の症状をともなう口内炎に適する。
赤芍薬──涼血活血薬。止痛作用もあるので，局部の疼痛が強い場合に適する。
菖　蒲──化湿開竅薬。苔膩，食欲不振の場合に適する。
蘭　草──芳香化湿薬。苔黄膩で，口臭が強い場合に適する。
木　通──清熱利水薬。舌紅，尿黄の心火旺のときに適する。
生甘草──解毒緩急薬。疼痛が強いときおよび胃が悪いときに適する。

●民間療法●
①烏梅1個を火で焼いて粉末にして，氷片0.05gを加え，局部につける。
②青黛を少量，局部につける。
③石榴の皮を焼いて粉末にしたものを局部につける。
④蒲公英（たんぽぽ）10gを煎じて，お茶として飲む。

アレルギー性鼻炎

中医学ではアレルギー性鼻炎を，鼻鼽，鼽嚏という。鼽は透明な鼻水，嚏は鼻がむず痒い，クシャミを意味する。

病因病機

1 ── 風邪侵入

風邪（花粉・ほこりを含む）と寒邪，あるいは風邪と熱邪の侵入がアレルギー性鼻炎の誘発因子となる。これまで，透明な鼻水は風寒邪気に原因すると考えられていたが，鼻炎にみられる目の充血，目が痒い，咽乾，舌尖紅などの臨床症状は風熱邪気に起因するものである。

2 ── 肺気虚

肺は鼻に開竅しており，鼻症状と最も関連の深い臓腑である。また，肺は「皮毛を主っている」ので，肺気が不足すると肌表を防御する機能が失調し（衛表不固），体表の腠理がゆるんだ（疏松）ところへ，風邪が侵入する。風邪の侵入により肺の宣発粛降機能が失調すると鼻の症状が現れる。

3 ── 脾気虚

脾は食物を消化し「気血を生む源」である。脾は鼻と直接通じていないが，脾と肺は，五行学説において「脾（土）は肺（金）を生む」とされ，母子関係にあるため，脾気虚が長びけば子臓にあたる肺の気虚症状が現れる。アレルギー性体質の患者，特に子供の場合に，体力がない，疲れやすい，顔色が白いなど脾気虚の症状が鼻炎にともなってみられることが多いのは，このためである。

4 ── 腎虚

肺は「呼気を主り」，腎は「納気を主って」おり，気の呼吸は肺と腎の働きによってなりたっている。腎が虚して納気機能が衰えると，下に降ることのできない気は，気（陽）の性質にしたがって上へ昇り消耗発散されてしまう（陽気損傷）。このため上部には肺気虚，下部には腎陽不足の症状があらわれる。

```
風邪侵入 ─┬─ 風寒邪気 ─┐
          └─ 風熱邪気 ─┴→ 肺衛に停滞 → 肺失宣発 ─┐
肺 気 虚 ──→ 衛表不固 → 腠理疏松 → 風邪侵入 ───┤
                ↑                                  ├→ 鼻 炎
脾 気 虚 ──→ 土脾不生金肺 → 肺気虚 ─────────┤
腎   虚 ──→ 腎不納気 → 陽気耗散 → 風寒邪気侵入 ─┘
```

弁証論治

　アレルギー性鼻炎を上のように4つに分類したが，4型に共通してあらわれる，鼻がむず痒い，クシャミ，鼻水，鼻づまりの症状は次のような病理によって発症する。

◇鼻がむず痒い——侵入した邪気と正気の抗争によっておこる。

◇クシャミ——肺気が邪気に抵抗し，邪気を追いだそうとする症状である。

◇鼻水——肺の粛降機能が失調したため，水を下降させ排出することができない症状である。透明な鼻水は体に寒邪があることを示し，粘りのある鼻水は熱邪があることを示す。

◇鼻づまり——①邪気が上から侵入して，肺気が宣発できず鼻竅が塞がれる。
　　　　　　②鼻水が停滞して肺気の流れが悪くなると鼻がつまる。
　　　　　　③鼻竅で正気と邪気の抗争がおきて鼻がつまる。

1 ── 風邪侵入

【症状】

◇目痒・目赤——風邪が肺表に侵入すると，「風は痒を主る」ため目が痒くなる。風熱邪気が侵入すると目が赤く充血する。白睛（鞏膜）は肺に属しているため，アレルギー性の目症状は白睛部に現れる。

◇鼻づまり——外邪が侵入する通路部（鼻）における正気と邪気の抗争で，肺気は宣発できず流れが塞がれるため，津液が停滞して鼻腔がつまる。

◇口渇——風熱が侵入した場合に現れる。風寒邪気の侵入時には現れない。

◇舌尖紅——風熱が存在することを示す。

◇脈浮——風邪が体表に滞っていることを示す脈象である。

【治療原則】疏風・散邪・通竅

小青竜湯 …………………………………………温肺化飲・解表散寒

```
麻黄（宣肺）・細辛（化飲）――――― 通鼻竅・散寒解表
半夏―――――――――――――――― 化痰
乾姜―――――――――――――――― 温肺化飲
桂枝・芍薬・甘草――――――――――― 調和営衛
五味子――――――――――――――― 斂肺止咳
```

　本方は「外感風寒，内停水飲による喘息」に用いる方剤であるが，方中の麻黄と細辛の通鼻竅作用によって鼻閉を治療できる。温薬が多く配合され，化痰作用のある半夏も配合されているので陰邪に属する痰飲を除去できる。白く透明な鼻水が多い症状に適している。温性の方剤であるため，咽の痛み，口渇，舌紅などの症状がみられるアレルギー性鼻炎には用いないほうがよい。

葛根湯加川芎辛夷 …………………………辛温解表・散風通竅

```
麻黄（宣肺）・辛夷――――――――― 通鼻竅・解表
葛根（解表）・川芎（去風止痛）―― 活血
桂枝湯―――――――――――――― 辛温解表・調和営衛
（桂枝・芍薬・甘草・生姜・大棗）
```

　本方は「葛根湯」に川芎（頭痛緩解）と辛夷（開竅）を加えた処方で，鼻の治療に多く用いられる。本処方の葛根は辛涼薬であるが，川芎，辛夷，麻黄，桂枝は温性薬で，全体として温性が強い。このため風寒による鼻づまり，鼻汁，鼻炎，花粉症などのアレルギー性鼻炎の初期に適しているが，黄色い鼻汁，舌紅，咽乾など（熱証）には適していない。解表剤の「葛根湯」がベースとなっているので，悪寒，頭痛など表証の症状があるときは効果的であるが，鼻薬が少ないので，鼻水が何日も続いてでる場合は効果が薄い。

蒼耳子散 ………………………………………………疏風・止痛・通鼻竅

```
辛夷3―――――――― 疏散風邪      ┐
白芷3―――――――― 燥湿・排膿    ├ 通鼻竅
蒼耳子3――――――― 去風・止痛（頭痛） ┘
薄荷3―――――――――――――――― 辛涼開竅
```

　本方は鼻づまりに用いる専門薬である。アレルギー性鼻炎の白い鼻水，蓄膿症の黄色い鼻汁などあらゆる鼻症状に用いられる。頭痛に対しても効果がある。臨床ではアレルギー性鼻炎の治療に，「玉屏風散」と「蒼耳子散」を併用することが最も多い。方中の4薬はいずれも鼻の専門薬であるが，辛夷の効能が最も優れ鼻の全症状に用いることができる。白芷の燥湿排膿作用は鼻水が多い症状に効果がある。蒼耳子の散風作用は頭痛に効く。薄荷は前3薬の温性を抑え，本薬の辛涼の薬味は鼻閉を改善する。

アレルギー性鼻炎

桑菊飲　……………………………疏風・清熱・宣肺

```
桑葉・菊花・連翹・薄荷（開竅）———— 疏散風熱
桔梗（宣肺）・杏仁（清肺）————————宣降肺気
芦根————————————————————清肺生津止渇
甘草————————————————————利咽
```

　本方剤は外感風熱に用いる名方である。軽剤で風熱邪気を発散しながら肺の症状を治療する。臨床では発熱，口が渇くなど外感風熱の軽症，および咳など肺気不足の症状に用いる。アレルギー性鼻炎に用いる場合，口渇，目痒，目の充血，舌尖紅など風熱証の初期に適している。日本では入手できない処方なので，市販されている「天津感冒片（銀翹散）」，あるいは「荊芥連翹湯」，「辛夷清肺湯」を代用することが考えられる。

2 ── 肺気虚

【症状】
◇息ぎれ────気を主っている肺が虚したことによっておこる症状である。
◇カゼをひきやすい────体表の衛気が不足して腠理が開くため，汗は自然に出，外邪が入りやすい状態になる。
◇咳嗽────肺の宣発粛降機能が失調することによっておこる症状である。
◇顔が白っぽい────気虚のため血も虚して，顔面の滋養が足りないことを示す。
◇舌淡────気虚を意味する舌象である。
◇脈虚弱────気虚で血の推動が減退した脈象である。
【治療原則】温補肺気・固表散寒

玉屏風散　……………………………益気・固表・止汗

```
黄耆9・白朮9 ———————————— 補気・固表・止汗
防風9 ———————————————— 解表去風
```

　玉屏風散の名は，屏風を立てて風の侵入を防ぎ体を守るという意がある。本方は自汗（昼間，はげしい動作がなくても自然と汗がでる）に用いる基本方剤であるが，体表の守りを固めて外邪の侵入をふせぐことによって鼻の疾患を治す。

　本方の組成は簡単で，補と瀉の作用をたくみに組み合わせ，長期投与が可能な処方となっている。しかし，通鼻竅の作用がないので，「蒼耳子散」を併用すると効果が高くなる。

鼻炎丸Ⅱ号　……………………………益気固表・去風

> 桂枝湯────────────辛温解表・調和営衛
> （桂枝6・大棗6・白芍9・炙甘草3・生姜3）
> 玉屏風散───────────補気・固表
> （黄耆9・白朮9・防風9）

　鼻炎に対し安定した効果をもつ鼻炎丸Ⅱ号（中国の病院で作られた協定処方）を紹介しておこう。本処方の組成は「桂枝湯」に「玉屏風散」を加えたものである。虚弱体質のアレルギー性鼻炎患者に長期に用いて，徹底した治療をはかることができる。

3 ── 脾気虚

【症状】
◇食欲不振───脾の運化機能が低下するためにおこる症状である。
◇腹部脹満───気が停滞するために腹がはってふくれたような症状がおこる。
◇軟便───脾が虚して水穀の精微物質は上昇できず，下へおりてしまう症状である。
◇疲労・無力───脾は筋肉・四肢を主っているため，脾が虚して気血不足となると筋肉四肢を滋養できず，力がはいらない。
◇舌胖大，歯痕，苔白───脾気虚により水湿運化ができないため胖大舌となる。胖大舌には歯の痕がつきやすい。白苔は寒湿の存在を示す。
◇脈虚弱───気虚を示す脈象である。

【治療原則】健脾益気・化湿開竅

補中益気湯　……………………………益気昇陽・調補脾胃

　本方は脾胃気虚に用いる代表方剤で，虚弱体質の改善，病気の予防，病後の体力回復などアレルギー性体質の改善に使用する。本方剤だけで鼻炎を治療することは困難で，本方に「蒼耳子散」，あるいは「葛根湯加川芎辛夷」を併用する。カゼをひきやすく，気虚症状が強くみられる人に用いるとよい。
〔組成略〕

六君子湯　……………………………補気健脾・化痰和胃

> 四君子湯────────────健脾益気
> （人参・白朮・茯苓・甘草・大棗・生姜）
> 二陳湯─────────────化痰
> （半夏・陳皮・甘草・茯苓・生姜）

　本方も補脾作用の強い方剤であるが，「補中益気湯」とは異なり，方中に「二陳湯」の成分が含まれているため，鼻水に対する効果がある。アレルギー性鼻炎の症状に加え，疲れやすい，食欲不振の気虚症状があるときは「葛根湯加川芎辛夷」を併用する。

分　類	症　　　状	治療原則	方　　剤
風邪侵入	目が痒い，目の充血 風熱邪が侵入したときは口渇する 舌尖紅，脈浮	疏風散邪 通竅	小青竜湯 葛根湯加川芎辛夷 ＊蒼耳子散 桑菊飲
肺気虚	息ぎれ，風邪をひきやすい 汗をよくかく，咳，顔が白っぽい 舌淡，脈虚弱	温補肺気 固表散寒	＊玉屏風散 ＊鼻炎丸Ⅱ号
脾気虚	食欲不振，腹部脹満，軟便，疲労 無力感，舌胖大，歯痕，苔白，脈虚弱	健脾益気 化湿開竅	補中益気湯 六君子湯
腎　虚	足腰が冷えて痛む，息ぎれ，手足の冷え 耳鳴，健忘，舌淡，苔白，脈沈	温腎・固腎 納気	八味地黄丸

＊日本にない方剤

4 ── 腎気虚

【症状】
◇足腰が冷えて痛む ──── 腰は腎の府である。腎の温煦機能の失調によっておこる。
◇息ぎれ ──── 腎の納気機能が失調した呼吸の症状である。
◇薄白な痰 ──── 腎気虚で気化作用が低下し，水飲が上泛して痰飲となる。
◇手足が冷える ──── 腎の温煦機能が低下したためにおこる症状である。
◇耳鳴 ──── 腎は耳に開竅しているので，腎気虚によって耳鳴が生じる。
◇健忘 ──── 腎は骨を主り，髄を生じる。髄精が不足し脳を栄養できないため，もの忘れがひどくなる。
◇舌淡，苔白 ──── 虚を意味する淡舌と，寒を意味する白苔がみられる。
◇脈沈 ──── 病位が深い腎にあることを示す脈象である。

【治療原則】温腎・固腎・納気

八味地黄丸 ……………………………… 温補腎陽

　本方は「六味地黄丸」に肉桂，附子を加えたものである。六味丸の滋陰作用によって腎の蔵精機能を調整し，肉桂，附子の補腎陽作用によって体内の寒飲を化し，鼻水を治療する。アレルギー性鼻炎は気虚症状をともなうことが多いため，「補中益気湯」を併用すればさらに効果がある。鼻水症状が強いときは「小青竜湯」あるいは「葛根湯加川芎辛夷」を加えるといっそう効果的である。〔組成略〕

●民間療法●

①薄荷茶 ──── 頭痛にともなう鼻づまりに，緑茶とブレンドして飲む（1日3g）。
②菊花茶 ──── 目の充血・頭痛に効果がある（1日10g）。
③はとむぎ茶 ──── 鼻水が多いときに飲む（1日10g）。

蓄膿症

　　蓄膿症は，中医学では鼻淵・脳漏，または脳滲と呼ばれる。古人は鼻の奥深いところを脳とみており，脳漏・脳滲は脳から膿や濃い鼻汁が流れでてくるものと考えていた。

病因病機

1 ── 肺経風熱

　　風熱の邪気が肺に侵入し，肺の宣発粛降機能が失調すると，邪熱は肺の経絡（鼻に通じる）にそって上昇して，鼻竅を塞ぐと鼻づまりの症状が現れる。

2 ── 胆腑鬱熱

　　情緒の変動により，肝胆の疏泄機能が失調すると肝胆の気は鬱結し，化熱する。化熱した胆腑鬱熱が上に昇り肺を傷つける（木火刑金）と，黄色くて粘りのある鼻汁がでる。五行学説によれば，肺（金）は肝（木）を克する関係にあるが，このように肝胆（木）の火勢が肺（金）を傷つける場合もある。

3 ── 脾胃湿熱

　　飲食の不節制などにより脾胃に湿熱が停滞すると，脾胃の運化機能は失調する。このため，脾は清気を上昇できず，胃は濁気を下降できない状態が生まれる。熱を帯びた濁気（湿熱と解釈することもできる）が，胃の経絡（鼻の側を通る）にそって上行すると，鼻腔は塞がれ，黄色くて濃い鼻水，悪臭のある鼻汁がでる。

4 ── 脾肺気虚

　　脾が虚して気血の生成が充分でなければ，肺気も不足するため，体表を防衛する力が弱くなる。邪気が次々に侵入して肺を犯し，咳，くしゃみ，鼻づまり，鼻汁などの症状が現れる。

　　肺経風熱と胆腑鬱熱は急性の実熱証で，脾胃湿熱は体質的な要素を含む熱証である。臨床において治りが遅い蓄膿症の一部は，肺脾虚弱による気血不足が原因して発症する。

蓄膿症

```
肺経風熱 ─→ 宣粛失調 ─→ 鼻竅不通 ─┐
胆腑鬱熱 ─→ 胆失疏泄 ─→ 気鬱化火 ─→ 上昇傷鼻 ─┤
脾胃湿熱 ─→ 運化失調 ─→ 清気不昇 ─→ 濁気不降 ─→ 湿熱上蒸 ─┤─ 蓄膿症
脾肺気虚 ─→ 気血不足 ─→ 衛表不固 ─→ 邪気侵入 ─┘
```

弁証論治

1 ── 肺経風熱

【症状】
◇鼻水・鼻づまり──肺の宣発粛降機能が低下して，津液を正常に調整することができないことによりおこる。
◇頭痛・頭重・発熱・悪寒・咳嗽・痰──風熱あるいは風寒化熱の邪気を受けたためにおこる表証である。
◇舌尖紅・苔黄──肺に熱があることを示す舌象である。
◇脈浮数──浮脈は表証を示し，数脈は熱があることを示す。

【治療原則】疏散風熱・清肺開竅

辛夷清肺湯　……………………………清宣肺気・瀉熱散結

```
石膏・黄芩・山梔子 ──── 清肺熱
知母・枇杷葉 ──── 清肺・止咳
升麻 ──── 清熱解毒
百合・麦門冬 ──── 潤肺止咳
辛夷 ──── 通鼻竅
```

本方は鼻痔（ポリープ）に用いる方剤で，散結作用とはしこりを散らすことである。肺に風熱の邪がある蓄膿症は，鼻づまりを通じさせる前に，まず肺の熱を清す必要がある。本方には清熱薬が多く配合されているが，鼻薬が少ないので，鼻症状が強いときは「蒼耳子散」を併用する。

　石膏，黄芩，山梔子は肺の熱を清する。知母，枇杷葉は肺に帰経し，清熱作用と止咳作用があるので，黄色い鼻汁と同時に，咳のでるカゼに適している。升麻は清熱解毒の効能をもち口内炎，歯痛，咽痛などの症状に用いられる。百合，麦門冬は潤いのある成分で，乾燥した鼻症状を治す。辛夷は鼻病の専門薬である。李時珍は『本草綱目』の中で，辛夷が鼻淵（蓄膿），鼻䶔（アレルギー性鼻炎），鼻痔（鼻のポリープ），鼻窒（慢性鼻炎），鼻瘡（おでき）に効くと記している。

辛夷清肺湯と葛根加辛夷川芎湯を併用する

鼻づまりが強いときは，宣肺作用のつよい「葛根加辛夷川芎湯」と「辛夷清肺湯」を併用するとよい効果をえられる。

蒼耳子散 ……………………………… 疏風・止痛・通鼻竅

本方は鼻づまりに用いる専門薬である。アレルギー性鼻炎の白い鼻水，蓄膿症の黄色い鼻汁などあらゆる鼻症状に用いられる。方中の4薬はいずれも鼻の専門薬であるが，辛夷の効能が最も優れ鼻の全症状に用いることができる。白芷の燥湿排膿作用は鼻水が多い症状に効果がある。蒼耳子の散風作用は頭痛に効く。薄荷は前3薬の温性を抑え，本薬の辛涼の薬味は鼻閉を改善する。（組成アレルギー性鼻炎P48参照）

鼻淵丸 ……………………………… 宣通鼻竅・清熱解毒

```
三花散───────────清宣肺熱
（辛夷・菊花・金銀花）
蒼耳子────────────通鼻竅
茜草根────────────涼血・活血
```

本方はその名が示すとおり蓄膿症に専用される処方である。清熱作用が強く，熱性の鼻づまり，膿性の鼻汁などの症状に効果がある。日本でも市販されている中成薬である。辛夷，菊花，金銀花は「三花散」の成分で鼻づまりによく使われる。茜草根は涼血作用で血熱をとり除き，活血作用によって鼻づまりを改善する。

鼻炎丸Ⅰ号 ……………………………… 清肺熱，宣肺気

```
麻杏甘石湯───────宣肺清熱・止咳平喘
（麻黄・杏仁・石膏・甘草）
山梔子────────────清肺熱
```

本方は北京中医薬大学附属・東直門医院の協定処方である。「麻杏甘石湯」に山梔子を加えたもので，鼻薬は配合されていないが，強い清肺熱作用がある。黄色い鼻汁のある蓄膿症に優れた効果をもっている。本処方は日本で入手できないが，「麻杏甘石湯」と「辛夷清肺湯」を併用すればよいであろう。

2 ── 胆腑鬱熱

【症状】
◇口苦・咽乾・煩躁──肝胆の熱が上昇したため口が乾燥する。熱が心神を乱すと煩躁する。胆汁が熱と一緒に上へ昇ると口が苦くなる。
◇粘って黄色い鼻水──熱が津液を灼熱するため，鼻水が変化する。
◇舌紅・苔黄──胆熱の鬱滞を示す舌象である。
◇脈弦数──弦脈は病位が肝胆にあることを示し，数脈は鬱熱の存在を示す。
【治療原則】清泄胆熱・利湿通竅

荊芥連翹湯　　　　　　　　　　　　　　　清熱・散風・解表・活血

```
黄連解毒湯――――――――清熱解毒
 (黄芩・黄連・山梔子・黄柏)
四逆散――――――――――解鬱疏肝
 (柴胡・芍薬・枳実・甘草)
桔梗湯――――――――――清肺・去痰排膿
 (甘草・桔梗)
四物湯――――――――――補血活血
 (地黄・芍薬・川芎・当帰)
連翹――――――――――――清熱解毒
荊芥・防風・薄荷――――――発散風熱
白芷――――――――――――通鼻竅・止痛
```

　本方は，鼻・咽・耳の慢性炎症に用いる処方である。処方中に通鼻竅作用のあるものは白芷だけであるが，肝胆の鬱熱に対する作用が強いので鼻閉，黄色い鼻汁の症状に適している。

柴胡清肝湯　　　　　　　　　　　　　　　清熱解毒・去痰排膿

```
荊芥連翹湯　　　　　　　清熱・散風
 －白芷・枳実・防風・荊芥　解表・活血
栝蔞根――――――――――清熱生津・消腫・排膿
牛蒡子――――――――――発散風熱・清熱解毒
```

　本方は「荊芥連翹湯」から白芷などを去り，これに栝蔞根，牛蒡子を加えた処方である。肝胆の熱を清する作用が強いのが特徴である。白芷の通竅作用がほしいと思うときは，「辛夷清肺湯」を併用する。

竜胆瀉肝湯　　　　　　　　　　　　　　　清熱瀉火・利湿

```
竜胆草・黄芩・山梔子―――――清熱瀉火
車前子・木通・沢瀉―――――――利湿
生地黄・当帰―――――――――養血柔肝
甘草―――――――――――――調和
```

　本方は肝胆の実火を瀉する代表方剤である。中国では急性で熱の強い蓄膿症に使っている。しかし，本方は鼻に用いる専門薬ではないので「鼻淵丸」などの通鼻竅薬を併用することが必要である。

藿胆丸　　　　　　　　　　　　　　　　　清熱化湿

```
藿香――――――――――――清熱・化湿
豚胆汁―――――――――――清胆熱
```

　本方は胆腑鬱熱の軽症に用いる方剤で，鼻水の多い慢性の蓄膿症に使う。組成は簡単であるが，確実な効果がある。千年来の古い処方が今も使われているのは，その効果の高さを物語っているものといえよう。

3 ── 脾胃湿熱

【症状】
◇鼻水が多い ── 湿の停滞が多いために鼻水も多くなる。
◇鼻づまりが強い ── 湿が停滞して鼻の粘膜が腫れ，肺気の流れを塞ぐ症状である。
◇頭重・倦怠感 ── 粘って動きが少ない湿の性質によって現れる症状である。
◇胸悶 ── 痰気が鬱滞し，気の流れを塞ぐことによりおこる症状である。
◇食欲不振 ── 脾胃の運化機能が失調したためにおこる症状である。
◇舌苔黄膩 ── 湿熱の停滞を示す舌象である。
◇脈滑数 ── 湿熱の停滞を示す脈象である。

【治療原則】清熱利湿

茵陳五苓散 ……………………… 利水滲湿・清熱化湿

```
五苓散 ──────── 利水滲湿
（茯苓・沢瀉・猪苓・白朮・桂枝）
茵陳蒿 ──────── 清熱利湿・利胆
```

本方は脾胃湿熱に用いる基本処方であるが，胆経の湿熱に対して用いても効果がある。利水滲湿作用のある「五苓散」に，茵陳蒿（清熱利湿）を加えたもので，鼻水，鼻づまりの多い症状に適している。

藿香正気散 ……………………… 解表化湿・理気和中

```
藿香・白芷・紫蘇 ──────── 解表化湿
二陳湯 ──────── 燥湿化痰
（半夏・茯苓・陳皮・甘草）
大腹皮・厚朴 ──────── 理気除満
桔梗 ──────── 宣肺開竅
白朮 ──────── 健脾燥湿
```

本方は下痢，腹瀉など胃腸障害をともなうカゼに用いる方剤であり，化湿の代表処方である。藿香，白芷には通鼻竅の作用があり，「二陳湯」の成分も含まれているので鼻水を除去する作用があり，鼻薬として使用できる。

4 ── 脾肺気虚

【症状】
◇多量の透明な鼻水 ── 肺に寒邪があるため，透明の鼻水がでる。
◇嗅覚減退 ── 肺気虚が進むことによって，鼻の機能が衰える。
◇疲労・息ぎれ，顔色につやがなく黄色っぽい ── 脾気虚の症状である。
◇舌淡・苔白 ── 舌淡は虚証であることを示し，舌苔白は体内に寒邪が存在することを示す。
◇脈弱 ── 脈管中の気血が不足して脈は弱くなる。

【治療原則】益気利湿

蓄膿症

分類	症状	治療原則	方剤
肺経風熱	鼻水，鼻づまり，頭痛 頭重，発熱，悪寒，咳嗽 舌尖紅，苔黄，脈浮数	疏散風熱 清配開竅	辛夷清肺湯 辛夷清肺湯＋葛根湯加川芎辛夷 ＊蒼耳子散 鼻淵丸 ＊鼻淵丸Ⅰ号
胆腑鬱熱	口苦，咽乾，煩躁 粘りがある黄色い鼻水 舌紅，苔黄，脈弦数	清泄胆熱 利湿通竅	荊芥連翹湯 柴胡清肝湯 竜胆瀉肝湯 ＊藿胆丸
脾胃湿熱	鼻水が多い，鼻づまり 頭重，倦怠感，胸悶，食欲不振 舌苔黄膩，脈滑数	清熱利湿	茵陳五苓散 藿香正気散
脾肺気虚	多量のうすい鼻水，嗅覚減退 疲労，息ぎれ，顔色が黄色っぽい 舌淡，苔白，脈弱	益気利湿	補中益気湯＋小青竜湯

＊日本にない方剤

補中益気湯と小青竜湯を併用する

「補中益気湯」——— 益気健脾
「小青竜湯」——— 解表散寒・温肺化飲

　以上が蓄膿症に用いるエキス剤である。随伴する症状に合わせて，下記の生薬から適当なものを選んで加えれば，治療範囲を広げ効果をさらに高めることが可能となる。

◉鼻に繁用される生薬◉
　開竅（鼻づまりに）：辛夷，細辛，蒼耳子，白芷，薄荷，麻黄
　清熱（黄色い鼻水に）：黄芩，山梔子，連翹，石膏，金銀花
　化湿（白い鼻水に）：半夏，陳皮，茯苓，藿香，菖蒲
　排膿（鼻水の量が多く濃いときに）：白芷，桔梗，魚腥草，薏苡仁
　活血（鼻づまりに）：川芎，赤芍，皂角刺

◉民間療法◉
　どくだみ茶 ——— ねばりのある鼻水に1日20gをお茶にして飲む。

喘　息

　「喘息」は日本で使用されている病名であるが，中医学では「喘証」と「哮証」に属する。「喘証」は呼吸急迫を主症状とする病証で，「哮証」は咽喉部にゼーゼーと痰鳴音と呼吸急迫（喘証）をともなう病証で，習慣的に両者を合わせて「哮喘」と呼んでいる。喘証は必ずしも痰鳴音をともなうわけではなく，哮証よりも治療しやすいといえる。

　喘息は往々にして，咳嗽と痰の症状をともなうので，「咳・痰・喘」3大病症の治療を考える必要があり，臓腑では肺を重点的に弁証しなければならない。

病因病機

1 ── 六淫外邪

　六淫のうち，特に風邪・寒邪・燥邪・熱邪が皮毛（肺主皮毛）および口・鼻（肺は鼻に開竅する）を通じて肺に侵入することが多い。外邪の侵入によって嬌臓（嬌：かよわい）である肺の宣発粛降の機能が乱されると咳嗽あるいは喘息の症状が現れる。「軽即為嗽，重即為喘」といわれるように，喘息は咳嗽にくらべ症状が重く，回復しにくい病症である。

2 ── 痰飲内停

　「流即為津，止即為痰」（流れれば津液と為し，止まれば痰と為す）といわれるように，津液の停滞によって体内に痰飲が生じる。粘りのある痰飲が肺気の流れを塞ぐと肺の宣発粛降の機能が低下し，喘息の症状をひきおこす。特に痰湿体質の人は外邪の侵入を受けることによって，体内の痰飲が移動するため，喘息の症状がおこることが多い。

　習慣的に水質の濃いものを痰と呼び，痰は熱に変化しやすい傾向がある。水質の薄いものを飲と呼び，飲は寒に変化する傾向がある。

3 ── 情緒失調

　情緒（七情）の失調は，臓気の流れを乱し，諸症状をひきおこす。とりわけ悲が肺を傷って生じる肺気の不和や，怒が肝を傷って生じる肝気の鬱結によって，気滞症状が

中心となった喘息がみられる。感情の変動によって，喘息の発作が現れる場合は，気滞の存在を考慮しなければならない。

4 ── 飲食失調

暴飲暴食，冷えた食物や脂っこい食物の過食によって脾胃の運化機能は弱められる。「脾は痰を生む源」といわれ，脾の運化機能低下によって痰湿が生まれる。同時に痰の停滞によって気も滞り，痰と気が入り交じって肺気の流れを塞ぐと，喘息症状が悪化する。

5 ── 肺気不足

病気の消耗，長期にわたる咳嗽などの原因で肺気が損傷され，肺気不足の状態が現れる。肺は呼吸の気および全身の気を主っており，肺気が不足すると，息ぎれをともなう虚証の喘息が現れる。肺の母にあたる脾の気が不足する場合は，肺気虚の状態が回復しにくくなる。このため気虚の喘息に対しては，必ず肺と脾の気を同時に補益すべきである。

虚証の喘息は慢性化した喘息の患者にみられることが多い。

6 ── 肺陰不足

肺の虚証は主として気虚であるが陰虚も少なくない。「肺喜潤嫌燥」（肺は潤を喜び，燥を嫌う）ため，体内の陰津が不足すると，肺は乾燥し，肺気が上逆して喘息が現れる。

7 ── 腎虚

「久病は腎に及ぶ」というように，肺に原因がある喘息であっても，これが長期化すると必ず肺の子臓にあたる腎に影響を与え，腎虚の症状が現れる。腎が虚すると，納気機能が低下し，肺に吸い込まれた気を納めることができなくなるため喘息が生じる。さらに腎の水を主る機能が低下すると，体内の水湿が上に氾濫し，痰飲が多い喘息となる。

以上にあげた喘息は表のように大きく実喘と虚喘に分けられる。急性期の喘息は肺を中心に治療し，慢性化した喘息は肺のほかに，脾・腎にも影響があると考えて治療するようにする。

臨床の症状によって喘息を寒喘・熱喘・痰喘・気虚喘・陰虚喘・陽虚喘にわけて，弁証論治を行う。

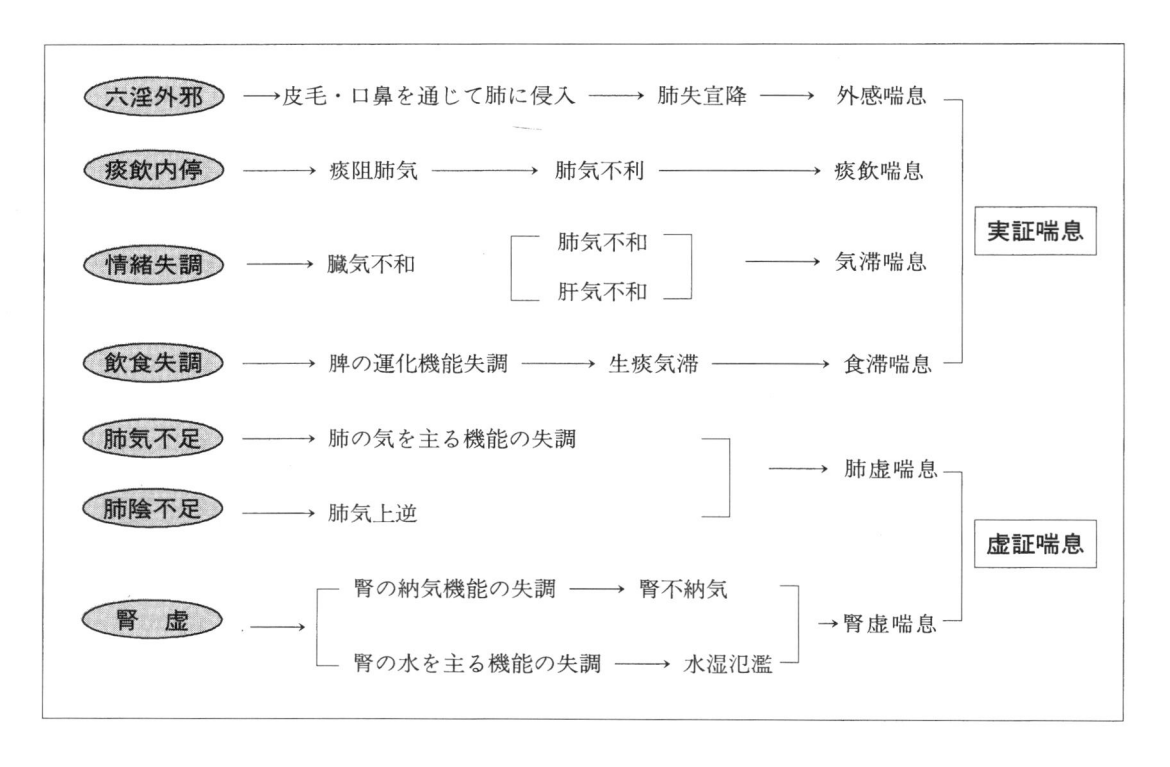

```
六淫外邪  → 皮毛・口鼻を通じて肺に侵入 → 肺失宣降 → 外感喘息 ─┐
痰飲内停  → 痰阻肺気 → 肺気不利 → 痰飲喘息          │
情緒失調  → 臓気不和 ┌ 肺気不和 ┐ → 気滞喘息           │ 実証喘息
                   └ 肝気不和 ┘                  │
飲食失調  → 脾の運化機能失調 → 生痰気滞 → 食滞喘息       ─┘
肺気不足  → 肺の気を主る機能の失調 ┐                    ┐
肺陰不足  → 肺気上逆              ┘ → 肺虚喘息          │ 虚証喘息
腎　虚   ┌ 腎の納気機能の失調 → 腎不納気 ┐ → 腎虚喘息    │
        └ 腎の水を主る機能の失調 → 水湿汎濫 ┘          ─┘
```

弁証論治

1 ── 寒喘

【症状】

◇喘息・咳嗽───寒邪の侵入によって肺の宣発と粛降の機能が乱された肺気不利の症状である。

◇痰が薄白・口渇がない───寒邪が存在するため，痰の質が薄い，色が白い，量も比較的多くなる。津液は損傷されていないので口渇はない。

◇悪寒・発熱・頭痛・無汗───風寒外邪の侵入によっておこる外感風寒（表証）の症状。全症例に現れるとは限らない。

◇舌苔薄白───邪気が深入していないので舌質に変化はみられない。苔白は寒の存在を意味する。

◇脈浮緊───表証であるため浮脈がみられ，寒邪が強いことを示す緊脈をともなう。

【治療原則】辛温散寒・宣肺平喘

麻黄湯　……………………………………………発汗散寒・宣肺平喘

本方は組成が簡単で，主に風寒外邪を受けた喘息，あるいは寒性喘息の初期に用いられる。悪寒，発熱，頭痛などの表証がない場合は，本方より桂枝を除き止咳平喘の効能を強める（これを「三拗湯」とよぶ）。喘息の症状が強い場合は他の方剤を併用する。

```
麻黄────発汗散寒・宣肺平喘
桂枝────散寒解表
杏仁────降肺止咳平喘
甘草────諸薬の調和　麻黄・桂枝の辛散を抑制
```

小青竜湯　……………………………………解表散寒・温肺化飲

```
麻黄──────────散寒宣肺平喘
桂枝・白芍薬──────調和営衛
乾姜・細辛───────温肺散寒
五味子────────斂肺止咳
半夏─────────燥湿化痰
炙甘草────────諸薬の調和
```

本方は風寒外感による喘息を治療する代表方剤である。温肺・化飲の効能が優れ，痰の質が薄く，色が透明で白く，量が多い喘息に適している。解表散寒の作用があるが，表証がみられなくても喘息の初期であれば用いられる。ただし，止咳作用は弱いため，咳嗽が強い場合や慢性化した喘息には，ほかの方剤に変えなければならない。また，辛燥の性質が強いので，カラ咳，口渇などの陰津不足の症状がみられるときは不適当である。

射干麻黄湯　………………………………温肺化飲・止咳平喘

```
小青竜湯－桂枝・白芍薬・甘草 ┐
紫苑3・款冬花3          ├ 止咳平喘化痰
射干3──────────降気消痰・清熱平喘
大棗3──────────諸薬の調和
```

本方剤は「小青竜湯」から解表薬の桂枝・芍薬・甘草を除き，止咳平喘薬の紫苑・款冬花・射干を加えた処方である。化痰（消痰）作用の強い射干が配合されているので，痰の量が多い，咽にゴロゴロと痰鳴がする喘息に適している。

「小青竜湯」にくらべ止咳平喘作用は強いが，解表作用が弱いので，表証がみられない咳嗽・喘息に早い効果がある。

神秘湯　……………………………………………宣肺理気平喘

```
麻黄─────────宣肺平喘
杏仁─────────降肺止咳
厚朴・陳皮─────理気
柴胡・紫蘇─────解表・理気
甘草─────────調和
```

本方の特徴は理気作用が優れていることで，胸悶が強い喘息に適している。柴胡（疏肝作用）が配合されているので，神経性の喘息に対する効果もある。また芳香気のある紫蘇・陳皮は食欲の減退した喘息を改善できる。

2 ── 熱喘

【症状】

◇喘息・気急・咳嗽────邪熱が肺を犯すと，肺気を詰まらせ（熱盛気壅），肺気は上逆して喘息，咳嗽がおこる。熱の「急迫を主る」性質によって呼吸があらく速くなる。

◇粘っこくて黄色い痰────熱が津液を損傷するため，痰は濃縮され粘りが強くなり，色も黄色くなる。

◇胸悶・胸痛────痰熱が肺を塞ぎ，肺気不利となるため生じる症状である。

◇口渇・喜冷飲────熱邪が津液を損傷することによっておこる症状である。

◇発熱────強い熱邪が全身にひろがる症状もみられる。

◇尿黄・便秘────内熱の亢進を示す症状である。特に肺と表裏関係にある大腸の熱が盛んになり，津液を損傷することによっておこる。

◇舌紅・苔黄・脈数────熱邪の存在を意味する舌象と脈象である。

【治療原則】 清熱化痰・宣肺平喘

麻杏甘石湯　……………………辛涼宣肺・清熱平喘

```
麻黄──────────宣肺平喘（一宣）
杏仁──────────降肺止咳（一降）
石膏──────────清肺熱　（一清）
甘草──────────胃気の保護
（麻黄の辛散の性質と石膏の大寒の性質
を和らげる）
```

本方の薬味は少ないが，各生薬の効能は明確で，熱性喘息に用いる基本方剤である。発熱など外感風熱の表証を治療するが，表証がみられなくても痰黄，舌紅，苔黄など熱証をともなう喘息初期に用いることができる。喘息症状が強いときに次の処方を選ぶ。

五虎湯　……………………清宣肺熱・平喘止咳

```
麻杏甘石湯＋桑白皮──────瀉肺平喘
```

本方の主治症状は「麻杏甘石湯」と同様であるが，桑白皮の加味によって肺気と痰熱を下降・除去する作用が強化される。このため，喘息が強く，黄痰の場合に用いられる。子供の喘息によく用いるが，もちろん大人にも適用される。発熱・咽乾・痰黄をともなう喘息がたびたびおこる患者の常備薬として使用することができる。

麻杏止咳錠　……………………宣肺止咳化痰

本方は止咳・化痰・理気の薬が併用されており，喘息よりむしろ咳嗽が強く，黄色い痰が多い症状に用いる処方である。本方は日本で市販されている中成薬である。

```
麻杏甘石湯 ──────────── 清熱平喘
桔梗 ─────────────── 化痰止咳
陳皮 ─────────────── 理気化痰
滑石 ─────────────── 清熱利水
```

清肺湯 ·············· 清熱止咳化痰

```
黄芩・山梔子・桑白皮(平喘)・竹茹(化痰) ── 清肺熱
貝母(清熱)・杏仁・桔梗・陳皮 ─────── 止咳化痰
天門冬・麦門冬・五味子・当帰 ─────── 潤肺止咳
茯苓(滲湿)・生姜・甘草・大棗 ─────── 健脾和胃
```

本方は清熱止咳薬が多く配合され，痰が黄色く，咳嗽が強い肺熱咳嗽に用いられる。平喘作用は弱いため，「麻杏甘石湯」を併用することも考えられる。

定喘湯 ·············· 宣降肺気・清熱化痰平喘

```
麻黄 3 ──────────── 宣肺平喘
銀杏 6 ──────────── 斂肺止咳平喘
杏仁 6・紫蘇子 6 ─────── 降肺止咳平喘
半夏 6・款冬花 6 ─────── 化痰止咳
黄芩 6 ──────────── 清肺熱
桑白皮 6 ─────────── 清熱瀉肺・止咳平喘
甘草 3 ──────────── 諸薬の調和
```

本方の特徴は平喘作用が強いことで，熱性の喘息に対して，臨床では効果の高い処方である。方中の銀杏は薬局では入手できないため，食用銀杏（硬い外の殻を除いたもの）を使用する。はげしく咳こむ，痰が黄色い，舌紅，苔黄，熱がある喘息に適する。この処方に貝母（止咳清熱），前胡（理気化痰），栝蔞・射干（清熱化痰）を加味するとさらに効果的である。本処方は残念ながら日本では入手できない。

3 ── 痰喘

【症状】

◇喘息・咳嗽・痰鳴 ──── 痰によって気道が塞がれるため喘息・咳嗽・痰鳴の症状が同時に現れる。

◇痰の量が多い ──── 「肺は貯痰の器」といわれるように，体内の痰湿が多くなると肺から大量の痰が出る。痰は熱が少ない場合に多く排出する。

◇胸悶 ──── 粘滞性のある痰が肺気を塞ぐため，胸が重苦しくなる。

◇悪心・食欲がない ──── 痰湿が中焦胃に停滞し，胃気上逆による悪心，脾不運化による食欲の低下がみられる。

◇舌苔膩・脈滑 ──── 痰湿を意味する舌象と脈象である。

【治療原則】 燥湿化痰・降気平喘

二陳湯 ……………………………………燥湿化痰・理気和中

```
半夏 ──────────── 燥湿化痰
陳皮 ──────────── 理気化痰
茯苓 ──────────── 健脾滲湿
甘草・生姜 ─────── 和中
```

本方は燥湿化痰の作用が強く、痰湿病症を治療する基本方剤である。去痰作用のほか、理気和胃作用もあるので、痰湿による悪心、食欲不振の症状を治療し、痰がからむ咳嗽を治療できる。しかし喘息を止める効能がないので、ほかの平喘剤を併用しなければならない。

半夏厚朴湯 ………………………………行気降逆化痰

```
半夏・生姜 ─────── 燥湿・化痰・降逆
厚朴・紫蘇葉 ────── 行気解鬱
茯苓 ──────────── 健脾滲湿化痰
```

本方は「二陳湯」にくらべ理気作用が強く、胸悶、胃痞など痰阻気滞の症状を治療できる特徴がある。本来は痰気鬱結による咽喉部の閉塞感（梅核気）を治療する首方で、精神的な原因による喘息にも適している。ただし、本方剤も直接に喘息を治療する作用は弱いので、他の平喘剤を併用することが多い。

柴朴湯 ……………………………………疏肝解鬱・理気化痰

```
小柴胡湯 ────────── 疏肝解鬱
半夏厚朴湯 ───────── 理気化痰
```

本方剤は肝鬱の基本方剤「小柴胡湯」がベースにあることから、肝鬱気滞（イライラ、胸脇脹満、口苦）の症状をともなう痰喘に適している。行気化痰作用のある「半夏厚朴湯」は、胸悶・痰多の症状を緩解するが、喘息が強い場合は他の平喘剤を併用する。

三子養親湯 ………………………………降気消食・温化痰飲

```
白芥子6（からしの種）─── 温肺利気消痰
紫蘇子9（紫蘇の種）──── 降気消痰
莱菔子9（大根の種）──── 消食化痰
```

本方は痰の量が多い喘息に用いる基本処方である。消化薬の莱菔子が配合され、食欲不振で痰の多い老人に用いられる。本方は日本では入手できないが、食品に属する3薬を軽く砕き、10分ぐらい煎じてお茶がわりに服用する。少量の蜂蜜・生姜を加えてもよい。

4 ── 気虚喘

【症状】

◇気短（息ぎれ）・喘息 ─── 肺気虚で、呼吸機能が低下することによって生じる症状である。

◇痰が薄く量が多い────脾気不足のため，脾の水湿運化機能が失調して痰湿が生じる。
◇自汗────肺気虚のため，体表を固摂する作用が減少し，汗が出やすくなる。
◇カゼをひきやすい────肺気虚のため，体表を守る力が弱くなり，外邪の侵入を受けやすくなる。
◇疲労感────脾気の不足によって，気血の生化は乏しくなり，脾の主る四肢を養うことができない症状が現れる。
◇食欲不振────脾気虚のため運化機能が減退した症状である。
◇軟便────脾気虚で，脾の昇清機能が減退し，水湿が停滞する症状である。
◇舌淡────虚証を意味する舌象である。
◇脈弱────気虚による推動機能の減退を意味する。

【治療原則】補益脾肺・化痰平喘

六君子湯 ……………………………… 益気補中・健脾化痰

```
四君子湯────────益気補中
半夏・陳皮──────化痰理気
```

本方剤は健脾益気の基本方剤である「四君子湯」と，燥湿化痰の基本方剤である「二陳湯」を併用した処方で，気虚痰湿に用いる。しかし，止咳平喘作用は弱いので，喘息が強いときは平喘剤を併用する。本方剤と平喘剤は服用する時間を分けるようにする。

香砂六君子湯 ……………………………… 健脾化痰・理気開胃

```
六君子湯────────健脾化痰
木香────────────理気止瀉
縮砂────────────理気開胃
```

本処方は日本薬局で販売されている中成薬で，喘息の症状に下痢気味，食欲不振の症状をともなうときに適する。

生脈散（麦味参顆粒） ……………………………… 益気生津

```
人参────────益気（一補）
麦門冬──────生津潤肺止咳（一潤）
五味子──────斂肺止咳（一斂）
```

本方は日本で市販されている中成薬で，気と津陰を同時に補益する効能がある。特に肺の気陰不足による息ぎれ，口乾，カラ咳，喘息，疲労，舌苔少，脈細などの症状に対して効果がある。平喘作用が弱いので，喘息の発作がしずまっている時期に，肺の機能を強壮にし，喘息を予防する目的で用いる。

5 ── 陰虚喘

【症状】
◇喘息・咳嗽・痰が少なく，きれにくい────肺および腎の陰虚によって，体内の津

液が不足し燥を生じ，燥の状態を嫌う肺の症状が現れる。肺気の上逆によって現れる症状で，治りはおそい。

◇腰痛・耳鳴———腰痛は腎（腎は腰の府）陰の不足によっておこり，耳鳴は髄海空虚によっておこる。

◇ほてり・寝汗・咽乾・夜間の咳嗽———腎陰虚のため虚火が上昇する，陰虚火旺の症状である。

◇舌紅・苔少———陰虚を意味する少苔と火旺を意味する舌紅がみられる。

◇脈細数———陰虚を意味する細脈と火旺を意味する数脈がみられる。

【治療原則】滋陰降火・平喘止咳

麦門冬湯 ……………………………… 生津潤肺・降逆止咳

```
麦門冬————————————生津潤肺止咳
人参・粳米・甘草・大棗————益気健脾補肺
半夏—————————————燥湿化痰
```

本方は麦門冬が多く使用された潤肺生津の方剤であるが，補気薬も多く配合され脾気を補益し，肺気を補う作用もある（五行学説では脾は肺の母にあたる）。半夏は咳嗽・痰・悪心などの症状に対応できる。

滋陰降火湯 ……………………………… 滋陰降火・潤肺止咳

```
当帰・芍薬・地黄——————滋陰養血
天門冬・麦門冬——————滋陰生津・潤肺止咳
知母（止咳）・黄柏—————滋陰降火
陳皮————————————理気止咳
白朮・甘草—————————健脾和胃
```

本方は体内の陰血を補益する効能が強く，久病による肺腎の陰虚症状をともなう咳嗽に用いる。知母と黄柏は虚火に対する主薬で，夜間の咳嗽・ほてり・微熱などの症状に効能がある。喘息に対する作用が弱いので，喘がある場合はほかの平喘剤を併用する。

麦味地黄丸（八仙丸） ……………………… 滋補腎陰・潤肺止咳

```
六味地黄丸—————————滋補腎陰
麦門冬・五味子———————潤肺止咳
```

本方剤は中成薬で，補腎の基本方剤である「六味地黄丸」によって肺の津陰を補い，咳嗽治療の麦門冬と五味子を加えた処方である。痰が少ない慢性咳嗽に適している。平喘作用はないが，長期服用によって肺と腎の機能を増加し，喘息の体質改善を図ることが期待される。「緩則治其本」（症状が緩和したときに根本の病因を治療する）といわれるように，喘息・咳嗽の発作がない安定期に用いられる。

6 ── 陽虚喘

【症状】
◇喘息・動くとゼーゼーする・呼気は楽であるが吸気がむずかしい───腎は気の根であり，腎が虚し，納気機能が減退することによって生じる症状である。少しの動作によっても虚証が悪化し喘息もひどくなる。納気できないため特に吸気が苦しい。
◇腰冷・腰痛───腎陽が虚して寒が生じ腰の冷えや痛みがおこる。
◇夜間の頻尿───腎の気化機能の低下による症状である。
◇痰が薄く量が多い・浮腫───腎の水を主る機能が失調し，水湿が氾濫することによる症状である。
◇舌淡───虚証を意味する舌象である。
◇脈沈細・尺弱───沈脈は病位が深いことを示し，尺脈の虚弱は腎を代表する脈である。

【治療原則】温腎納気

八味地黄丸 ……………………温補腎陽

```
六味地黄丸────────滋補腎陰
附子・肉桂───────温陽散寒補腎
```

本方のベースとなっている「六味地黄丸」は，腎の陰陽両虚に効能がある。腎は陰陽の本であり，陰陽は相互に依存しあっているので，腎陽を補うときは，まず腎陰から補益しなければならない。これは「水中補火」（水から火を補う）の治則にしたがったものである。茯苓・沢瀉の利水作用によって水湿を除去し，腎の水をさばく機能を回復することも期待される。附子と肉桂の優れた散寒作用が加わって，内寒の諸症状の治療が可能となる。特に肉桂の温腎納気作用によって腎の納気機能を調節し，喘息の症状を改善する。

海馬補腎丸 ……………………補精温腎

本方は日本で販売されている中成薬で，処方中の蛤蚧の補腎納気作用は，腎陽虚に属する慢性喘息の安定期に使用される。
〔組成略〕 P19参照。

麻黄附子細辛湯 ……………………助陽・宣肺・平喘

```
麻黄────────宣肺平喘
細辛────────温肺散寒
附子────────温陽散寒
```

本方は本来，陽虚外感を治療する処方であるが，麻黄の平喘作用，細辛の温肺化飲作用，附子の補陽散寒作用があるため，陽虚による喘息の治療に用いることができる。

分類	症　　　　状	治療原則	方　　剤
寒　喘	喘息，咳嗽，痰が薄白，口渇しない あるいは悪寒，発熱，頭痛，無汗，舌苔薄白 脈浮緊	辛温散寒 宣肺平喘	麻黄湯 小青竜湯 ＊射干麻黄湯 神秘湯
熱　喘	喘息，気急，気粗，粘着質の黄痰，胸痛，口渇 発熱をともなう便秘，尿黄，舌紅，苔黄，脈数	清熱化痰 宣肺平喘	麻杏甘石湯 五虎湯 麻杏止咳錠 清肺湯 ＊定喘湯
痰　喘	喘息，痰鳴，痰の量が多い，胸悶，悪心 食欲不振，苔膩，脈弦滑	燥湿化痰 降気平喘	二陳湯 半夏厚朴湯 柴朴湯 ＊三子養親湯
気虚喘	息ぎれ，喘息が慢性化，痰薄白，疲労感，自汗 カゼをひきやすい，食欲不振 舌淡，脈弱，下痢しやすい	健脾補肺 止咳平喘	六君子湯 香砂六君子湯 生脈散
陰虚喘	喘息，乾咳，痰が少ない，夜間の咳嗽，喘息が強い 口乾，微熱，便秘，舌紅，苔少，脈細数	滋陰 止咳 平喘	麦門冬湯 滋陰降火湯 麦味地黄丸
陽虚喘	喘息，呼気は容易だが吸気は困難，動くとゼーゼー 多汗，足腰の冷え，腰痛，夜間の頻尿 浮腫やすい，痰薄で量が多い，舌淡，脈沈無力	温腎 納気平喘	八味地黄丸 海馬補腎丸 麻黄附子細辛湯

＊日本にない方剤

心悸（動悸）

　心悸とは心臓が拍動し不安になる症状をいい，動悸に相当する。中医学の心悸には驚悸と怔忡が含まれている。

　驚悸とはささいな出来事にも驚いて胸がドキドキし，不安感をともなう症状で，ほかの病証に合併して現れることも多く，虚証にも実証にも属する。怔忡は心臓が激しく動悸する症状で，驚悸よりも病状が重く，主に虚証の患者に現れる。怔忡と驚悸は，厳密に区別することはむつかしく臨床ではまとめて心悸と呼ぶ。

　心悸は頻脈，徐脈，不整脈（期外収縮，心房細動），心筋炎，心不全などの心疾患ばかりでなく，自律神経失調症，心臓神経不安症，鬱症などにも現れる。

病因病機

1 ── 心血不足

　「心は血脈を主る」といわれ全身の血は心によって統轄される。心は脈管の管理および血液の運行を主っている。そして，血は精神を安定させる基礎物質である。

　病気・脾胃の虚弱による気血の不足，精神疲労・出血疾患による血の消耗は，心の血脈を主る機能と蔵神機能を低下させ，不安感をともなう動悸が現れる。元代の名医，朱丹溪は『丹溪心法』で「心血虚すれば，神気（神明）守らず，これ驚悸の肇端（はじめ）なり」といっている。

2 ── 心気不足

　心の血脈を主る機能は，心気の推動作用によって営まれる。心の陽気が不足して血液の運行が低下すると，心悸が発生する。

　また，心気不足のため推動作用が減退すると，水液と血の流れは悪化して停滞し，痰飲と瘀血が生じる。痰飲と瘀血は心悸の病症を悪化させる。心気不足による心悸は虚証に属するが，痰飲，瘀血の実証を挟雑することが多い。

　心気不足は過度の疲労，心疾患，気を主る肺の慢性疾患などによって現れる。

3 ── 肝腎陰虚

　肝は「血を蔵し」腎は「精を蔵す」。肝腎は同源で，肝陰虚と腎陰虚は互いに転化

し，肝腎陰虚として現れる。

　肝血が不足すると，肝の子臓である心血も不足し，心悸の病症が現れる。また，陰虚のため虚火が上昇して心の蔵神機能を乱し，心煩とともに心悸が生じる。

　陰虚体質の人や，陰血を消耗する疾病，更年期自律神経失調症などにみられる動悸は，肝腎陰虚に属するものが多い。

4 ── 心腎陽虚

　心気虚が悪化すると心陽虚になる。心陽が不足すると，一身の陽を主る腎陽も不足し，心と腎の陽虚が同時にみられる。心悸の症状は心気虚の場合より重くなる。心陽虚では陽の推動作用が低下して水液の停滞が現れる。腎陽虚になると全身の水を主る機能が低下して，水液が氾濫して心に及ぶと心悸が現れる。心腎陽虚の心悸は慢性化し，症状も重い。心不全，腎不全にみられる浮腫をともなう動悸は心腎陽虚に属することが多い。

5 ── 痰濁内阻

　痰には寒痰と熱痰がある。寒痰は薄い痰飲で心陽の働きを抑制し，熱痰は粘りをもった痰濁で熱の動性によって心神を乱す。寒痰と熱痰はいずれも心悸を招く原因となる。鬱病，神経不安症をともなう心悸は，痰濁の存在を考慮して化痰法を治療に加えなければならない。痰濁に起因する心悸について『医宗必読』には「寒飲上に迫り心陽を抑えれば，即ち心悸に到る。火熱内に鬱し津液を煎熬すれば，痰濁を成す」と記載されている。

6 ── 血脈瘀阻

　脈中に瘀血が存在して脈管中の流れが塞がれ，気血の運行が障害されると心悸が現れる。血脈瘀阻は心気不足，寒邪の侵入，肝気の鬱滞などにより瘀血が生じ，これが進展した場合におこる。

7 ── 肝鬱気滞

　ストレスや感情の変動により肝の疏泄機能が失調すると，全身の気血の運行も阻害されて，気滞血瘀の状態が生じ心悸が現れる。

　肝気鬱滞が長期化すると熱に変化し，肝火が上昇し心の蔵神機能を乱すと熱症状をともなう心悸が現れる。

心悸（動悸）

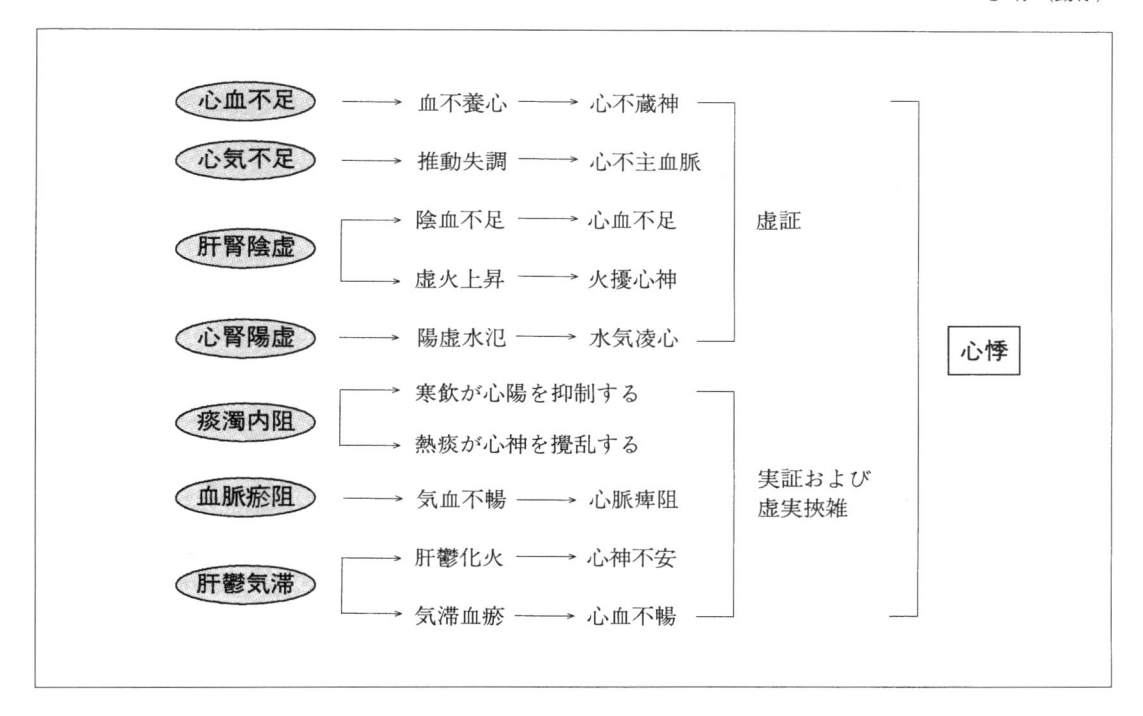

```
心血不足 ──→ 血不養心 ──→ 心不蔵神  ┐
心気不足 ──→ 推動失調 ──→ 心不主血脈 │
          ┌→ 陰血不足 ──→ 心血不足   │ 虚証
肝腎陰虚 ─┤                          │
          └→ 虚火上昇 ──→ 火擾心神   │
心腎陽虚 ──→ 陽虚水汎 ──→ 水気凌心  ┘         ─→ 心悸
          ┌→ 寒飲が心陽を抑制する    ┐
痰濁内阻 ─┤                          │
          └→ 熱痰が心神を攪乱する    │ 実証および
血脈瘀阻 ──→ 気血不暢 ──→ 心脈痺阻   │ 虚実挟雑
          ┌→ 肝鬱化火 ──→ 心神不安   │
肝鬱気滞 ─┤                          │
          └→ 気滞血瘀 ──→ 心血不暢  ┘
```

　以上，発症病因を7つに分類したが，臨床では，血虚と気虚は同時にみられることが多いことから，6つの証に分けて弁証論治を行なう。

弁証論治

1 ── 心虚（気血不足）

【症状】
◇心悸・驚きやすい・不安感・不眠・多夢──気血が不足して心を養うことができず，心の血脈を主る機能と，神明を蔵する機能が失調した症状である。
◇眩暈──脳の栄養（気血）が不足した症状である。
◇顔色につやがない──心の華は顔にあるので，心の養分不足が反映される。
◇倦怠無力──気の推動作用が減退して全身の運動機能が弱まる。
◇舌質淡紅──舌は心の苗であり，淡舌は心の気血不足を示す。
◇脈細弱──細脈は脈中の血不足を示し，弱脈は気の推動力低下を示す。
【治療原則】益気補血・養心安神
　心の虚証は，気虚と血虚が同時にみられることが多い。気は血の母であるため気と血を同時に補う。

帰脾湯　……………………………益気補血・健脾養心・安神

```
黄耆・人参・白朮・炙甘草────益気健脾
当帰（補血）・竜眼肉          ┐
酸棗仁・茯神・遠志・大棗      ┘養心安神
木香（理気）・生姜────────和胃
```

本方は補血剤に属するが，安神薬も配合されているので，動悸，不安感，不眠，多夢などの心神不安の症状を治療できる。補気薬も多く，疲労倦怠感，食欲不振にも効能がある。心悸の症状が強い場合は「炙甘草湯」を使用する。

炙甘草湯　……………………………益気養血・滋陰復脈

```
炙甘草・人参・大棗──────補益心気
桂枝・生姜──────────温通心陽
生地黄・阿膠・麻子仁・麦門冬──滋養陰血
```

本方は別名「復脈湯」とよばれ，「脈結代，心動悸」を治療する主方である。気血の不足を補い，動悸を主症状とする不整脈に用いる。

「帰脾湯」にくらべ，生地黄，麦門冬，阿膠，麻子仁など滋陰補血薬が多い。また，桂枝は心の陽気を通じさせ，心の症状を改善する。

生脈散（麦味参顆粒）　……………………………益気生津・止汗安神

```
人参（益気）        ┐
麦門冬（滋陰安神）  ├ 益気生津・止汗安神
五味子（斂汗）      ┘
```

本方は気陰不足による多汗を治療する主方である。汗をともなう息ぎれ，疲労，動悸，不安の治療に用いる。汗の有無にこだわる必要はない。

人参には益気・生津作用がある。麦門冬は陰津を潤し，心神を安定させる。五味子の酸味は津液を生じ汗を収斂する。3薬はそれぞれ異なる角度から津液を生じ，人参の益気作用と合同して脈の虚弱を回復させる効能がある。心筋梗塞，心不全などの緊急疾患にも剤型を変えて用いられている。

	帰脾湯	炙甘草湯	生脈散
共通効能	益気		
特徴効能	養血安神（脾・心）	滋陰復脈（心）	生津止汗（心・肺）
共通応用	気虚		
特徴応用	気血虚の心神不安	気血虚の動悸	気虚の動悸・出汗

心悸（動悸）

治期外収縮Ⅰ方　　　　　　　　益気・養血・安神　「内科弁証学」

炙甘草 15・人参 9・茯苓 10 ──── 益気
桂枝 10・生姜 10 ──── 温陽
阿膠 9・麻子仁 10・生地黄 18 ┐
麦門冬 12・五味子 6　　　　　┘ 滋陰養血
麦門冬・五味子・酸棗仁 10 ──── 安神

本方は「炙甘草湯」と「生脈散」を加減した内科弁証学の処方である。養血と安神作用が強く，心の気血不足による期外収縮に用いられる。

治期外収縮Ⅱ方　　　　　　　　益気・養血・安神　「内科弁証学」

炙甘草 10・人参 9・黄耆 12・茯苓 10 ── 益気
当帰 9・川芎 5 ──── 養血活血
柏子仁 10・五味子 6・遠志 5 ──── 安神
遠志・菖蒲 9 ──── 化痰開竅

本方も内科弁証学の処方である。前方にくらべ活血薬と化痰開竅薬が配合されているので，痰濁と瘀血による期外収縮を治療する。

◉心の気血不足による動悸に用いられる生薬◉

益気──人参・黄耆・茯苓・炙甘草
養血──当帰・阿膠・麦門冬・玉竹・何首烏・生地黄
安神──酸棗仁・柏子仁
重鎮安神薬──竜骨・紫石英・珍珠母

2 ── 陰虚火旺

【症状】
◇心悸・不安──肝腎の陰虚により心血も不足して，動悸，不安の症状がみられる。
◇心煩・不眠──陰血が不足して虚火が上昇し，心神を乱す症状である。
◇五心煩熱・ほてり──陰虚火旺で，手足の裏が熱くほてる。イライラして心に熱感がある。諸症状は夕方から夜にかけて顕著となる。
◇眩暈・耳鳴──肝腎陰虚のため，脳の養分が不足して眩暈が生じる。肝陽が上昇して頭部の機能を乱すことによって耳鳴がおこる。
◇腰痛──腎が虚して，腎の骨を主る機能が低下した症状である。
◇舌質紅，無苔あるいは少苔──無苔は陰虚を示し，紅舌は体内の虚火を示す。
◇脈細数──細脈は陰血の不足を示し，数脈は虚火を示す。

【治療原則】滋陰降火・養心安神

　肝は血を蔵し，腎は精を蔵す。肝腎の陰が充足されると，陰陽消長の関係によって，虚火が消える。陰虚火旺による動悸，不眠には，滋陰降火法と養心安神法を併用する。

天王補心丹 …………………………………… 滋陰清熱・補心安神

```
生地黄12・天門冬3・麦門冬3 ——————— 滋陰清熱
当帰3・丹参1.5・柏子仁3・酸棗仁3 ——— 補血
柏子仁・酸棗仁・五味子3・茯苓1.5 ——— 補心安神
党参1.5 ————————————————————— 補気
桔梗1.5 ————————————————————— 載薬上行
```

　本方は不眠治療の主方である。心と腎の陰を補って虚火を清する作用があり，主に心に作用する。陰虚火旺による不眠，不安，動悸などの症状に効果が期待できる。臨床では更年期症候群の動悸，のぼせにも用いられる。

柏子養心湯 …………………………………… 養心安神・補腎滋陰

```
柏子仁（安神）・当帰（活血）  ┐
麦門冬（清心）・枸杞子（養血）  ├ 滋陰
熟地黄（補腎）・玄参（清熱）    ┘
菖蒲 ———————————————————————— 開竅安神
茯神 ———————————————————————— 健脾安神
甘草 ———————————————————————— 諸薬の調和
```

　本方も心腎の虚を補い，心神不安の諸症状を治療する処方である。特に心腎不交による動悸，寝汗，健忘，多夢などの症状に用いる。虚熱を清する作用は「天王補心丹」にくらべ弱いため，虚火症状の少ない心悸に適している。

朱砂安神丸 …………………………………… 鎮心安神・養血清熱

```
朱砂3（重鎮）・黄連3.5（清心） ——— 安神
生地黄2 ——————————————————————— 滋陰清熱
当帰2 ————————————————————————— 補血活血
炙甘草3 ——————————————————————— 調和
```

　本方は日本で入手できない処方で，処方中の朱砂も使用禁止されている。しかし，安神の代表方なので紹介する。重鎮安神の作用が優れている朱砂（朱砂のかわりに竜骨と牡蛎を代用してもよい）と，清心安神の黄連によって，心火による動悸，驚悸，心煩など心神不安を治療する。本方には補血・滋陰作用もあるが，重点は清熱安神作用である。

知柏地黄丸（瀉火補腎丸） …………… 滋陰降火・補腎

```
六味地黄丸 ————————————————————— 補腎滋陰
（熟地黄・山茱萸・山薬・沢瀉・牡丹皮・茯苓）
知母 ———————————————————————————— 清熱清心
黄柏 ———————————————————————————— 滋陰降火
```

　本方は，補腎陰の「六味地黄丸」に，清虚熱の知母と黄柏を配合した処方である。主に腎陰虚と陰虚火旺の症状に用いられる。安神作用は弱いので，動悸の症状が強い場合は「天王補心丹」を併用する。

心悸（動悸）

	天王補心丹	柏子養心湯	朱砂安神丸	知柏地黄丸
共通効能	滋陰降火・安神			
特徴効能	安神	養血	清熱	補腎
共通応用	陰虚火旺・心神不安			
特徴応用	心腎不交による不眠	心腎不交による動悸	心火による驚悸	腎虚火旺

●**陰虚火旺による動悸に用いられる生薬**●

滋陰──生地黄・玄参・天門冬・女貞子・枸杞子
清虚熱──知母・地骨皮・旱蓮草・牡丹皮・玄参
安神──酸棗仁・柏子仁・夜交藤
心腎不交による動悸と不眠──遠志

3 ── 心陽不振

【症状】
◇心悸──心陽が不足して血脈を推動できないため，水液の運行障害がおこり，心悸が現れる。
◇胸悶──陽気がめぐらず気が滞ると悶の症状がおこる。水の停滞が加わると胸悶感は強くなる。
◇息ぎれ──気の推動作用が減退した症状である。陽虚と気虚が同時に現れることが多い。
◇顔色が白く浮腫んだ感じ──陽気不足と水湿停滞によっておこる症状である。
◇手足の冷え──四肢に達する陽気が不足して，冷えの症状がおこる。
◇浮腫──陽気が不足して体内に水湿が停滞すると，顔あるいは全身に浮腫がみられる。
◇眩暈──陽気不足で，清陽が頭部に到達できない症状である。
◇舌質淡・苔白──淡舌は陽気不足を示し，白苔は寒飲を示す舌象である。
◇脈虚──陽気の推動機能が低下すると，脈の拍動も無力となる。

【治療原則】温補心陽・安神利水

　心陽と同時に陽の本である腎陽を温補する。浮腫の症状には，脾の調節と利水法を併用する。陽気の機能を発揮させ，水湿運行の回復をはかることも大切である。

苓桂朮甘湯　　　　　　　　　　　　　　健脾滲湿・温化痰飲

```
茯苓────────健脾滲湿
桂枝────────通陽利水
白朮────────健脾燥湿
甘草────────調和健脾
```

　本方は脾の運化機能を調節して，痰飲と水湿による眩暈，浮腫，心悸などを治療する処方である。茯苓は処方の主薬で健脾利水作用がある。桂枝は動きの鈍化した陽気を通じさせ，茯苓の利水作用を強化する。茯苓，桂枝はともに心に帰経するので，心陽の回復によく併用される。白朮は茯苓を補佐して，健脾燥湿する。

　陽気不足の症状が強いときは「真武湯」などの補陽利水剤を併用する。

桂枝加竜骨牡蛎湯　　　　　　　　　　　調和陰陽・鎮驚安神

```
桂枝（通陽）    ┐
芍薬（養陰）    │ 桂枝湯────陰陽の調和
生姜・甘草・大棗┘
竜骨・牡蛎────────鎮驚安神
```

　本方は「桂枝湯」を用いて体内の陰陽を調和し，竜骨，牡蛎を配合して不安，動悸，驚きやすいなど心神不安の症状を安定させる。重鎮安神薬の竜骨と牡蛎は，他の病因による動悸にも併用することが多い。特に牡蛎の収斂止汗作用は，汗が多い神経衰弱などの病症に適している。

　本方剤は補陽剤ではなく，主として陰陽を調節する処方である。陽虚の症状が強い場合は補陽剤を併用しなければならない。

真武湯　　　　　　　　　　　　　　　　温陽利水

```
茯苓（滲湿）・白朮（燥湿）────健脾
附子────────────補陽散寒
生姜────────────去寒散湿
　　　　　　　　　　　　（附子を補佐）
芍薬────────────補陰
```

　本方は温陽利水の代表処方である。主薬の附子は，腎の陽気を温補して水を主る機能を回復させる。茯苓と白朮は，健脾作用によって水の停滞を取り除き，痰飲の上昇を防ぎ心陽のめぐりをよくする。白芍薬は酸味によって，陰を保護し，附子，白朮などの燥性を和らげる。臨床では，心不全による浮腫に用いることが多い。

木防已湯　　　　　　　　　　　　　　　行水散結・鎮逆補虚

```
木防已（行水）・石膏（鎮逆）────清熱
桂枝────────────通陽行水
人参────────────補虚益気
```

　本方は，木防已の優れた利水作用と桂枝の通陽行水作用によって，痰，動悸，息ぎれなど水邪が心下に停滞する諸症状を取り除く処方である。石膏は寒涼の性質に

心悸（動悸）

よって桂枝，人参の温性を抑え，同時に水飲の化熱を防ぐ。また，重い性質によって痰飲の上昇をしずめる。痰飲停滞の原因となる気虚は人参で補う。各組成薬の特徴が明確な処方で，心臓疾患による動悸，息ぎれの治療に用いる。痰飲が多い場合は「苓桂朮甘湯」を，瘀血が強い場合は「冠元顆粒」を併用する。

	苓桂朮甘湯	桂枝加竜骨牡蛎湯	真武湯	木防已湯
共通効能	温陽利水			
特徴効能	健脾滲湿	調和陰陽・鎮驚	温補腎陽	散結・清熱
共通応用	陽気不足・痰飲内停による動悸			
特徴応用	脾虚湿盛の眩暈，悪心	陰陽不調による動悸，多汗	心腎陽虚水氾による浮腫	心下水停による動悸，息ぎれ

◉心陽不振による動悸に用いられる生薬◉

通陽──附子・桂枝・茯苓・白朮
利水──沢瀉・木通・車前子・防已・五加皮・茯苓皮・冬瓜皮

4 ── 心血瘀阻

【症状】
◇心悸・怔忡──瘀血が停滞して血の流通を塞ぐと，心脈を養えず心悸が生じる。瘀血が多いときには，激しい動悸（怔忡）が現れる。
◇胸悶・心痛──瘀血によって気が停滞し胸悶がみられる。瘀血が心絡を塞ぎ流れを阻むと「不通則痛」で痛みが現れる。
◇顔色が黒い──暗い顔色は瘀血を意味する。全身的な瘀血現象もみられる。
◇舌質暗あるいは瘀斑──舌質から瘀血の状態が観察できる。
◇脈渋結代──瘀血による血脈不通の脈象。渋脈は脈の流れ方がなめらかではなく，細く遅い。結脈は脈がゆっくりして力が弱く，規則的な間欠性がある。代脈は脈が緩く弱く間欠時間が比較的長い。

【治療原則】活血化瘀・理気通絡

瘀血に対する活血化瘀法と，血を推動する理気法を併用する。気虚の症状がみられる場合は，補気法を併用する。

冠元顆粒 ……………………………活血化瘀

本方剤は中国の狭心症治療剤「冠心Ⅱ号方」を加減した処方である。活血薬を中心に理気薬を配合したもので，全身の血行を改善する作用がある。瘀血の傾向をもつ諸

```
┌─────────────────────────────────────┐
│ 丹参（養血）・川芎（理気）      ┐    │
│                                 ├ 活血化瘀
│ 赤芍薬（涼血）・紅花（通経）    ┘    │
│ 香附子・木香 ──────────── 理気       │
└─────────────────────────────────────┘
```

病症に用いられ，狭心症だけでなく，他の心臓疾患にも用いられる。補気薬が足りないので，息ぎれ，慢性疾患など気虚症状がみられるときは補気剤を併用する。

◉心血瘀阻による心悸に用いられる生薬◉

活血化瘀──丹参・川芎・当帰・赤芍薬・牡丹皮
破血化瘀──桃仁・紅花・乳香・没薬（瘀血が強いとき）
活血止痛──延胡索・川棟子・欝金（心痛症状がひどいとき）
理気──薤白・降香・香附子（気滞胸悶の症状がみられるとき）
化痰──栝蔞・半夏・陳皮（苔厚，胸悶などの痰濁をともなうとき）

5 ── 肝鬱痰阻

【症状】

◇心悸・不安感──肝鬱気滞によって生じた痰が心の気血の流れを塞ぎ，心悸がおこる。気鬱が熱に変わって痰熱が上昇し，心蔵神の機能を乱すと精神不安の症状が現れる。ストレスや情緒の変動は肝鬱痰滞の状態を加重させ，心悸も悪化する。

◇脇部，胃脘部の膨満感・不快感──両脇を走行している肝経に気滞があるため脇に脹満感が現れる。痰濁が胃脘部に停滞すると満悶の症状がみられる。

◇痰が多い・悪心──痰濁が胃気とともに上逆した症状である。

◇舌苔厚膩あるいは舌紅・苔黄膩──舌苔厚膩は熱がない痰湿を示し，舌紅，苔黄膩熱のある痰湿の存在を示す。

◇脈弦滑──弦脈は肝鬱を示し，滑脈は痰濁の存在を示す。

【治療原則】 疏肝理気・化痰開竅

疏肝理気法によって肝気を通じさせ，化痰法を用いて痰濁を取り除き心竅を開いて心の症状を軽減する。気と痰の停滞補法を用いてはならない。

加味逍遥散 ················· 疏肝理気開鬱

```
┌─────────────────────────────────┐
│ 柴胡・薄荷（疏肝理気）       ┐   │
│ 白朮・茯苓・炙甘草（健脾滲湿）├ 逍遥散
│ 煨姜（温中散寒）             │   │
│ 当帰・芍薬（養血活血柔肝）   ┘   │
│ 牡丹皮（活血）・山梔子 ──── 清熱除煩
└─────────────────────────────────┘
```

「逍遥散」は肝気鬱結を治療する基本処方で，肝の疏泄機能を回復させ，気血を運行する。発熱，イライラなど肝熱症状がみられる場合は「加味逍遥散」を選ぶ。心悸の症状が強い場合は，疏肝安神作用のある「酸棗仁湯」を併用する。痰濁の症状がみられる場合は「温胆湯」などを併用する。

半夏厚朴湯　　　　　　　　　　　　　　　　　　　理気化痰

```
半夏（降逆）・茯苓（滲湿）  ┐
生姜（和中）　　　　　　　　├ 化痰
厚朴・紫蘇葉──────── 理気除満
```

　本方は半夏（化痰）と厚朴（理気）を主薬とし，痰気鬱結の諸症状を治療する基本処方である。心悸を治療する処方ではないが，理気化痰作用により胸悶症状を軽減させ，動悸をおさえる。臨床では，痰気鬱結による鬱症，喘息，胃炎などの疾患に用いられる。苔厚，食欲がない，悪心など痰湿症状が強いときは，燥湿平胃の「平胃散」を使用する。

　本処方は温性の化痰理気剤なので，心煩・口苦・驚悸・不眠・苔黄膩など痰熱病症がみられるときは用いてはならない。

竹茹温胆湯　　　　　　　　　　　　　　　　　　　清熱化痰

```
二陳湯
（半夏・陳皮・茯苓・生姜・甘草）┐
竹茹・黄連（清熱）・桔梗　　　　├ 化痰
柴胡・香附子（疏肝）・枳実──── 理気
人参──────────────── 益気健脾
麦門冬────────────── 養心安神
```

　本方は清熱化痰の常用方で，痰熱による諸症状（心煩，口苦，口臭，悪心，不眠，驚悸，苔黄膩など）に広く使用できる。方中の竹茹は，清熱化痰作用をもつ主薬で，特に眩暈，悪心の症状に多く使用されている。黄連は清心熱の作用に優れ，痰熱による心煩，不眠，動悸などの心熱症状を治療する。

　肝気鬱結の症状が強い場合は「加味逍遥散」を併用する。

柴陥湯　　　　　　　　　　　　　　　　　疏肝理気・清熱化痰

```
小柴胡湯──────── 疏肝清肝・健脾和胃
（柴胡・黄芩・人参・甘草・大棗・生姜・半夏）
小陥胸湯──────── 清熱化痰・寛胸散結
（黄連・栝蔞・半夏）
```

　本方剤は疏肝清肝の「小柴胡湯」と，清熱化痰の「小陥胸湯」を合方した処方で，肝鬱と痰熱症状に用いられる。臨床では，特に痰熱による胸脘部の痞悶や動悸，胸悶，胸痛，黄痰，苔黄膩などの痰熱症状に使用する。

治心臓神経症Ⅲ方　……………………理気化痰開竅「内科弁証学」

```
白朮・茯苓（健脾）
陳皮（理気）        ┐
菖蒲（開竅）        │化痰
遠志（安神）        │
黄連（清心熱）・山梔子（除煩）──清熱
生地黄・当帰────────養血安神
```

本方は中国の協定処方で，化痰・清熱・安神作用があり痰熱による動悸を治療するものである。臨床では，精神的原因によって生じる自律神経失調症，心臓神経不安症などの治療に用いられる。

	加味逍遙散	半夏厚朴湯	竹茹温胆湯	柴陥湯
共通効能	理気・化痰			
特徴効能	疏肝理気	散結・理気化痰	清熱化痰	疏肝・清熱化痰
共通応用	気滞痰凝			
特徴応用	肝鬱による憂鬱心煩，胸脇脹満	気痰互結による咽塞，胸悶	痰熱による黄痰，心煩，不眠，驚悸	肝鬱痰熱による黄痰，胸悶，胸痛

●肝鬱痰凝による心悸に用いられる生薬●

疏肝理気──柴胡・香附子・枳殻・合歓皮・欝金
化痰──半夏・陳皮・茯苓
清熱化痰──竹茹・栝蔞・貝母・昆布
清心熱──黄連・山梔子・竹葉

心悸（動悸）

分類	症状	治療原則	方剤
気血不足	動悸，驚きやすい，眩暈，顔色につやがない　倦怠感，疲れやすい，舌淡紅，脈細弱	益気補血　養心安神	帰脾湯　炙甘草湯　生脈散（麦味参顆粒）　＊治期外収縮Ⅰ方　＊治期外収縮Ⅱ方
陰虚火旺	動悸，不安感，イライラ，不眠，ほてり，眩暈　耳鳴，腰痛，舌紅，無苔，脈細弱	滋陰降火　養心安神	天王補心丹　＊柏子養心湯　＊朱砂安神丸　知柏地黄丸
心陽不振	動悸，胸悶，息ぎれ，顔色㿠白　手足の冷え，浮腫，眩暈，舌淡，苔白，脈虚	温補心陽　安神利水	苓桂朮甘湯　桂枝加竜骨牡蛎湯　真武湯　木防已湯
心血瘀阻	はげしい動悸，胸悶，心痛，顔色暗黒　舌暗または瘀斑，脈渋・結代	活血化瘀　理気通絡	冠元顆粒
肝鬱痰阻	動悸，不安感，脇胸部の膨満感・不快感　痰多，悪心，舌紅苔厚膩，脈弦滑	疏肝理気　化痰開竅	逍遥散・加味逍遥散　半夏厚朴湯　竹茹温胆湯　柴陥湯　＊治心臓神経症Ⅲ方

＊日本にない方剤

●**民間療法**●
①酸棗仁：不眠をともなう動悸に1日10gを煎じてお茶がわりに。
②百合：不安心煩をともなう動悸に新鮮な百合を各種の料理に加えて用いる。
③五味子：汗をともなう動悸に1日6gを煎じてお茶がわりに。

心　痛

　　心痛は心臓の疾患である。心痛と間違えられやすいものに心下痛があるが，これは胃痛などを指しており，心痛とは区別しなければならない。心痛の部位は両乳の間，正中線の真上にある膻中，あるいは鳩尾（剣状突起の下）というツボのあたりで，ときには鳩尾から両側乳頭にかけての左胸部も含まれている。膻中や鳩尾は，心胸部の痛みや呼吸困難の治療に取穴されることが多いツボである。

古典における心痛の区分
卒心痛：急に心臓部が激しく痛みだすのが特徴で，心筋梗塞の症状に近い。
厥心痛：厥の字には冷えの意があり，病因に寒がからんでいる。手足の冷え，冷汗がでるといった陽気虚脱の症状が現れる。
真心痛：一番よく用いられる用語である。胃痛と区別して，これは本物の心痛であることを強調する意味で真の字がつけ加えられている。『霊枢』には「真心痛は手足が青くなり，肘・膝のあたりまで冷たくなる。甚だしい場合は朝に発作をおこせば夕に死に，夕に発作をおこせば明け方に死ぬ」とされ，生死にかかわる重篤な病症であると指摘している。
胸　痺：『金匱要略』の中に記載されている病名である。痺とは詰まる，通じない，塞がるという意味であり，気血の流通が滞って胸部に痛みが生じるものをいう。
久心痛：心痛が長期化し，繰り返し発作をおこす持病をいう。

痛みの種類
　　心痛の痛みには違いがあり，痛みの性質は病因を弁証する要点になるので，中医学の角度からその性質を分析してみる。
悶痛：悶痛は重苦しく，詰まった感じのする痛みで，病因としては気滞と痰湿が考えられる。気滞は痰が原因して発生するもので，粘りはさらに停滞を招くので，痰が多ければ悶痛の症状はいっそう加重され，舌苔は厚くなる。狭心症の患者に痰が多いのもうなづけることで，治療は化痰法と理気法が必要である。
灼痛：酒を飲んだ後のような，あるいは胸やけするような，熱のこもった痛みをいう。熱は痰が長期に存在するため生じてくるのである。舌苔は厚く黄色く，舌質も紅となる。
刺痛：針で刺すようにズキズキする強い痛みで，固定した箇所が痛むのが特徴である。

動きのない瘀血によっておこるもので，患者の顔色は暗く，舌質は紫暗で瘀斑がある。

絞痛：絞扼痛に相当するもので，痛みの程度は非常に強い。「寒は痛を主る」といわれるように，体内に寒が凝結して脈管が収縮，痙攣するためにおこる。

隠痛：シクシクした痛みで，痛みはあまり強くないが長びいてスッキリしない。長期化し，くりかえす痛みで虚証に属する。

痛みの順逆

心痛の現れ方によって予後の軽重を判断することができる。順は予後が軽症，逆は重症とみなされている。

	回　数	期　間	疼　痛	虚　実	舌　苔
順症	少ない	短い	遊走痛	実	薄い
逆症	多い	長い	固定痛	虚	厚い

痛みが強い，苔厚，便秘など実証に属する心痛には活血・化痰・通便などの治法を用いる。虚証に属するものは活血薬も化痰薬も使いにくく，予後も芳しくない。

病因病機

1 ── 寒邪犯心

寒邪が心を犯すことによっておこる心痛である。元来虚証の人は体内の陽気が不足しており，カゼをひきやすく，疲れやすい傾向があり，寒邪に対する抵抗力も弱い。寒い日に狭心症患者の症状が悪化することが多いのは，陰邪である寒が心中の陽気を損傷し，胸陽の活動を鈍化させ，胸陽不振となるためである。胸陽不振とは陽気の量が不足することではなく，陽気の機能減退を指す。陽虚にくらべれば症状は軽く，日常生活にさほど支障はなく，少し元気がない程度である。

陽気は動く力を持ち，脈管中に入って血と一体になって全身をめぐっている。寒が陽を傷つけ，陽の力が弱められれば，経脈中の気血の流れは停滞して詰まり，「不通則痛」で心痛が生じる。

2 ── 煩労過度

疲れによっておこる心痛である。煩労には頭脳労働と肉体労働が含まれているが，心痛は身体の酷使だけでなく神経の使い過ぎによっても生じる。過労によって心気が消耗されると，息ぎれ，倦怠感といった気虚の症状が現れる。気は陽に属し，陰に属する血を流動させているが，気虚になると血の流れは緩慢になり瘀血が生じてくる。この瘀血は気滞によってではなく気虚によって生じるものである。治療は気の動きを活発化させる理気薬ではなく，気を充足させる補気薬が必要である。活血薬に補気薬を加えて血に動きを与える治法がとられる。

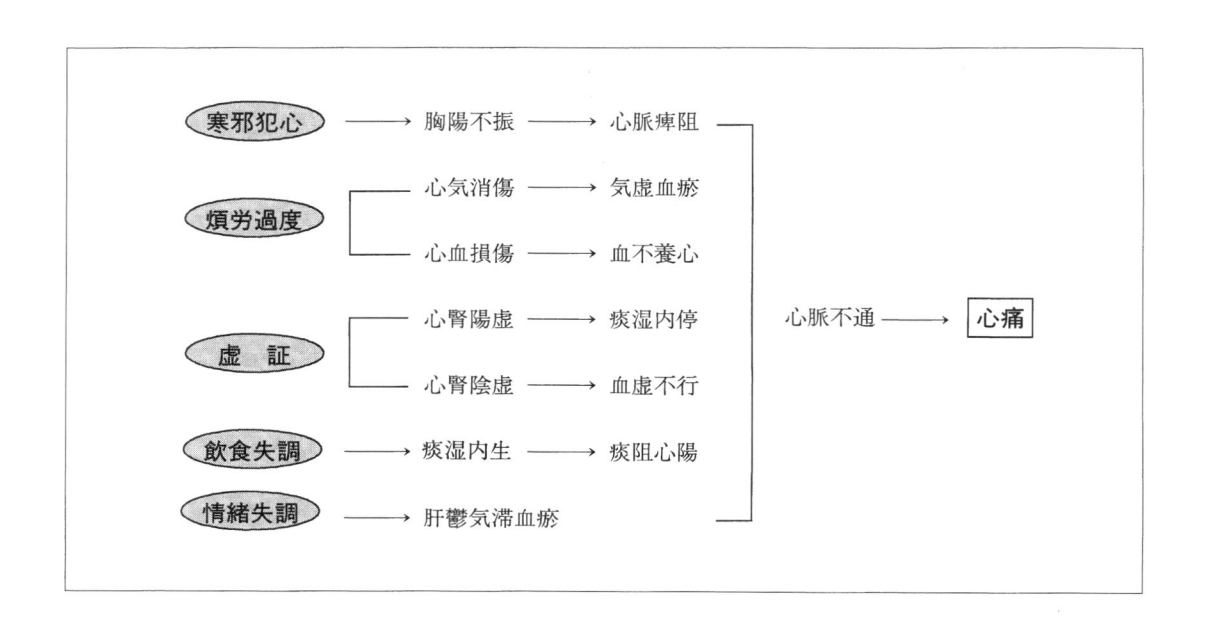

```
寒邪犯心 ──→ 胸陽不振 ──→ 心脈痺阻 ─┐
       ┌─ 心気消傷 ──→ 気虚血瘀     │
煩労過度 ┤                              │
       └─ 心血損傷 ──→ 血不養心       │
       ┌─ 心腎陽虚 ──→ 痰湿内停       ├─ 心脈不通 ──→ [心痛]
虚 証  ┤                              │
       └─ 心腎陰虚 ──→ 血虚不行       │
飲食失調 ──→ 痰湿内生 ──→ 痰阻心陽  │
情緒失調 ──→ 肝鬱気滞血瘀           ─┘
```

また，頭脳労働など神経のつかいすぎは心血を消耗し，心の血脈を主る機能と神明を主る機能が低下して，心痛の症状が現れる。

3 —— 虚証

重い病気，長患い，虚弱体質，加齢による身体の老衰などが原因となって心痛が現れてくる。

虚証は陽虚と陰虚に分けられる。心痛に関連するのは心と腎の虚証であるが，特に腎は全身の陰陽の根本であるため，心痛の原因には心腎陽虚と心腎陰虚の2つがあげられる。

心腎陽虚：腎陽は，体内の水を温めて全身に分布させているが，腎陽が少なくなると，水は気化されず停滞して氾濫する（水泛）ため，浮腫や小便不利の症状が現れる。そして，停滞した水は次第に濃縮され粘りのある痰に変化する。痰は脈管中の流れを阻止し（痰濁内阻），気血が通じなくなると痛みがおこる。

心腎陰虚：心は血脈を主っており，とりわけ血と関係の深い臓腑である。脈管中の陰血が足りないと，脈管中の流れは鈍くなり（血虚不暢），やがて血滞がおこる。また，陰は陽の助けを受けて全身をめぐっているので，陽気不足によって血のめぐりは鈍くなり，血滞が生じる。血滞は血虚によっても気虚によっても現れるのである。

臨床上，心痛に対して活血薬を用いることが多いが，血虚証に対して活血法は適当ではない，血を充満させて血の勢いをつける養血法が必要である。心痛に対して養血法が必要である。しかし，これはしばしば忘れられる。活血薬を使って止痛効果がはかばかしくないのはこういうところに理由がある。

4 ── 飲食失調

飲食の失調によっておこる心痛である。飲酒，油っこいもの，甘いものを取りすぎるといった食生活を長く続けていると，舌苔は厚くなり，体内に湿がたまり，徐々に肥満体になる。体内に停滞した湿は次第に熱化して湿熱（痰熱といってもよい）に変化し，舌苔は厚く黄色くなる。痰は陰邪に属し，心陽の動きを阻止し脈管中の気血の流れを悪化させると痛みがおこる。

5 ── 情緒失調

中医学では，ストレスによって一番影響をうけるのは肝の疏泄機能であると考えられる。肝気が鬱結して気が停滞すると，気の推動作用も弱まり，血はひとつ所にとどまり次第に瘀血に変わっていく。瘀血は気血の流れをさらに悪化させ心に痛みを生じさせる。

最も現れやすい心痛のタイプは気滞血瘀によるものである。一般的に中医学の基礎から分析すると，狭心症は虚に属することが多い。詰まりの原因となる病理的物質は寒・痰・気滞・血瘀・湿熱などの実であるが，これらの実は副次的に生じたものとみるほうがよい。気滞や血瘀は虚証が原因して生じることが多い。つまり，虚実挟雑に属する。虚証は大まかに陽虚，気虚，陰虚，血虚の4つに分けられるが，陽虚（寒がる）と気虚（疲れやすい）が同時に現れることもあり，気虚と血虚が同時に現れることもある。心痛に対して重点的に用いられる治療法は，血瘀・寒・痰を取り除きながら虚しているものを補う。

弁証論治

1 ── 寒邪犯心

【症状】

◇心痛───絞扼痛である。寒は痛みを主っており，痛みは強く，心臓部だけでなく脇から背面に及ぶことがある。寒邪が陽気を損傷するためにおこる心痛で，寒気に合うと痛みは加重される。

◇身体・手足が冷える───陽気が傷られ温煦作用が低下した症状である。

◇冷汗───陽気の固摂作用が足りないため，津液は体内に止まることができず体外に溢れ出る。体内に寒があるため冷たい汗が出る。

◇息ぎれ・動悸───心の代表症状である。息ぎれは心気虚によって現れ，動悸は，心の血脈を主る機能が低下して，正常な拍動が得られないため現れる。

◇舌苔薄白───苔白は寒の存在を示す。

◇脈緊───寒によって脈管が収縮するため緊張した脈となる。痛みの強いときも緊脈が現れる。

【治療原則】去寒通陽・活血止痛

当帰四逆湯　……………………………温経散寒・養血通脈

```
当帰・白芍 ――――――― 補血・止痛
桂枝・細辛 ――――――― 通陽散寒
木通 ――――――――――  通利血脈
甘草・大棗 ――――――― 健脾和胃
```

本方は『傷寒論』にある処方で，治療対象は四肢厥寒と血虚である。血と陽気がともに不足し，寒邪が虚に乗じて増長した冷えの症状に用いる。「四逆湯」は，全体の陽が虚して身体奥部におこる陽虚厥冷（冷えの程度は血寒より強い）に使用する処方で，方中には救逆回陽作用のある附子が入っている。本方の主薬である当帰は甘味によって血を補い，陽を回復させ四肢の寒をとる。心に帰経し，辛味によって活血し，心の血脈を通じさせる。白芍は補血作用が強く活血作用は弱い。当帰の甘味と白芍の酸味は協調して酸甘化陰し，陰血を補う。血虚に対する処方に当帰と白芍を配することが多い。桂枝は木の枝であり，枝の部分は気を通じる作用が強い。温通作用によって血脈中に停滞している寒を除去して心痺を緩和する。桂枝の辛味と当帰の甘味は協調して体の陽を助ける（辛甘化陽）。この処方の主目的は陽を補うことではなく，陽を強めることである。桂枝と当帰は両薬とも温性であるため，熱性の症状があるとき用いてはならない。細辛は辛味が強く頭痛，鼻づまり，歯痛など痛みに用いる生薬である。本処方の中にあっては，腎陽を鼓舞して身体の陽をめぐらせて，体内の臓腑，体表部の経絡に到達させ，除寒止痛する。方中に木通を配合する理由は分かりにくいところがある。「当帰四逆湯」の効能は散寒通陽であるから，薬性は当然温である。寒性の木通を用いて桂枝，細辛などの辛燥性を抑制する。また木通は他の薬効を心に作用させる，停滞を通じさせるなどの効能がある。木通の利用はなかなか難しい面がある。現在は木通のかわりに通草を用いる。甘草と芍薬で「芍薬甘草湯」の意となり，痛みを鎮める効能がある。

本処方は，血管中の寒を除去し，心痛，手足の冷え，血行の悪いレイノー病やリウマチなどに対する効果がある。

当帰四逆加呉茱萸生姜湯　…………温経去寒

```
当帰四逆湯 ――――――― 温経散寒・養血通脈
呉茱萸・生姜 ――――――― 散寒止嘔
```

本方は「当帰四逆湯」に熱性の呉茱萸と生姜を加え，散寒・止嘔の作用を強めたものである。痰湿が多く悪心して心に痛みのあるものに用いる。本処方の特徴は散寒通陽の作用が強いことである。

蘇合香丸　……………………………温通開竅

本処方は香りによって胸の塞がりを開く効能があり，中国では狭心症の患者が大事に救急箱に入れておく処方である。日本では入手できない中成薬だが，名前だけ紹介しておくことにする。「安宮牛黄丸」は心熱をとり「熱閉」を治療する処方として，「蘇合香丸」は心寒をとり「寒閉」を治療する処方として知られている。

```
蘇合香・安息香・氷片・麝香 ──── 芳香開竅
檀香・丁香・乳香
木香・香附子・沈香    ┘ 理気温通止痛
朱砂 ──────────── 鎮静安神
白朮 ──────────── 健脾燥湿
訶子 ──────────── 収斂
```

寒が多く激しい痛みにこれらの処方が効果のない場合は，鎮痛作用の強い烏頭を用いたいが，烏頭は毒性が強く危険なため附子を用いる。寒による心痛は，体の陽気を回復させれば解決できるので，「真武湯」「桂枝湯」を用いることも考えられる。

2 ── 痰濁中阻

【症状】
◇心悶痛────痰が停滞して気の流れを止めているため，圧さえられたような重苦しい痛みがおこる。悶痛は曇った天候の日に悪化する傾向がある。
◇痰が多い・悪心・嘔吐────痰湿が陽気のめぐりを塞ぎ，脾の運化機能が失調するためおこる痰濁上逆の症状である。
◇食欲不振・軟便────脾胃の運化機能が低下した症状である。
◇舌苔白滑────苔白は寒の存在を示し，滑は舌表面の水分が多くスベスベした状態を意味する。

【治療原則】 温化痰飲・宣痺通陽

痰が熱化していない段階では，陰邪である痰を温薬によって燥し，宣発作用を発揮させて陽気を通じさせ痛みを取る。

栝蔞薤白半夏湯 .... 通陽散結・行気化痰

```
栝蔞・半夏 ──────── 化痰・開胸散結
薤白 ──────────── 行気止痛，通陽散結
白酒 ──────────── 温通
```

本方は『金匱要略』の中にある胸痺心痛専用の処方で，狭心症によく用いられる。栝蔞は強い化痰作用によって胸を開き胸の痞えを改善する。リンパ腺の腫れ，甲状腺の腫れに用いることもできる。薤白は理気薬で，らっきょうのような香りと辛味によって陽を通じさせ，胸の痛みを止める。化痰の栝蔞と行気の薤白の２つが主薬となって，気滞と湿滞による悶痛を治療する。半夏は痰結に用いられる生薬で，化痰作用がいっそう強化される。白酒は薤白と同様，気の流れを上昇させ，体内をめぐらせるが，処方に加えないこともある。

痰湿がみられる狭心症患者に人参，黄耆などの補薬を使いすぎると粘りすぎて，弊害がおこる場合もあるので注意したい。

苓甘姜味辛夏仁湯 ················ 散寒化飲・止咳

```
生姜・細辛 ──────── 散寒
茯苓 ──────────── 利水
半夏 ──────────── 化痰
五味子 ─────────── 斂肺止咳
杏仁 ──────────── 宣肺止咳
甘草 ──────────── 調和
```

本方はネバネバした痰濁ではなく，泡状の薄い痰，寒性の痰飲に用いる。元来咳に用いる処方で，肺薬が多く配合されており，肺気を開いて胸の詰まりを除去することができる。この処方には乾姜，細辛など散寒薬が含まれていて，「小青竜湯」に似かよった効能がある。心薬が少ないので，活血通脈の「冠元顆粒」を併用するとよい。

半夏厚朴湯と苓桂朮甘湯を併用する

半夏厚朴湯 ················ 行気・降逆化痰

```
半夏・生姜 ──────── 化痰降逆
厚朴・紫蘇葉 ─────── 行気
茯苓 ──────────── 健脾滲湿
```

本方は痰と気滞を治療する処方である。胸が脹って重苦しい，吐き気がする，咽に痰がかかってとれないなどの症状やヒステリー球に用いる。半夏，生姜，茯苓で痰をとかし，厚朴，紫蘇葉で気をめぐらせるが，心に作用する力は弱いので，桂枝，茯苓が入っている「苓桂朮甘湯」を併用する。

苓桂朮甘湯 ················ 温化痰飲・健脾利湿

```
白朮・茯苓 ──────── 健脾利水
桂枝・炙甘草 ─────── 温陽
```

本方中の桂枝は温陽通脈し，茯苓，白朮は利水健脾の作用があり，これに甘草を加える。桂枝，茯苓，甘草など心に帰経する薬が多いが，全体として痛みをしずめる力は強くない。本方と「半夏厚朴湯」を併用すると温化痰飲の効能が得られる。

痰が熱をおび口渇，舌苔黄，便秘など熱証が出始めたら，桂枝のような温薬の入った処方は使えなくなる。清熱化痰作用のある処方に変方させなければならない。

小陥胸湯 ················ 清熱化痰・開胸散結

```
栝蔞 ──────────── 化痰清熱
黄連 ──────────── 清熱瀉火
半夏 ──────────── 化痰散結
```

本処方の名は結胸（痰熱邪気が胸に陥ちこんで閉塞した症状）を治療するという意がある。方中の半夏と栝蔞は化痰作用が強く，さらに半夏は散結，栝蔞は理気寛胸

の作用によって胸を開いて痞悶を治療する。黄連は清熱薬で痰熱をとる。主として心筋梗塞に用いられることが多い。日本で入手できないため，小柴胡湯に小陥胸湯を加えた「柴陥湯」を使用する。

　本方の薬の配合は非常に簡潔である。便秘症状があれば「調胃承気湯」を併用すると，通便され上部の塞がれた症状はなくなり楽になる。瘀血症状があれば「冠元顆粒」を併用する。

3 ── 血脈瘀阻

　血脈中の流れが瘀血によって塞がれるため心痛がおこる。瘀血の発生する原因には，寒の停滞，熱の停滞，痰の停滞，気の停滞そして気虚などが考えられる。

【症状】
◇心刺痛────瘀血が心脈の流れを塞いだまま定着するため，固定された場所が痛む。痛みは刺すように激しい。
◇胸悶────血の停滞によって気も停滞して，胸が脹って重苦しくなる。
◇息ぎれ・動悸────血脈が塞がれ，心の血脈を主る機能が弱まる。
◇舌質暗・瘀斑────瘀血を示す代表的症状である。
◇結代脈────心の陽気が停滞すると，血脈を主る心の機能が失調し，拍動に異常（不整脈）がおこる。

【治療原則】 活血化瘀・通脈止痛

　活血は化瘀にくらべて穏やかな治法であり，薬も当帰，芍薬などを選ぶ。化瘀は活血より作用が強く，紅花，桃仁などを用いる。

血府逐瘀湯　……………………活血化瘀

桃仁12g　紅花9g　当帰9g　生地黄9g　川芎5g　赤芍6g
牛膝9g　桔梗5g　柴胡3g　枳殻6g　甘草3g

　本処方の構成は，まず「四物湯」に活血薬の桃仁，紅花を加えた「桃紅四物湯」が基本となっている。「四物湯」中の4薬を次のように変化させている。当帰は活血作用の強い当帰尾に変え，熟地黄は，補の作用が強く粘りがあるので生地黄に変えて血行をよくし，芍薬は発散力のある赤芍に変えて活血作用を強め，川芎は少し量を増やして，逐瘀作用を強めるようにしている。方中にあるもう1つの基本処方は「四逆散」で，肝気鬱結に対する基本処方である。血を蔵する肝を開き柔らげ瘀血の発生を防ぐ。以上のものに牛膝と桔梗を加える。牛膝は活血作用と上部の瘀血を下にひきさげ，桔梗は薬の効果を上に及ぼす。牛膝と桔梗は気血の上行・下行を調整する。全薬総合して気滞血瘀を治療する処方となる。

　本方は清代の王清仁によって創られた活血の代表処方である。清代以前の治療は傷寒方が主流で，血瘀の概念がまだ明確ではなかった。王清仁は体を上中下に分け，上部（横隔膜より上）の瘀血を取り除く「血府逐瘀湯」，中部の瘀血に対する「膈下逐瘀湯」，下部の瘀血に対する「少腹逐瘀湯」を作った。府とは物の集まる中心部を意味し，心部のあたりを指す。

［加減］
　痛みが強いとき────延胡索・蒲黄・五霊脂・乳香・没薬
　寒があるとき────桂枝・細辛
　熱があるとき────黄連・黄芩
　痰があるとき────半夏・栝蔞

冠元顆粒　……………………活血化瘀・理気止痛

　丹参・赤芍薬・紅花・川芎────活血化瘀
　木香・香附子────理気止痛

　本方は中国の郭士魁先生の創作した，狭心症による心痛を治療する主方で，活血化瘀の作用がある。主薬の丹参は「丹参一味の効能は四物湯と同じ」といわれるほどの補血活血作用がある。川芎は活血作用と，香附子，木香と同じく理気止痛作用がある。紅花，赤芍薬は丹参，川芎の活血作用を増加させる。狭心症の心痛治療に長期的に用いることができ，心筋梗塞の予防にも効能がある。

複方丹参片　……………………活血理気・開竅

　丹参・三七────活血化瘀
　氷片────芳香開竅

　本方も中成薬の1つで，手軽に利用でき，中国では心臓の悪い人が手もとに常備しておく有名処方である。現在，日本には「冠元顆粒」がある。
　丹参は古典の処方で用いられることの少ない生薬である。香りによって塞ぎを開くとともに，優れた活血，止痛の作用をもっている。

癒風寧心片　……………………活血止痛

　中国で販売されている中薬錠剤で，活血通脈作用のある葛根を主薬とした方剤である。最近，葛根には冠状動脈硬化を緩和する効能があることが認められるようになり，血圧が少し高い，狭心症，高脂血症の患者に用いる。
（組成略）

心梗合剤　……………………益気活血

　党参・黄耆・黄精────補気
　丹参・赤芍・鬱金────活血
　陳皮────理気

　本方は気虚による心筋梗塞に用いる処方である。慢性の心筋梗塞は血瘀症状が現れる以前に，倦怠感，息ぎれなど気虚の症状が現れることが多く，本処方はこのような段階で使用される。「冠元顆粒」の補助として使うこともできる。

補中益気湯と桂枝茯苓丸または冠元顆粒を併用する

「血府逐瘀湯」と「補中益気湯」を併用すると，心痛に効果があると思われる。しかし，「血府逐瘀湯」は日本で入手できないため，「補中益気湯」と「冠元顆粒」あるいは「補中益気湯」と「桂枝茯苓丸」を併用する。補中益気湯の優れた補気作用によって，心気を増強させ瘀血を推動させることが期待される。

補陽還五湯 …………………………… 活血化瘀・補気

```
黄耆60 ──────────── 補気
当帰6・赤芍6・川芎3 ┐
紅花3・桃仁3        ┘ 養血活血
地竜3 ──────────── 通絡
```

本方は半身不随，脳梗塞，脳血管後遺症など，主に血管障害の症状に用いる処方である。当帰，紅花，川芎，桃仁，赤芍は活血作用によって経絡の閉塞を通じ，地竜は経脈中の瘀血を除去する。また，補気昇陽の黄耆が大量に使用されているので，気虚症状をともなう心痛に適している。

4 ── 陰血不足

【症状】
◇心灼痛───陰血が不足して虚火が生じ，熱感をともなう心痛が現れる。
◇動悸───陰血が不足して心を養うことができず，心の血脈を主る機能が低下した症状である。
◇心煩・不眠・眩暈───虚火が心の蔵神機能を攪乱した症状である。
◇口渇───虚火が津液を消耗して生じる津液不足の症状である。
◇微熱───陰虚火旺の症状である。
◇舌質紅少津───紅は熱を示す色。熱によって津液が消耗され，舌面の潤いは少なくなる。
◇脈細数───脈細は陰血の不足，数脈は熱の存在を示す。

【治療原則】滋陰養血・清熱安神

酸棗仁湯 …………………………… 補血・安神・清熱・除煩

```
酸棗仁 ──────────── 養血安神
茯苓（安神）・炙甘草 ── 健脾
川芎 ──────────── 理気活血
知母 ──────────── 清熱除煩
```

本方は，熱証をともなう不眠を治療する代表処方で，作用の及ぶ臓腑は「血脈を主る」心と，「血を蔵する」肝である。主薬の酸棗仁の養血安神作用と知母の清熱作用によって心煩を治療する。活血の川芎，滲湿安神の茯苓が配合されているので，心神不安，不眠心煩の症状をともなう心痛に適する。

天王補心丹　………………………………滋陰安神

```
生地黄・天門冬・麦門冬 ———— 滋陰清熱
丹参・当帰 ———————————— 補血活血
党参・茯苓 ———————————— 補気健脾
柏子仁・酸棗仁・遠志 ————— 補血安神
桔梗 —————————————————— 載薬上行
```

　本方は心腎陰虚に対する代表処方である。「酸棗仁湯」にくらべ滋陰補血作用が強く，腰痛，のぼせ，動悸，イライラ，不眠，口乾などの陰虚火旺の症状をともなう心痛に用いることができる。

滋陰降火湯　………………………………滋陰補血・止咳化痰

```
地黄・芍薬・当帰　　　　┐
麦門冬・天門冬　　　　　┘ 滋陰養血
知母・黄柏 ———————————— 滋陰降火
白朮・陳皮・甘草 ——————— 健脾和胃
```

　「酸棗仁湯」「天王補心丹」は清熱作用が充分とはいえないので，肺腎を滋補する作用のある本方を併用する。また，本方は心に働く力が弱いため，併用によって効能を補完しあうようにする。

生脈散（麦味参顆粒）　……………………益気養陰

```
人参 ————————————————— 益心気
麦門冬 ————————————————— 益心陰
五味子 ————————————————— 収斂心陰
```

　本方は心の気と陰を補う基本処方である。気血が虚して息ぎれ，多汗，脈が弱いなどの心症状に用いる。方名のとおり脈を生む効能があり，気陰不足の不整脈を治療できる。陰血が不足して虚火が上炎した，口渇，苔少の熱証がみられる場合，活血薬の辛味は陰血を消耗しやすい性質があるため乱用してはいけない。本方中の成分はいずれも潤いをもち，気陰を養う作用があり，長期的な使用が可能である。

6 ── 陽気不足

【症状】

◇心隠痛 ——— 陽気不足によるシクシクした痛みで，強烈なものではない。
◇胸悶・息ぎれ・動悸・倦怠感 ——— 気虚によっておこる症状である。
◇手足が冷える ——— 陽気が不足して末端の手足に届かない症状である。
◇自汗 ——— 気の固摂作用が失調して，体内の津液が自然に流出する症状である。
◇舌淡胖・苔白 ——— 陽気不足によってはれぼったい舌となる。苔白は熱がないことを示す。
◇脈虚 ——— 陽気が不足した弱い脈。

【治療原則】 補益心気・温通心陽

心痛

人参湯 …………………………… 温中去寒・補気健脾

```
人参 ──────── 補益脾胃
乾姜 ──────── 温中散寒
白朮 ──────── 健脾燥湿
甘草 ──────── 諸薬の調和
```

本方は脾胃虚寒に対する代表処方である。心脈は胃気を基本として活動しているので、中焦を温めることによって心陽が充足されれば、心の症状が改善される。

甘麦大棗湯 …………………………… 養心安神

```
大棗（養心気血）・小麦（養心気陰） ┐
甘草（養心気）                      ┘ 安神
```

本方は心虚による精神症状に用いる処方である。大棗、小麦、甘草の3薬はゆっくり心気と心陰を補う作用がある。動悸があって多少鬱傾向のある心痛症状に用いることが多い。

真武湯 …………………………… 温陽利水

```
熟附子・生姜 ──────── 温陽
茯苓 ──────────── 利水
白朮 ──────────── 健脾燥湿
白芍 ──────────── 養陰
```

本方は全体の陽が虚して、水湿を運化できないためにおこる浮腫に用いる処方である。陽の源である腎に作用して全身を温め陽気をめぐらせ、心隠痛をやわらげる。茯苓の利水薬作用によって、水湿が上泛して心陽の働きが弱くなった動悸、息ぎれ、冷え、浮腫を治療する。

保元湯 …………………………… 補気温陽

```
黄耆6・人参6 ──────── 補気
肉桂1.5 ──────────── 補陽散寒・納気
炙甘草3 ──────────── 補心気
```

本方は心陽不足による狭心症に用いる処方である。補気作用が優れており、特に肉桂は腎の納気作用を強めるため、呼吸が浅い、息ぎれ、動悸のある心痛に効果がある。

山楂子　（活血化瘀）

これは処方ではなく、山楂子単味をお茶がわりに服用するものである。本薬は血分に入り、血瘀を除き気をめぐらせるので、気滞血瘀に対して効果がある。肉積を消化する作用があるため、高脂血症の治療にも効果がある。飲みやすく心痛の予防に役立つ薬物である。

分類	症状	治療原則	方剤
寒邪犯心	心胸部の絞扼痛，身体・手足の冷え 冷汗，息ぎれ，動悸，舌苔薄白，脈緊	去寒通陽 活血宣痹	当帰四逆湯 当帰四逆加呉茱萸生姜湯 ＊蘇合香丸
痰濁中阻	心悶痛，痰が多い，悪心，嘔吐，軟便 食欲不振，舌苔白滑，脈滑	温化痰飲 宣痹通陽	＊栝蔞薤白半夏湯 苓甘姜味辛夏仁湯 半夏厚朴湯＋苓桂朮甘湯 小陥胸湯
血脈瘀阻	心刺痛，胸悶，息ぎれ，動悸，舌質暗 舌質瘀斑，脈結代	活血化瘀 通脈止痛	血府逐瘀湯 冠元顆粒 ＊複方丹参片 ＊癒風寧心片 ＊心梗合剤 ＊補陽還五湯 補中益気湯＋桂枝茯苓丸
陰血不足	心灼痛，動悸，心煩，不眠，眩暈 口渇，微熱，舌質紅乾，苔少，脈細数	滋陰養血 清熱安神	酸棗仁湯 天王補心丹 滋陰降火湯 生脈散（麦味参顆粒）
陽気不足	心隠痛，胸悶，息ぎれ，動悸，倦怠感 手足の冷え，自汗，舌淡胖，苔白，脈虚	補益心気 温通心陽	人参湯 甘麦大棗湯 真武湯 ＊保元湯

＊日本にない方剤

不眠症

　不眠は中医学では「不寐」といい，古文では「不得眠」（眠を得ず）と書かれることがある。中医学ではこのように不眠という病名があり，独立した病証としてあつかわれている。病名がいかなるものであっても，不眠が患者にとって苦痛な症状である。不眠の治療薬としては「酸棗仁湯」や「天王補心丹」が一般的であるが，不眠の病因も1つではないので，症状の違いを区別しながら，不眠の治療方法を選びたい。

病因病機

1 ── 情緒失調

　中医学では情志は喜・怒・憂・思・悲・恐・驚の七情に分けられる。「怒れば気が上がり，喜べば気が緩み，悲しめば気が消え，……思えば気は結ばれる」として，精神活動が過度に長時間続くと，臓腑の気血に悪い影響を及ぼすと考えられている。また七情の種類によって影響をうける臓腑もそれぞれ異なっている。

　心配で眠れない，興奮して眠れない，腹が立って眠れないなど，不眠と特に関係の深い情緒は，憂・怒・思・悲の4つである。そして不眠と関係する臓腑は心・肝・脾の3つである。情緒の変化の影響をうけて，3臓腑の機能が失調すると，次のような機序を経て不眠がおこる。

【心】「心は神を蔵す」。これは心の生理機能の1つである。「神」とは狭義にはさまざまな精神活動，意識を意味する。心が「神」を蔵することができるのは，心が血脈を主る臓腑で，心はすべての血脈を集め，血液の運行を調節しているからで，「神」は血の養分を得て，精神を安定させることができる。過度の精神労働が続くと，各臓腑の精気は消耗される。まず心血が少なくなると，「心不蔵神」となり，不眠が現れる。さらに心血が不足すると，陰と陽の均衡が崩れて，心火が亢進し，大いに暴れて心を傷めつけるため，「心神」を蔵することができなくなる。イライラして寝つきが悪くなる，これは心火の症状の特徴である。

【肝】「肝は血を蔵す」または「肝は血の海」ともいわれ，肝は血液を貯蔵しており，心とともに血と関係の深い臓腑である。血液の中には魂が宿る（血舎魂）とされているため，「肝は血を蔵す」は「肝は魂を蔵す」といいかえることもでき

る。「魂」もまた精神活動に関与しており，血に滋養されて活動を安定させている。しかし，憂鬱や激しい怒りによって肝を傷つけると，蔵血機能は失調して肝血は減少し，魂は外へ流出してしまうため熟睡できなくなる。

【脾】「脾は思を主る」。考えすぎたり，心配ごとがあると食欲は減退する。考えすぎは中焦脾胃の運化機能を失調させるため，気血の生成が少なくなる。心に届く血が不足すると，「心神」は養分を失い不安定状態の不眠が生じる。脾と不眠の関係はそれほど密接なものではない。しかし，気血を生む源である脾と，血脈を主る心は，五行の関係では心（火）は脾（土）の母臓であるため，脾の病変はすぐに心に影響を及ぼし，心血虚による不眠の症状が現れる。

情緒失調はこのように心・肝・脾3臓腑の機能に影響を与え，不眠が生じる。治療は心の治療を中心に行うが，肝の問題，脾の問題を並行して解決してゆくことを忘れてはならない。

2 ── 心脾両虚

気血が不足する原因は，情緒失調のほかにも沢山ある。例えば，病気，手術や外傷，生理過多，出産，加齢による気血の減少などである。

血が不足して心神を滋養できないと「心不蔵神」となるため不眠がおこる。不眠は気虚によっておこることは少なく，多くは血虚によっておこる。張景岳も「病因となる邪気がなくても不眠がおこるのは，営血が不足するためである」と述べているように，虚証に属する不眠は，営血不足に原因があると考えてよい。

3 ── 心腎不交

心と腎の関係によって生じる不眠である。心は上焦にあり火を主り，腎は下焦にあり水を主っている。そして心の陽が下降して腎水の氾濫を制し，腎陰が上昇して心陰を滋養し心火のたかぶりを抑える。心火と腎水，つまり陰と陽が互いに昇降，協調して平衡を保つ関係を心腎交通という。この均衡状態が破れた場合を心腎不交といい，心腎不交は，腎水が上昇できないときと，心火が下降できないときの2通りの原因がある。不眠は腎陰が虚して上昇できないため，心火が亢盛となる「陰虚火旺」によっておこる。治療法は腎陰を養い，心の虚火を清することである。

4 ── 肝鬱血虚

肝血虚によっておこる不眠の病機は2つある。まず，先に述べたように肝血の中に舎っている「魂」が，肝血虚によって留まるべき場所を失い外へ出ていってしまうためである。もう1つは，肝陽の上亢による不眠である。肝気はもともと上昇する性質をもっており，肝血（陰）が少なければ，肝陽はいっそう旺盛になる（高血圧患者の頭痛や，目の充血は肝陽上亢のよい例である）。しかし，肝陽上亢は不眠の直接原因ではなく，肝と心の関係によって不眠がおこる。五行学説では肝（木）は心（火）の母であるため，母の熱病が子である心に伝わって，心の蔵している「神」をわずらわすため不眠が生じるのである。治療法は養血疏肝すると同時に清熱する。

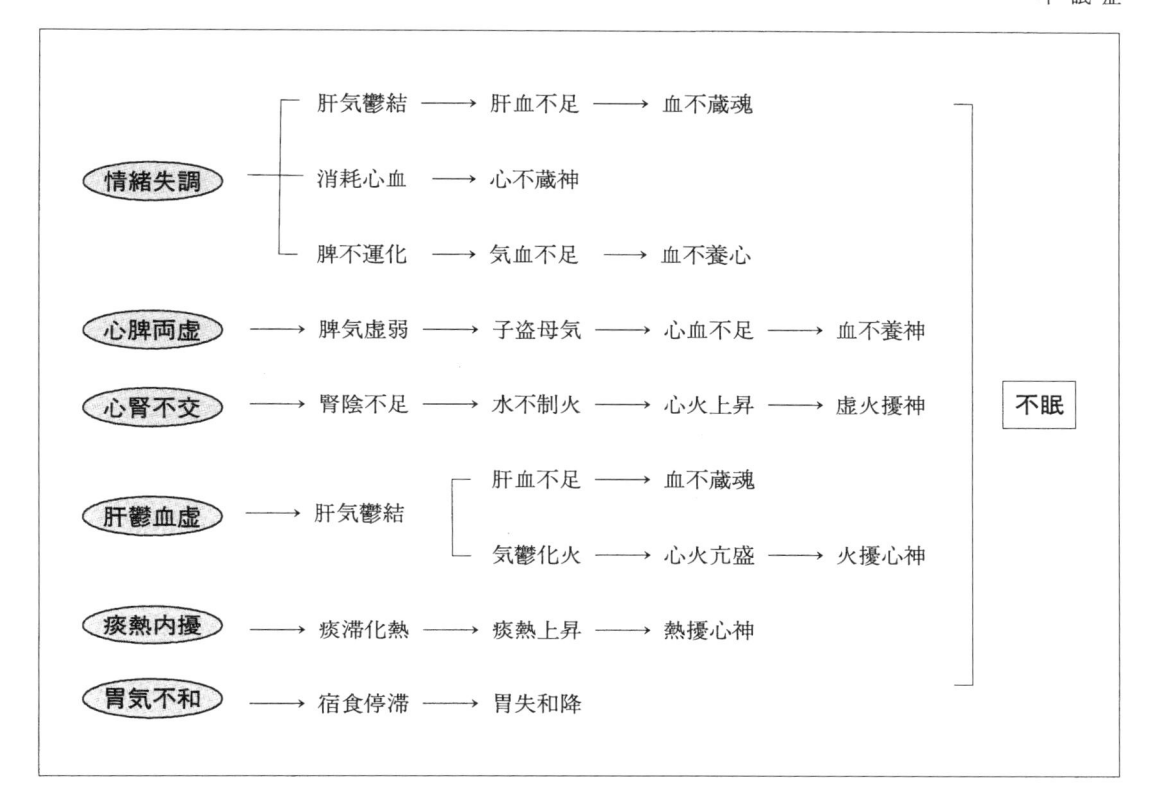

```
┌─────────────────────────────────────────────────────────────────────┐
│  ┌──────┐   ┌─ 肝気鬱結 ──→ 肝血不足 ──→ 血不蔵魂 ─┐                │
│  │情緒失調├──┼─ 消耗心血 ──→ 心不蔵神              │                │
│  └──────┘   └─ 脾不運化 ──→ 気血不足 ──→ 血不養心  │                │
│  ┌──────┐                                          │                │
│  │心脾両虚├── 脾気虚弱 ──→ 子盗母気 ──→ 心血不足 ──→ 血不養神       │
│  └──────┘                                          │                │
│  ┌──────┐                                          │                │
│  │心腎不交├── 腎陰不足 ──→ 水不制火 ──→ 心火上昇 ──→ 虚火擾神  ┌───┐│
│  └──────┘                                                     │不眠││
│  ┌──────┐             ┌─ 肝血不足 ──→ 血不蔵魂            │   │
│  │肝鬱血虚├── 肝気鬱結 ┤                                         │   │
│  └──────┘             └─ 気鬱化火 ──→ 心火亢盛 ──→ 火擾心神 │   │
│  ┌──────┐                                                         │   │
│  │痰熱内擾├── 痰滞化熱 ──→ 痰熱上昇 ──→ 熱擾心神                 │   │
│  └──────┘                                                         └───┘│
│  ┌──────┐                                                              │
│  │胃気不和├── 宿食停滞 ──→ 胃失和降                                   │
│  └──────┘                                                              │
└─────────────────────────────────────────────────────────────────────┘
```

5 ── 痰熱内擾

　これまでは，虚証の不眠について述べてきた。次は実証の不眠について述べる。

　痰熱は湿より発生する。湿は，食生活のかたより（脂っこいもの，しつこい味のものあるいは飲酒），季節の影響（梅雨や高湿度）または臓腑の機能失調によって，水分が体内に停滞したものであり，湿の密度が濃くなったものが痰である。湿と痰は双方とも陰に属しており動きがにぶく，1カ所にじっと停滞する。痰の停滞が長びくと熱性をもち，痰と熱は互いに結して痰熱となる。痰熱が熱の性質によって上昇し，心神を犯すと不眠がおこる。

6 ── 胃気不和

　胃気の不足，あるいは暴飲暴食などで胃を損傷したため，水穀を受納し腐熱する機能が失調し胃脘部に食滞がおこる。食物が長く胃に停滞して胃気の下降を妨げ，胃気が上逆すると不眠がおこる。胃がムカムカして，ゆっくり横になることもできないような状態が現れる。胃気不和によっておこる不眠は，原因である宿食を取り除けばよいので，治療しやすいタイプである。しかし，食滞が長びいて痰熱に変化すると，その除去は容易でなく治療は困難となる。慢性胃腸疾患の患者は常に胃部に不快感があり，熟睡することができないのはこのためである。

弁証論治

1 ── 心脾両虚

【症状】
◇寝つきが悪い・夢が多い・眠りが浅い ── 心血が虚して心神を養う基礎物質が不足するため,「心不蔵神」となりぐっすり眠れない。
◇動悸 ── 心は脈を主っているので, 心血虚は脈の異常をひきおこす。
◇倦怠・無力 ── 脾は四肢を主るので, 脾気虚になると推動機能も減退する。
◇食欲不振 ── 脾気虚による運化機能減退の症状。
◇食後の腹脹 ── 脾気虚で, 運化無力となる。虚証の気滞症状である。
◇顔色が悪い ── 気血の不足による症状。
◇安静を好む ── 気血が不足して動きたくない。
◇舌淡・舌苔薄白 ── 気血が虚しているための舌象。
◇脈弱 ── 推動力減退による虚の脈象である。

【治療原則】補益心脾・養血安神

帰脾湯 ･････････････････････････ 益気補血・健脾養心

人参・炙甘草・黄耆
白朮・大棗・生姜 ── 補脾益気・和胃(脾)
木香 ── 理気健脾
当帰・竜眼肉・酸棗仁 ── 補血安神
遠志・茯神 ── 安神 (心)

本方は気血を補う作用によって, 気血を生成する源である脾を強める方剤である。不眠薬ではないが, 脾の母にあたる心の血を増加させ安神させれば, 不眠に効果をあげることができる。

加味帰脾湯 ･････････････････････････ 気血双補・清熱

本方は「帰脾湯」に清熱薬の柴胡・山梔子を加えたものである。心火旺盛による心煩, イライラ, 舌尖部が紅いなどの熱症状をともなう不眠に効能がある。(組成略)

[加減]:「帰脾湯」あるいは「加味帰脾湯」は, 安神作用が充分とはいえないので, 症状に応じて下記のような重鎮安神薬を加える。

耳鳴 ── 磁石 (補腎納気), 高血圧 ── 真珠母 (平肝安神), 多夢 ── 竜骨 (鎮驚),
寝汗 ── 牡蛎 (収斂止汗), 喘息 ── 紫石英 (止喘), 長期の不眠 ── 琥珀 (活血)

甘麦大棗湯 ･････････････････････････ 養心安神・健脾

小麦・甘草・大棗 ── 養心安神・益気滋陰

本方は甘潤平補の薬によって組成されており, 心虚を主とする不眠に適した処方である。本方は養

心安神作用が強く，ヒステリー，鬱症，精神病，てんかんなど精神症状をともなう不眠に用いる。

2 —— 心腎不交（または陰虚火旺）

【症状】
◇心煩・不眠——腎水が上に昇れないため心火が旺盛になって，心神を乱すことによっておこる。
◇手足の裏が熱っぽい——陰経に熱があるために生じる陰虚火旺の症状。
◇寝汗——虚火が動いて津液を外へおい出すと寝汗になる。
◇口乾——陰津の不足を表す症状。
◇遺精・夢精——腎陰虚で虚火が精室を犯し，精液が体外へ流失する症状。
◇健忘・耳鳴——腎精の不足による脳髄空虚の症状である。
◇腰痛——骨を主る機能の低下による症状。
◇舌暗紅・舌苔少——陰虚して虚熱がある。
◇脈細数——血虚と熱を示す脈象。

【治療原則】滋陰降火・交通心腎

　心腎不交による不眠の例は非常に多いが，残念ながらこれに対する適当なエキス剤は少ないようである。「滋陰降火湯」なども考えられるが，安神作用が足りないので，不眠薬としての効果は満足できるものではない。

天王補心丹　……………………………………滋陰清熱・養心安神

生地黄・天門冬・麦門冬————滋陰・清熱
丹参（除煩・清熱）・当帰————補血・活血
党参・茯苓————補気健脾
柏子仁（心）・酸棗仁（肝）
遠志（交通心腎）　　　　————補血安神
桔梗————薬効を上行

　本方は日本でも市販されている中成薬で，陰虚火旺の不眠を基本から治療できる，使いやすい処方である。

　生地黄，天門冬，麦門冬の3薬は滋陰と清熱作用がある。陰を増加させて火を制す。方中に，直接に養心安神作用のある酸棗仁，柏子仁，遠志が配合されているので，安眠作用は強い。方中に滋陰薬が多く粘りがあるため，胃弱の人は胃もたれすることがある。この処方が入手できなければかわりに「六味地黄丸」と「桂枝加竜骨牡蛎湯」を併用させてもよい。

六味地黄丸と桂枝加竜骨牡蛎湯を併用する

　「六味地黄丸」によって腎陰を補う。「桂枝湯」の営衛調和の作用によって，心腎の陰陽を交通させ，竜骨，牡蛎によって心神不安をしずめる。「桂枝加竜骨牡蛎湯」は男性の遺精，女性の夢交を治療する処方であるが，「六味地黄丸」と併用して，熱症状が少ない不眠を治療できる。

交泰丸 ……………………………………………清熱・交通心腎

```
黄連6 ――――――――――― 清心熱
肉桂1 ――――――――――― 引火帰元
```

本方は心腎不交に対する代表処方である。夜間に神経がたかぶる，不安感，動悸といった心火旺の症状が強い不眠に用いる。日本で入手することはできないが，組成はいたって簡単である。黄連で心熱を清し，少量の肉桂によって心火を腎に至らせて心と腎を協調させる。

黄連阿膠湯 …………………………………………滋陰泄火

```
黄連・黄芩 ――――――――――― 清心熱
阿膠・白芍 ――――――――――― 養心陰
鶏子黄 ――――――――――――― 補陰
```

本方は陰虚火旺の不眠に対する処方である。舌紅の症状をともなう口内炎にも用いられる。急性の高熱によって陰津が消耗された，一時的な不眠や，慢性疾患をともなう栄養不良による不眠にも使用できる。白芍，阿膠，鶏子卵の滋養する力は強い。黄連，黄芩，白芍は煎じて，阿膠は溶かして，卵黄は服用する直前に湯液に加える。

　心腎不交の不眠に用いる3処方のうち，安眠作用が最も強いのは「天王補心丹」で，熱証が少ない症状に適している。熱証のある不眠には「交泰丸」あるいは「黄連阿膠湯」が適している。

3 ── 肝鬱血虚

【症状】
◇寝つきが悪い・夢が多い・驚きやすい────肝血虚による症状。
　肝血が虚して魂を宿しておくことができないため不眠がおこる。
◇胸脇脹満・ためいき────肝気鬱結による症状。
◇怒りっぽい・イライラする・目が充血────肝熱による症状。
◇舌紅・舌苔黄────熱を示す舌象。
◇脈弦数────弦脈は肝の脈，数脈は熱を示す。
【治療原則】疏肝養血・安神

酸棗仁湯 …………………………………………補血安神・清熱除煩

```
酸棗仁（補肝血）・茯苓（健脾）――― 安神
炙甘草 ――――――――――――― 健脾
川芎 ―――――――――――― 理気活血・疏肝
知母 ―――――― 滋陰清熱　川芎の燥性を制す
```

本方は熱証をともなう不眠に対する代表的な処方である。特に，肝鬱あるいはストレスによっておこる不眠に効奏する。本方の主薬は酸棗仁で，酸棗仁の酸味は肝の好む味で，肝に入って肝血を補う。

川芎も肝に入経し，辛味の発散作用によって肝の疏泄をはかる。この２薬で肝を調整して，肝鬱血虚を治療する。ただし，酸棗仁は収斂作用があるので，舌苔が厚く湿が多い場合は用いないほうがよい。炒った酸棗仁は安眠，生の酸棗仁は瀉肝作用があるので，生薬を配合するときには使いわけるとよい。知母は滋陰，清熱作用によって心煩，のぼせ，舌紅などの火証を治す。

疏肝作用が弱いので，肝鬱が強い場合は「加味逍遥散」を併用する。

清肝安神作用を強めたいときは「柴胡加竜骨牡蛎湯」を併用する。

「加味逍遥散」と「柴胡加竜骨牡蛎湯」を併用することも考えられる。

肝鬱の解消には，薬にたよるばかりでなく，気分転換をはかり，精神をリラックスさせることも重要である。笑い話になるが，私の知人は長年ひどい不眠症で悩んでいた。外国に移り外国語の習得が火急のこととなって，不眠を意識することがなくなったとき，不眠はすっかり治ってしまったという。眠れないとき，中医学学習の録音テープをお聞きになるのも一法かも知れない。

4 ── 痰熱内擾

【症状】
◇不眠・心煩────痰熱が上昇して心神を乱すことによっておこる。
◇口苦────熱の性質によって胆汁が上にのぼってくる。
◇眩暈────痰が上昇して清陽の頭部を乱すことによっておこる。眩暈の症状は痰熱による不眠に特徴的に現れる。
◇頭重────痰湿が停滞しているため頭が重く感じられる。
◇舌紅・苔黄膩────紅舌は熱，黄膩苔は痰熱を表す。
◇脈滑数────滑脈は実邪である痰の停滞，数脈は熱を示す。

【治療原則】清熱化痰・安神

竹茹温胆湯　……………………清熱化痰・疏肝益気

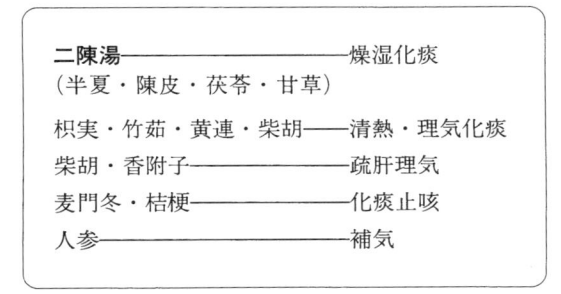

二陳湯────────燥湿化痰
（半夏・陳皮・茯苓・甘草）
枳実・竹茹・黄連・柴胡────清熱・理気化痰
柴胡・香附子────────疏肝理気
麦門冬・桔梗────────化痰止咳
人参────────補気

本方は痰熱が上擾した熱症状の強い不眠に用いる。方中の「温胆湯」で痰湿を除き，黄連，柴胡で清熱して熱痰の上昇をとめる。安神薬は少ないが，痰熱を駆除すれば脳の興奮は抑えることができ，不眠も治る場合が多い。方中の枳実は上に溜まった痰熱を下行させるので，眩暈（痰熱による不眠にみられる特徴的症状）に効果がある。舌苔が消え痰熱が治療された後も，なお不眠症状が残るようであれば，先にあげた「酸棗仁湯」を使うが，この処方には収斂作用があるので，痰湿が残っている間は逆効果になるため使ってはならない。あせらず順を追っていけば快癒する。

星火温胆湯 ……………………………… 清熱化痰・安神

日本で市販されている中成薬である。方中の「温胆湯」（半夏・陳皮・茯苓・甘草・枳実・竹茹）で痰湿を除き，黄連で清熱して熱痰の上昇をとめる。安神作用のある酸棗仁も配合されているので，不眠に対する効果がある。

5 ── 胃気不和

【症状】
◇不眠───胃気が下降せず上逆して心神を乱すため眠れない。
◇宿食・腹部脹満・腹痛───未消化物の停滞による症状である。
◇悪心・嘔吐・腐臭のあるゲップ───胃濁が上逆しておこる症状である。
◇下痢または便秘・舌苔黄膩───脾の運化機能が失調して湿が停滞する症状。
◇脈滑弦数───滑弦脈は実邪，数脈は熱が存在することを示す脈象である。

【治療原則】和胃化滞（宿食を下降させて胃を和らげる）

保和丸 ……………………………… 消食和胃・清熱

```
山楂子（肉類）・神曲（酒類） ┐
莱菔子（麺類）               ┘ 消食
半夏・陳皮（行気化滞）      ┐
茯苓（健脾利湿）            ┘ 化痰和胃
連翹 ──────────────── 清熱・散結
```

本方は食べ過ぎによる胃もたれに使用する，消化専門の丸剤である。方中には連翹が配合され，宿食によって生じる熱の処置も考慮されている。

焦三仙 ……………………………… 化食消導

```
山楂子・麦芽・神曲 ──────── 消食和胃
```

日本で市販されている中成薬の1つ。胃腸虚弱で，食欲不振のとき煎じ薬を服用しにくいことがある。このような場合，本方は手軽に使用できる消導薬である。

調胃承気湯 ……………………………… 緩下熱結

```
大黄・芒硝 ──────── 瀉火通便
甘草       ──────── 調和
```

本方は清胃熱の作用が優れている穏やかな瀉下剤である。便秘の症状をともなう不眠に用いる。

不眠症

病理と証	症　　　　　状	治療原則	方　　　剤
心脾両虚	寝つきが悪い，夢が多い，眠りが浅い，動悸 倦怠無力，食欲不振，食後の腹脹，顔色が 悪い，安静を好む，舌淡，舌苔薄白，脈弱	補益心脾 養血安神	帰脾湯 加味帰脾湯 甘麦大棗湯
心腎不交	心煩，不眠，手足の裏が熱っぽい，寝汗 咽乾，遺精，健忘，耳鳴，腰痛 舌暗紅，舌苔薄，脈細数	滋陰降火 交通心腎	天王補心丹 六味地黄丸 　　　　　＋桂枝加竜骨牡蛎湯 ＊交泰丸 ＊黄連阿膠湯
肝鬱血虚	寝つきが悪い，夢が多い，驚きやすい 胸脇脹痛，ため息，怒りっぽい，イライラ 目赤，舌紅，または舌苔黄白，脈弦数	疏肝養血 安神	酸棗仁湯
痰熱内擾	不眠，心煩，口苦，眩暈，頭痛，痰多 舌紅，舌苔黄膩，脈滑数	清熱化痰 安神	竹茹温胆湯 星火温胆湯
胃気不和	不眠，宿食，腹部脹満，腹痛，悪心，嘔吐 ゲップ，下痢または便秘，舌苔黄膩 脈滑弦数	和胃化滞	＊保和丸 焦三仙 調胃承気湯 ＊半夏秫米湯

＊日本にない方剤

半夏秫米湯　　　　　　　　　　　　　　　消食・化痰・通便

```
半夏 6 ─────────── 化痰
高粱 12 ────────── 消食
```

　本方は，食べ過ぎによる不眠の処方である。秫米（高粱）を多く使って消化力を強め，半夏によって痰を取り除き，嘔吐を止める作用もある。

不眠によく使われる生薬　夜交藤・合歓皮・磁石・真珠母・酸棗仁・柏子仁

安眠剤を服用する時間　午後1回，夜1回服用する。日中に眠くなると困るので午前中は服用しない。

嗜眠　不眠の反対症状である嗜眠は，脾虚・湿盛・陽虚によって生じる。証に応じて治療には次の方剤を用いる。

　　脾虚 ──「六君子湯」
　　湿盛 ──「平胃散」
　　陽虚 ──「人参湯」

鬱　証

　「凡そ病は，鬱によりておこること多し」といわれるように，精神的な要素による疾患は非常に多い。中医学における病因学のうち，七情（喜・怒・憂・思・悲・恐・驚）は重要な発病原因とされている。

　中医学の「鬱証」は西洋医学の「鬱病」にくらべ範囲が広く，自律神経失調症，心身症，神経症，神経衰弱，更年期障害，不眠症，痴呆症など多くの病症を包括している。さらに別疾病に随伴する鬱症状も，すべて鬱証の弁証論治を摘要することができる。

　古典に「鬱とは滞りて不通の意なり」とあるように，鬱とは何かが鬱結した状態である。朱丹溪（元代）は鬱証を分類し，「六鬱学説」を提唱した。

　六鬱のうち，最も多く発症するものは気鬱で，他の鬱も気鬱とともに現れるため，理気法は鬱証に対する最も基本的な治療法であるといえよう。

```
   朱丹溪の六鬱学説
 気鬱　──　理気解鬱
 血鬱　──　活血解鬱
 痰鬱　──　化痰解鬱
 湿鬱　──　利湿解鬱
 熱鬱　──　清熱解鬱
 食鬱　──　消食解鬱
```

病因病機

1 ── 肝気鬱結

　肝は春の樹木のようにのびのびと生長，発散，疏泄できる状態を好み，鬱した状態を嫌う。憂鬱，怒り，ストレスなどの精神的な要素によって肝の疏泄機能は失調し，肝気のめぐりが停滞し，肝気鬱結（気鬱）が生じる。

　肝気は鬱結して長びくと化熱し，肝火となって上昇して心火（五行学説では肝の子臓にあたる）に影響が及ぶと，心肝火盛の状態（熱鬱）となる。

　肝気が停滞して血を推動する力が弱まると，血が滞って血瘀の症状（血鬱）が現れる。特に肝は蔵血を主る臓腑であるため，肝機能の失調は血の運行に影響を与えやすい。

　肝木は脾土を克する関係にある。このため肝気鬱結は脾胃の運化機能を低下させ，痰湿の停滞（痰鬱・湿鬱）をまねく。飲食の運化ができない場合は，食物の停滞（食滞）が生じる。

　このように，肝気鬱結は鬱証の主要な原因である。初期段階では実証に属することが多く，治療は疏肝理気の方法を中心に用いる。

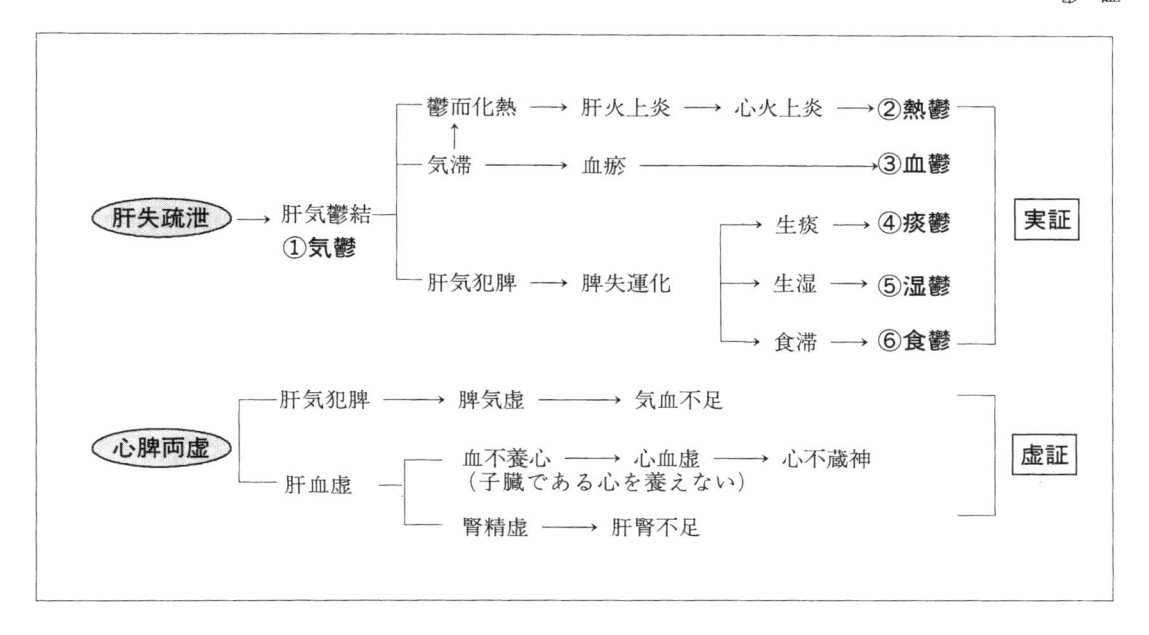

```
                                           ┌ 鬱而化熱 → 肝火上炎 → 心火上炎 → ②熱鬱 ┐
                                           │             ↑                              │
                          ┌ 肝気鬱結 ┬── 気滞 ───── 血瘀 ─────────── ③血鬱 │
   ╭─────╮              │   ①気鬱   │                          ┌ 生痰 → ④痰鬱 │  ┌────┐
   │肝失疎泄│ → │           │                          │                 │  │実証│
   ╰─────╯              └ 肝気犯脾 → 脾失運化 ┼ 生湿 → ⑤湿鬱 │  └────┘
                                                               └ 食滞 → ⑥食鬱 ┘

                          ┌ 肝気犯脾 ──── 脾気虚 ──── 気血不足 ┐
   ╭─────╮              │                                                     │  ┌────┐
   │心脾両虚│ │           ┌ 血不養心 ── 心血虚 → 心不蔵神 │  │虚証│
   ╰─────╯              └ 肝血虚 ┤   （子臓である心を養えない）          │  └────┘
                                       └ 腎精虚 ── 肝腎不足                   ┘
```

2 ── 心脾両虚

　肝気鬱結の状態が長期化すると体内の各臓腑に影響し，特に脾気と心血の損傷が現れる。脾は気血を生む源である。肝鬱により，脾の運化機能が失調すると，気血不足がおこる。

　肝は血臓である。長期にわたる肝鬱は肝血を消耗すると同時に，肝の子臓である心血も不足する。心血虚によって心の蔵神機能が影響をうけると精神的な症状が悪化する。

　肝と腎の2臓は「肝腎同源」ともいわれ，特に関係が深い。長期的な肝血虚は腎精虚をまねき，肝腎不足，特に肝腎の陰虚症状がみられることになる。肝腎陰虚は老人性の鬱証に多くみられ，治療は腎から考える必要がある。

弁証論治

1 ── 肝気鬱結

【症状】

◇憂鬱・情緒不安定・ため息────肝の疎泄機能の失調によっておこる，情緒変動の症状である。

◇胸脇脹痛────胸脇部のつかえ，脹ったような不快感と疼痛症状である。胸，脇部を走行している肝の経絡の気滞によって現れる。疼痛は気滞が強いときにおこる。

◇食欲不振・腹脹────肝鬱が脾に影響し，脾の運化機能が失調すると食欲がなくなる。脾胃の気が滞ると腹脹がみられる。

◇口渇・口苦──肝気が鬱滞して化熱すると・体内の津液が損傷され，口渇が現れる。肝熱と胆気が一緒に上昇すると口苦の症状が現れる。
◇頭痛──肝気あるいは肝熱が上昇して清空（頭脳）を乱すためにおこる症状である。肝と表裏関係をもつ胆経は側頭部に分布するので，偏頭痛が多くみられる。
◇月経不順──肝は血海（血を蔵する臓腑）である。肝鬱により肝血のめぐりが悪くなると月経不順がみられる。血液運行が停滞して瘀血が生じると生理痛が現れる。
◇舌紅・苔薄黄──肝鬱が熱に変化するためにおこる熱の舌象である。体内の津液が消耗されると，苔の潤いがなくなる。
◇脈弦──弦脈は病位が肝にあることを意味する。肝気鬱結にみられる脈である。

【治療原則】疏肝理気・解鬱

加味逍遥散　　　　　　　　　　　　　　　　　疏肝解鬱・養血健脾・清熱活血

```
柴胡・薄荷────────疏肝解鬱
白芍薬・当帰・牡丹皮──養血活血
白朮・茯苓・甘草・生姜─健脾和胃
山梔子──────────清熱
```

本方は肝気鬱結を治療する基本的な方剤である。疏肝・養血・健脾・清熱の4つの効能があり，憂鬱，イライラ，胸脇脹痛などの肝気鬱結の症状と，月経不順，軽い月経痛などの婦人科症状，食欲不振，疲労感などの脾失運化の症状，あるいは口渇，熱感，頭痛などの肝熱症状に同時に用いることができる。

四逆散　　　　　　　　　　　　　　　　　　　　　　　疏肝・理気・止痛

```
柴胡──────疏肝解鬱
白芍薬─────養血・柔肝止痛
枳実──────理気
甘草──────諸薬の調和
```

本方は疏肝理脾の効能があり，主に肝脾不和の諸症状を治療する。枳実の優れた理気作用は，胸脇脹痛，腹脹などの気滞症状に効果がある。芍薬と甘草は「芍薬甘草湯」の組成で，緩急止痛の作用があり，疼痛が強い症状に効果がある。

越鞠丸　　　　　　　　　　　　　　　　　　　　　　　　　　行気・解鬱

```
香附子────理気解鬱　〔気鬱〕
川芎─────活血　　　〔血鬱〕
蒼朮─────燥湿　　　〔湿鬱・痰鬱〕
山梔子────清熱　　　〔熱鬱〕
神曲─────消食　　　〔食鬱〕
```

本方は「六鬱学説」を提唱した朱丹渓の方剤である。理気作用に優れた香附子を含む5薬によって6鬱を治療する（五薬治六鬱）。
本方剤は日本で市販されていないが，5生薬（各等分）を粉末にして，簡単に作れる。1日2回，1回1〜3gを服用する。

	共通効能	特殊効能	共通病証	応 用 の 実 際
逍 遙 散	疏肝解鬱養血	健脾	肝気鬱結	①強い肝鬱　②肝気犯脾
加味逍遙散		清熱活血		①肝熱　②瘀血
四 逆 散		理気止痛		気滞疼痛

2 ── 気滞痰鬱

【症状】

◇胸悶────胸が重苦しく，つかえるような症状である。気と痰が一緒になって胸に停滞したためにおこる。

◇痰が多い────痰湿の停滞を示す症状である。

◇咽喉の閉塞感────咽が痰で塞がれて飲み込むことも吐き出すこともできない症状。粘りがある痰湿と気が混合，停滞して発生する。中医学では「梅核気」とよぶ。

◇悪心・食欲不振────痰湿が胃の降濁機能を乱し，胃気が上逆することによって発生する。

◇舌苔膩────痰湿の停滞を示す舌象である。

◇脈弦滑────弦脈は肝気鬱結を示し，滑脈は痰を意味する。

【治療原則】理気化痰・解鬱

半夏厚朴湯 ……………………………………理気化痰

> 半夏・生姜（降逆止嘔）・茯苓（健脾滲湿）──化痰
> 厚朴・紫蘇葉─────────────────理気

本方は主薬である半夏の化痰作用と，厚朴の理気作用により，痰気停滞による悶・痞・脹などの諸症状を治療する基本方剤である。生姜と茯苓は半夏の化痰作用を補佐し，紫蘇葉は厚朴の理気作用を補佐する。臨床では鬱証のほかに，喘息による胸悶，胃病による胃痞（胃がつかえるような不快感）などの病証に併用することも多い。本処方の薬性は温に偏っているため，舌紅苔黄，口渇など熱症状がみられるときは不適当である。

柴朴湯 ……………………………………疏肝理気・化痰

> 小柴胡湯────────────疏肝・清肝・健脾
> （柴胡・黄芩・人参・甘草・大棗・生姜・半夏）
> 半夏厚朴湯─────────────化痰理気
> （半夏・生姜・茯苓・厚朴・紫蘇葉）

本方は疏肝・清肝・健脾作用の「小柴胡湯」と，理気化痰の「半夏厚朴湯」を合方した方剤である。主に肝鬱・気滞，痰による鬱・咳，喘息・胃炎などの諸症状を治療する。本方剤は乾燥性が強いため，口渇・カラ咳など津液不足の症状に用いてはならない。

柴陥湯 …………………………… 疏肝清肝・化痰

```
小柴胡湯 ──────── 疏肝・清肝・健脾
(柴胡・黄芩・人参・甘草・生姜・半夏・大棗)
小陥胸湯 ──────── 清熱化痰
(黄連・半夏・栝蔞)
```

　本方剤は「小柴胡湯」と「小陥胸湯」を合方した方剤である。疏肝理気・清熱化痰の効能により，肝鬱，気滞，痰熱による鬱，咳，痰，胃痛，心痛，脇痛などの症状を治療することができる。本方剤は疏肝理気化痰作用のほかに清熱作用があることが特徴である。

竹茹温胆湯 …………………………… 清熱化痰・疏肝理気

```
二陳湯 ──────── 燥湿化痰
(半夏・陳皮・茯苓・生姜・甘草)
桔梗 ────────── 化痰
竹茹・黄連・柴胡 ─── 清熱
柴胡・香附子・枳実 ── 疏肝理気
麦門冬・人参 ────── 益気・養心・安神
```

　本処方は優れた化痰作用と，疏肝理気・清熱作用を備えているため，痰熱による鬱証，不眠症，咳，痰，眩暈などの病症に用いられる。市販されている「星火温胆湯」(二陳湯＋枳実・竹茹・酸棗仁・黄連) も使用できる。

	共通効能	異なる効能	共通病証	応用の実際
半夏厚朴湯	理気化痰	理気化痰	痰気停滞	痰凝＋気滞
柴朴湯		疏肝理気		肝鬱＋気滞
柴陥湯		疏肝清熱		肝鬱＋熱痰
竹茹温胆湯		清熱化痰		熱痰

3 ── 心脾両虚

【症状】

◇動悸 ── 心血が虚して，心の血脈を主る機能の失調によりおこる症状である。
◇不安・不眠・多夢 ── 心血虚で，心の蔵神機能が低下すると，精神不安定の症状が現れる。
◇物忘れ・眩暈 ── 心血虚で，脳の栄養不足によっておこる症状である。
◇顔色が白い ── 血虚のため，顔面の養分が足りないことを示す。
◇倦怠感 ── 脾気虚のため陽気が四肢（脾は四肢を主る）にいきわたらない症状。
◇食欲不振 ── 脾の運化機能が減退した症状である。
◇舌淡 ── 気血不足を意味する舌象である。
◇脈細弱 ── 細脈は血虚，弱脈は気虚を示す。

【治療原則】 養心補脾・安神

甘麦大棗湯　　　　　　　　　　　　　　　　養心安神

```
小麦────────益気養陰・安神
甘草────────益気健脾
大棗────────益気養血
```

本方は穏やかに気血を補益し，心神をやすめる作用がある。特に小麦は心病を治療する主薬で，虚証の心神不安に対する効果が強い。不眠症，鬱病，神経衰弱，精神分裂症などの精神症状を中心に，動悸を主症状とする不整脈の症状にも用いられる。

酸棗仁湯　　　　　　　　　　　　　　　　養血・清熱・安神

```
酸棗仁（養血）・茯苓（健脾）──安神
川芎────────行気活血
知母────────清熱除煩
甘草────────緩急・諸薬の調和
```

本方は不眠に対する代表処方である。主薬の酸棗仁の酸味と，川芎の辛味によって肝の疏泄機能と蔵血機能を調整し，鬱証を治療する。方中の茯苓は酸棗仁の安神作用を助け，知母の優れた清熱作用は，心熱によるイライラ，のぼせ，不眠などの症状を治療する。不眠をともなう鬱証に用いるとよい。

帰脾湯　　　　　　　　　　　　　　　　益気補血・健脾養血

```
人参・黄耆・白朮・炙甘草────益気補脾
当帰・竜眼肉・酸棗仁─────補血
酸棗仁・遠志・茯神──────安神
木香・生姜・大棗──────理気和胃
```

本方は，脾気虚と心血虚による諸症状を治療する方剤である。酸棗仁，遠志，茯神などの安神薬が配合されているため，気血不足による精神不安定の症状に用いるとよい。精神疾患のほか，優れた補血作用を利用して貧血にも用いる。また，益気健脾作用によって脾気の固摂機能を強め，月経不順，子宮出血，胃腸の出血，皮下出血などの出血病症に用いることもある。

桂枝加竜骨牡蛎湯　　　　　　　　　　　調和陰陽・安神

```
桂枝湯────────調和陰陽
（桂枝・白芍薬・生姜・甘草・大棗）
竜骨・牡蛎────────重鎮安神・収斂
```

本方は「桂枝湯」に竜骨，牡蛎を加えたものである。桂枝，生姜，甘草は陽気に作用し，芍薬，大棗は陰気に作用して陰陽不和の状態を調和させる。竜骨，牡蛎は重鎮安神作用によって，心神不安の諸症状を治療する。両薬はともに収斂性があり，遺精，夜尿症，多汗などの精，汗の流失症状に対して用いることが多い。

「桂枝湯」は温性であるため，手足が冷える，カゼをひきやすいなどの陽気不足の傾向があるときに適している。

柴胡加竜骨牡蛎湯　　……………疏肝清肝・安神

```
小柴胡湯－甘草──────────疏肝清肝
（柴胡・黄芩・半夏・人参・生姜・大棗）
桂枝──────────────────通陽
茯苓（利湿）・竜骨・牡蛎（鎮驚）──安神
```

　本方は「小柴胡湯」から炙甘草を除いて，桂枝，茯苓，竜骨，牡蛎を加えた方剤である。「小柴胡湯」は肝経に停滞している邪気を除去し，桂枝は少陽経に落ち込んだ邪気を太陽経から取り除きながら，陽気を通じさせる。茯苓は竜骨，牡蛎の安神作用をさらに増強させる。臨床では鬱症，動悸，心身症，精神分裂症に対する治療のほかに，癲癇に用いることも多い。本方剤は「桂枝加竜骨牡蛎湯」にくらべて清熱作用が強いため，イライラ，頭痛，のぼせ，口渇などの肝熱症状がみられるときに用いるとよい。

	共通効能	異なる効能	共通病証	応用の実際
甘麦大棗湯	安神	養心気陰	心神不安	心の気陰両虚
酸棗仁湯		清熱疏肝		心熱肝鬱
帰脾湯		健脾養血		心脾両虚・気血不足
桂枝加竜骨牡蛎湯		調和陰陽・鎮驚		陰陽不和・驚悸
柴胡加竜骨牡蛎湯		疏肝・鎮驚		肝鬱・驚悸

4 ── 陰虚火旺

【症状】

◇眩暈・耳鳴────腎精が虚して髄の生成が不足するため，脳髄が空虚になった症状である。
◇のぼせ・寝汗────陰虚によって虚火がおこり（陰虚火旺），微熱を感じるようなのぼせの症状が現れ，虚火が津液を外へ追い出すと寝汗をかく。
◇動悸・不眠・心煩────陰虚火旺によって，心の蔵神機能を乱すことによっておこる症状である。
◇遺精────虚火が精を蓄えている精室を乱すと，精液が流出する。
◇腰痛────腎精が不足して腎の府である腰の症状が現れる。腎の骨を主る機能が失調すると腰痛は悪化する。
◇生理不順────血液の不足と，虚火によって肝の蔵血機能が障害されると月経不順が現れる。特に更年期障害あるいは月経前緊張症をともなう鬱症にみられる。
◇舌紅────虚火上炎を意味する舌象である。
◇脈細数────陰虚を意味する細脈と，虚火を意味する数脈がみられる。

【治療原則】滋陰清熱・養心安神

鬱　証

分　類	症　　　　状	治療原則	方　　剤
肝気鬱結	憂鬱，情緒不安定，ため息，胸脇脹痛 食欲不振，腹脹，口渇，口苦，偏頭痛 月経不順，舌紅，苔薄黄，脈弦	疏肝理気 解鬱	加味逍遙散 四逆散 ＊越鞠丸
気滞痰鬱	胸悶，痰が多い，咽喉の閉塞感，悪心 食欲不振，舌苔膩，脈弦滑	理気化痰 解鬱	半夏厚朴湯 柴朴湯 柴陥湯 竹茹温胆湯
心脾両虚	動悸，不安感，不眠，多夢，健忘，眩暈 倦怠感，顔色が白い，食欲不振，舌淡 脈細弱	養心補脾 安神	甘麦大棗湯 酸棗仁湯 帰脾湯 桂枝加竜骨牡蛎湯 柴胡加竜骨牡蛎湯
陰虚火旺	眩暈，耳鳴，寝汗，動悸，不眠，遺精，腰痛 心煩，のぼせ，生理不順，舌紅，脈細数	滋陰清熱 養心安神	六味地黄丸＋加味逍遙散 天王補心丹

＊日本にない方剤

六味地黄丸と加味逍遥散を併用する

　六味地黄丸────────────滋補腎陰
　　熟地黄・山薬・山茱萸────滋補腎陰（三補）
　　沢瀉・茯苓・牡丹皮─────利水瀉濁（三瀉）
　加味逍遥散────────────疏肝和血・健脾清熱
　　柴胡・薄荷─────────疏肝解鬱
　　白芍・当帰・牡丹皮─────養血活血
　　白朮・茯苓・甘草・生姜───健脾和胃
　　山梔子───────────清熱

　「六味地黄丸」と「加味逍遙散」を合方したものから，白朮を除いた処方を「滋水清肝飲」とよぶ。「滋水清肝飲」は滋陰清肝の効能があり，陰虚火旺の諸症状に用いられる。心の症状よりも腎虚肝鬱の症状（腰痛，眩暈，耳鳴，憂鬱，イライラ，月経不順など）に適している。

天王補心丹　　　　　　　　　　　滋陰清熱・補心安神

　生地黄・天門冬・麦門冬─────滋陰清熱
　丹参・当帰──────────補血活血安神
　党参・茯苓──────────益気安神
　柏子仁・遠志・酸棗仁──────養心安神
　桔梗─────────────載薬上行

　本方は薬局で市販されている中成薬である。滋陰・清熱・安神の作用が優れ，主に心腎の陰が虚して虚火が旺盛となった諸症状に用いる。臨床では，不眠症，動悸，神経衰弱症，不整脈，狭心症などの心疾患を治療するほか，腎陰虚による遺精などの疾患を治療することも多い。

胃脘痛

　現在，中医学で胃脘痛とよぶものは，古くは「心痛」とよばれていた。「心」は胸部および心臓のあたりをさし，古人は胸部に近い腹部の痛みを，胃と心の区別をつけず「心痛」としたのであろう。ただし，狭心症，心筋梗塞などによる胸部の痛みは「真心痛」とよんで，「心痛」とは異なるものとして認識している。

　中医学の弁証によれば，脘は胃より範囲が広く，胃部周辺の痛みはすべて胃脘痛としてまとめられており，慢性肝炎による胃腹部の痛みや，神経性の胃の痛みなどもすべて胃脘痛に包括される。

　臓腑学説を中心におく中医学では，脾と胃は表裏関係にあり，そのむすびつきは深いと考えており，胃と脾の治療は同時におこなうことが多い。脾は陰，胃は陽に属し，脾の生理機能は清陽の気を上にのぼらせ，胃の生理機能は濁陰を下におろす。このため，脾の症状に対しては上昇と補の方法を用い，胃の症状に対しては下降と調和の方法をとる。もし，誤って胃の治療に上昇法を用いるとゲップや嘔吐が現れる。

　病邪が陰の部分に奥深く入りこんだ慢性の脾病には補法を用い，急性の胃腸病には，実邪を下降させて胃腸を通じる調整の方法を用いるようにする。

	脾	胃
臓　腑	臓	腑
陰　陽	陰	陽
表　裏	裏	表
機　能	上　昇	下　降
治　法	健脾昇清	和胃降濁

●弁証に役立つ要点●

【緩と急】

　緩は慢性の意で，急は急性の意である。

　急性の痛みは，風寒の邪気を受けた場合や冷たい物を過食したため，寒の実邪が体内に入ることによっておこる。治療法は病因を取り除くこと，瀉法である。慢性的な痛みは脾胃の虚弱に原因することが多く，胃だけでなく脾も調整する必要がある。治療法は虚を補う，補法である。

　胃と脾の関係は深いが，胃と肝の関係もまた深い。ストレスに起因する胃脘痛は，肝気鬱滞があることを念頭において，肝・脾・胃を同時に調整する。胃と肺，胃と心，胃と腎の関係は，脾や肝との関係にくらべればあまり深くはない。

胃脘痛

```
         ┌─ 急 : 外受寒邪・暴飲暴食
緩と急 ──┤
         └─ 緩 : 脾胃虚弱・肝気鬱結

         ┌─ 寒 : 喜暖・舌白
寒と熱 ──┤
         └─ 熱 : 喜涼・苔黄, 舌紅

         ┌─ 虚 : 喜温, 喜按・食前に痛む
虚と実 ──┤
         └─ 実 : 喜涼, 拒按・食後に痛む

         ┌─ 気 : 初期, 一時的・脹痛, 遊走痛
気と血 ──┤
         └─ 血 : 久病, 持続的・刺痛, 固定痛
```

【寒と熱】

　寒邪による胃痛は温かいものを食べると症状がやわらぎ, 舌の状態は白い。熱邪による胃痛は冷たいものを欲しがり, 舌苔黄色, 舌色はやや紅である。

　舌苔は胃気によって形成されるので, 胃腸の寒熱状態を弁証するには舌苔の状態を詳細に観察すればよい。また舌苔の状態をみれば胃と繋がっている腸の徴候（便秘など）も判断することもできる。

【虚と実】

　虚証の胃脘痛は温かいものを欲しがり, 按じると痛みがやわらぐ。痛みの多くは食前におこる。「黄連解毒湯」などを用いた攻法は, 症状をかえって悪化させてしまうので用いてはならない。実証の胃脘痛は, 暴飲暴食などによる実邪が存在するので, 疼痛部位をおさえられると痛みはさらに強くなる。実証の痛みは食後におこり, 補法を用いると症状は悪化する。

【気分証と血分証】

　気分・血分は, 病因が存在する部位を判断するための弁証法である。気は陽, 血は陰に属している。疾病初期は, 病因は気分に存在し, 症状も軽く治療しやすいが, 病が慢性化すると, 病因は気分から血分（浅い部位から深い部位）に移って治療しにくくなってくる。

　気滞による痛みの特徴は, 脹った感じの脹痛, 痛む部位はあちこち動く遊走痛で出たり消えたりする。治療には理気薬を用いる。一方血滞による痛みの特徴は, 針で刺すような痛さ, 痛む局所は限定された固定痛であり, 痛みがずっと持続する。治療には理気薬と活血薬を用いる。

弁証論治

1 ── 寒凝中焦

　冷たい物や, なまものを過食したり, 気候の変動による寒邪が体に入りこんだため痛みがおこる。あたためると痛みがやわらぐ。

　寒邪は凝滞する性質があり, 陽気の流れをふさぎ胃気を停滞させる。胃は陰濁を下降できない不通状態となり,「不通則痛」で痛みがおこる。また, 寒は「収引を主り」,「痛みを主る」性質があるため痙攣性の痛みがおこる。

```
寒凝中焦  寒邪侵入──→ 寒主凝滞 ──→阻止陽気 ──→胃失通降──→不通則痛──→胃冷痛
肝鬱気滞  情緒失調──→ 肝気鬱結 ──→横逆犯胃 ──→気血不暢──→不通則痛──→胃脹痛
瘀血阻絡  長期の気滞──→気滞血瘀 ──→瘀血阻絡 ──→脈絡損傷──→刺痛出血──→胃刺痛
脾胃虚寒  脾虚内寒──→ 陽気不足 ──→運化失調 ──→気血不足──────────→隠　痛
```

【症状】
◇胃痛──上述参照。
◇温めると痛みが緩ぐ──温によって寒凝が一時的に発散され，痛みが緩和する。
◇口渇はない──体の中に熱が存在していないことを示す。
◇舌苔白──寒邪の存在を示す。
◇脈弦遅あるいは弦緊──遅脈は寒を示し，弦脈は痛みを示す。緊脈は寒痛を意味する。

【治療原則】散寒・止痛

温熱性の生薬は動を主り，凝滞が改善されれば痛みは軽減する。

安中散　　　　　　　　　　　　　　　　温裏散寒

```
肉桂・高良姜・小茴香────────温裏散寒
延胡索（活血行気）・牡蛎（止酸）──止痛
縮砂────────────────理気・開胃
甘草────────────────和胃
```

本方は寒邪による胃痛に用いる方剤で，止痛作用が強い。胃酸過多，慢性の胃痛，潰瘍病，婦人科の生理痛，舌に瘀斑がある症状に適する。温性の方剤なので舌紅，舌苔黄など熱証がみられる場合は使用をさける。また急性潰瘍に使用するには注意が必要である。

肉桂は心・腎に帰経し全身の陽気を暖める作用があり，心腹冷痛，狭心症，心痛して冷汗がでるショック症状，手足が冷たいなど心腎両虚証に用いる。胃脘痛だけでなく全身性の痛みに対して効果がある。肉桂はおもに胸腹部の症状，内臓の寒証に使い，桂枝は経脈の寒証を温通する。乾姜と高良姜はともに寒を散し痛みや嘔吐を止める。高良姜は胃を暖め，乾姜は全身の陽気を暖める力がある。乾姜は脾胃虚寒の下痢，腹痛などに用い，高良姜は嘔吐，胃痛に使うことが多い。小茴香には理気・開胃・止嘔の作用がある。肝経に入って胃痛だけでなく肝経の走行する下腹部の痛み，婦人科の痛み，男性生殖器の痛みなどにも効能がある。延胡索には強い止痛作用と同時に活血・理気作用があるため，急性の痛みにも，慢性の痛みにも効能がある。慢性胃潰瘍，慢性十二指腸潰瘍のように，痛みが何年も持続する場合は気だけでなく瘀血に原因があることが多い。延胡索はこうした症状によく用いられる。牡蛎は止痛作用と胃酸過多

を抑える作用がある。縮砂は理気薬で，香りが強く食欲を増進させる。煎じる際には，香りがとばないように後で入れるようにする。甘草は脾胃を調和する。

◉ 症　例 ◉

友人の家に遊びに行った夜のこと，その友人が悪寒して，頭痛がおこる。熱はないが胃が痛み，嘔吐する。1日8〜10回下痢する。舌の変化はみられず，風邪を受けたばかりの症状である。頭痛，悪寒に対して解表薬の「葛根湯」を，胃痛に対して「安中散」，下痢に対して「半夏瀉心湯」を服用して翌日治癒した。

2 ── 肝鬱気滞

情緒的な刺激やストレスによって肝気が鬱結し疏泄機能を失うと，脾の気も停滞することが多い。気の停滞が長くなると血も停滞し，気血の停滞によって「不通則痛」で痛みがおこる。痛みの特徴は脹った感じのする脹痛である。この症状は「肝胃不和」という。

【症状】
◇胃脘部脹痛───上述参照。
◇胸脇脹悶───肝胆の経絡が通る胸脇部位に気滞があり脹痛がおこる。
◇脈弦───肝の脈象である。

【治療原則】疏肝理気・和胃止痛

肝木の疏泄機能を調節して，肝の胃を克する力を弱め，「肝胃不和」による胃痛を治療する。

四逆散　……………………………………疏肝理気

```
柴胡──疏肝解鬱  ┐
白芍──緩急止痛  ┘ 一散一収して調肝
枳実──────────理気・助運化
甘草──────────和胃
```

本方は肝気鬱結に用いる基本処方である。体の中央部に停滞している肝鬱気滞を発散・収斂，上昇・下降して動かし，胃の脹痛を取りのぞく。

柴胡は発散・疏肝解鬱の代表薬で，収斂作用のある白芍と組みあわせて肝の疾病に用薬されることが多い。この2薬はともに肝に入り，肝の疏泄機能と蔵血機能を，柴胡で散らし芍薬で収めて調整する。枳実は理気薬で，脾や胃に作用し脾の運化機能を助ける。枳殻と枳実は作用が異なる。枳実は下降通便の作用が強く，枳殻は気滞による脹った症状を解消する。四逆散には下降薬の枳実と上昇薬の柴胡の組みあわせもあり，気の停滞を調整する作用が確かである。

逍遙散　　　　　　　　　　　　　　疏肝解鬱・健脾和胃

```
柴胡・薄荷――――――――疏肝解鬱
当帰・白芍――――――――養血柔肝
白朮・茯苓・炙甘草・生姜――健脾和胃
```

本方は肝気鬱結と気血両虚に用いる処方である。疏肝作用のつよい薄荷と，白朮・茯苓などの脾胃薬が配合され，脾と肝を調和させる効能があり，婦人科疾患，慢性肝炎，胃痛，ストレスなどに使うことができる。

当帰と白芍の両薬は肝陰を補う作用があり，肝疾病に用いられることが多い。しかし，当帰と芍薬の性質は温と寒にわかれるため，寒証の胃痛に対しては当帰（温性）の入った「逍遙散」を，熱証の胃痛に対しては白芍（寒性）の入った「四逆散」を選ぶようにする。

加味逍遙散　　　　　　　　　　　　疏肝解鬱・養血清熱

```
逍遙散――――――――疏肝養血・和胃
牡丹皮（活血）・山梔子――涼血清熱
```

本方は気血がともに虚し，肝鬱が熱化した症状に用いる処方である。「逍遙散」に牡丹皮と山梔子を加えたものである。牡丹皮，山梔子は肝気が鬱して生じた熱や，陰血不足による虚熱をとりのぞく作用がある。

小柴胡湯　　　　　　　　　　　　　和解少陽

```
柴胡・黄芩――――――疏肝・清熱
人参・甘草・大棗――――健脾
半夏・生姜――――――和胃止嘔
```

本方は疏肝・清熱・健脾の効能があり，少陽病（主として肝胆病）を和解する代表方剤である。慢性肝炎，胆石，胆嚢炎のほか，胃腸の疾病や呼吸器系疾病にも使うことができる。

「小柴胡湯」は，病邪が表と裏の間にある半表半裏証に対する処方である。体力のある人がカゼをひくと表証（発熱，悪寒）が現れ，虚弱な人がカゼをひくと裏証（胃痛，下痢）が現れる。本方は病邪が表より一歩内部へ侵入した症状に用い，健脾薬によって虚を補い，解表・清熱によって体表の風邪を除く効能がある。

上記4処方の特徴をくらべてみると次のようになる。
四逆散――中心は疏肝理気作用で，脹痛に使う。血虚，気虚に対する作用は不足している。
逍遙散――疏肝作用は強いが，理気作用は少ない。当帰と白芍によって養血・健脾ができる。軽い胃痛と，貧血ぎみの人に適している。
加味逍遙散――疏肝作用が強く，養血・健脾作用と清熱作用もある。
小柴胡湯――中心は清肝散邪作用であり，健脾和胃の作用もある。

軽い胃のつかえなら四逆散，胃腸の症状があるときは逍遥散か加味逍遥散，胃腸症状と熱症状のあるときは小柴胡湯，あるいは加味逍遥散を用いるようにする。

柴苓湯　………………………………………………疏肝・健脾・利水

```
小柴胡湯————————疏肝・清熱・健脾
五苓散——————————利水
```

本方は「小柴胡湯」と「五苓散」を合わせたものである。「小柴胡湯」で肝鬱脾虚を治療し，「五苓散」で脾湿を除去する。肝脾不和による胃痛，特に下痢の症状がみられるときに適した方剤である。

開気丸　………………………………………………理気止痛

```
枳殻・陳皮・木香・沈香　┐
川楝子・白豆蔲・縮砂・厚朴┘—理気和中
元胡索・姜黄————————活血止痛
白芍——————————————養血・緩急・止痛
茯苓——————————————健脾滲湿
```

本方は日本で市販されている中成薬である。理気作用が中心となった方剤で，気滞あるいは肝鬱による肝胃不和の胃痛に用いる。元胡索があるため止痛効果が強い。理気薬の乾燥性が強いので舌紅，無苔，口渇など胃陰不足の症状がある場合は注意が必要である。

3　　瘀血阻絡

「初病は気にあり，久病は絡に入る」といわれる。長期化した病邪は必ず血分に入るため，慢性病には必ず瘀血が存在する。また，瘀血は寒主凝滞や肝鬱が原因となって生じることもある。

血は有形の病理物質であるため，経絡中の気血の流れをふさぎ「不通則痛」で胃痛をひきおこす。瘀血の痛みは長びくと，血脈を損傷するため吐血，便血をひきおこす。

【症状】
◇胃脘部刺痛———前述参照。
◇固定痛———瘀血は1カ所にとどまって気血の流れをふさぐため，痛む部位は固定する。
◇拒按———実邪があるため，おさえると症状は悪化する。
◇吐血・便血———瘀血が長く停滞し血絡をやぶり血が脈外に流出する。
◇舌質紫暗あるいは瘀斑———瘀血の存在を示す舌象である。
◇脈渋———血の流れが渋滞していることを示す。

【治療原則】理気活血・活血化瘀
「気行則血行」。活血法と同時に理気法を用いる。

加味逍遥散　………………………………………………疏肝解鬱・養血清熱

詳細先述のとおり。本方は活血に用いる方剤ではないが，方中の当帰と牡丹皮には

活血化瘀の作用があるので軽い痛みであれば効果が期待できる。

桂枝茯苓丸 ……………………………活血化瘀

```
桂枝────────────温通血脈
茯苓────────────健脾利湿
牡丹皮・桃仁・赤芍薬────活血化瘀・止痛
```

本方は婦人科の処方で，生理痛，生理不順，子宮筋腫などに常用される方剤である。出血症状，顔色が暗い，舌質紫暗などの瘀血症状がみられる胃痛に用いる。瘀血症状のない人に，また，補う成分がないので虚弱体質の人に用いてはならない。

桂枝は温性があり血脈を温通する作用があり，牡丹皮，赤芍，桃仁は強い活血作用があり瘀血阻絡の胃痛に効果をもつ。また，牡丹皮，赤芍，桃仁の清熱作用は桂枝の温性を抑制でき，熱による出血傾向を抑えることができる。茯苓の滲湿利尿作用は活血化瘀を助ける。

失笑散 ……………………………活血化瘀・止痛・止血

```
五霊脂 3 ──────────活血・止血
蒲黄（生）1.5 ─────────破血
蒲黄（炒）1.5 ─────────補血・止血
```

本方は出血，瘀血，痛みの症状に対してよく用いられる処方である。中国では胃痛，生理痛，狭心症の痛みなど幅広く使われている。日本では入手できないが簡単につくれる。ただし破血作用が強いので，妊婦に使用してはならない。

五霊脂はムササビの糞で，活血・止血薬である。生臭いので酢，あるいは酒で炒って用いる。人参，党参とは相反する作用があるので同時に配合してはならない。蒲黄は，どの部位の痛みに対しても使える生薬である。生蒲黄は破血作用が強く，炭になるまで炒めた炒蒲黄は補血と止血作用がある。

快胃片 ……………………………活血止酸・止痛

```
元胡索────────────理気活血止痛
烏賊骨────────────止血止酸
```

本方は日本で市販されている中成薬で，止痛作用の優れた元胡索と，止酸作用の優れた烏賊骨の配薬によって，胃痛・胃酸過多症に用いる。烏賊骨には止血作用もあるので胃腸疾患の出血・吐血や便血に使用することもできる。

雲南白薬 ……………………………止血・止痛

本方は出血や疼痛によく用いられ，その効果は非常に高い。潰瘍病の出血，吐血などの出血や，便血，胃潰瘍や十二指腸潰瘍の痛み，腹痛，胃脘痛に対してよく使われる。胃腸の急性出血に雲南白薬，白芨，大黄を粉にして混ぜて用いる。大黄は瀉下通便作用によって瘀血を体外に出し，痛みを止める。

4 ── 脾胃虚寒

慢性の胃痛の人は脾胃が虚していることが多い。体内の陽気が不足すると内に寒が生じ，外感寒邪とは異なったシクシクする隠痛がおこる。

精神的な原因による痛み，寒邪侵入による痛みは胃を治療すればよいが，虚性の痛みは脾から治療しなければならない。

【症状】
◇胃部隠痛───脾虚によって生じた内寒が原因となっておこる。痛みは弱い。
◇喜按喜暖───胃をおさえると気もちよく感じるのは虚証であることを示す。暖かいものを好むのは，裏に寒があることを示す。
◇食後に痛みが緩和する───食後に中焦の陽気が一時的に動くため，寒が散らされ，胃痛が改善される。
◇食欲不振───脾の運化機能が失調するためおこる。
◇疲労倦怠感───脾気が虚して，脾の主る四肢に栄養が不足して手足を動かすことがおっくうになる。
◇手足が冷たい───陽気不足のため冷えの症状が現れる。
◇大便溏薄───脾の昇清機能が失調し下降することと，脾失運化から生じた水湿の停滞による症状である。
◇舌質淡・苔白───舌質淡は気虚，舌苔白は寒を示す。
◇脈細弱───気血が不足していることを示す脈象である。

【治療原則】温裏散寒・補中止痛

脾胃虚弱に用いられるエキス剤は数多く，比較的補薬が多い。胃腸症状それぞれの病理と，エキス剤の守備範囲を把握して，臨機応辺に使用したい。

小建中湯　……………………………温中虚補・和裏緩急

```
白芍────────────────緩急止痛
桂枝・炙甘草・飴糖────────温補脾虚
生姜・大棗────────────調和脾胃
```

本方の名称は中焦の気を建てるという意味である。陰陽を調節し，脾胃の気を温陽する作用がある。舌苔少，咽が渇く，体が冷えるなど気・陰がともに虚した症状をともなう胃痛に使う。作用はおだやかで胃痛に常用できるが，熱証がみられる場合は使用しないほうがよい。

白芍，炙甘草，桂枝の用薬は「桂枝湯」に似ているが，薬量が違う。多めに使った白芍の酸味と飴糖の甘味で，陰を補い痛みを止める。桂枝は胃を暖め，経脈を通じさせて痛みを止める。

黄耆建中 ……………………………… 温中補虚・緩急止痛

```
小建中湯 ──────── 緩急止痛・温中補虚
(桂枝・白芍・炙甘草・生姜・大棗・飴糖)
黄耆 ──────────── 補気固表
```

本方は「小建中湯」に黄耆を加えた処方である。疲れやすい，息ぎれ，食欲不振など強い気虚の症状をともなう胃痛に適している。病後の体力回復にも効果がある。

大建中湯 ……………………………… 温中散寒・緩急止痛

```
川椒・乾姜 ──────── 温中散寒
飴糖 ─────────── 補虚緩急・止痛
人参 ─────────── 補気健脾
```

本方は脾胃虚寒による腹痛に用いる方剤である。脾胃を補う作用があり，川椒，乾姜など脾胃を温める作用が強い。冷え，顔色が白い症状のある胃痛に用いる。

呉茱萸湯 ……………………………… 散寒止痛・健脾益気

```
呉茱萸・生姜 ──────── 温中散寒
人参・大棗 ────────── 益気健脾
```

本方は寒証にともなう嘔吐に用いる方剤である。方中の呉茱萸，生姜は熱薬で，寒の停滞による痛みや嘔吐に効果がある。人参は人体の陽気不足を補い，呉茱萸の温補作用を強め，疲れやすいなどの気虚症状を治療する。方剤の性質が温であるため，熱のある症状に用いてはならない。

芍薬甘草湯 ……………………………… 緩急・止痛

```
芍薬 ──────────── 養陰止痛
甘草 ──────────── 補中緩急
```

本方は止痛の基本方剤である。体内の津液を回復し，筋脈の痙攣と，諸疼痛をおさえる。芍薬で陰を保護し甘草で陽を保護するおだやかな処方である。胃痛，腹痛，下腹部痛など痙攣性の痛みに用いるが，胃痛を根本治療するには，他の方剤と併用する。補陰作用も少々あるが，喉が乾く，苔がない，便秘，瘦せ型，皮膚乾燥など陰津不足の症状が強い場合には「麦門冬湯」が適している。

四君子湯 ……………………………… 益気補中・健脾養胃

```
人参 ─────────── 益気       ┐
白朮 ─────────── 燥湿       │ 健脾和胃
茯苓 ─────────── 滲湿       │
大棗・生姜・炙甘草 ── 調和   ┘
```

本方は補気健脾の基本方剤である。後天の本である脾胃が虚弱になると，運化機能の減退による食欲不振，清陽不昇による下痢，濁気不降による嘔吐など中焦の症状がおこる。気血の化生も不足する

ため，眩暈，顔色が白い，疲労，脈弱など虚証の症状が現れる。

　人参は本方の主薬で，脾胃の気を補益する効能が優れている。脾虚によって水湿運化の作用が低下すると下痢などの症状が現れるので，燥湿健脾の白朮と滲湿健脾の茯苓を併用する。両薬は人参の補気健脾作用をさらに強める。脾土は肺金の母である。脾を強めれば，一身の気を主る肺の気も充満され，全身の気虚症状が改善される。

六君子湯　………………………益気健脾・行気化痰

```
四君子湯――――――益気健脾
半夏――――――――燥湿化痰・降逆和胃
陳皮――――――――理気化痰
```

　本方は「四君子湯」に化痰薬の半夏，陳皮を加えた方剤で，脾胃強弱による痰湿症状（胃痞，咳嗽，痰が多い，嘔吐，下痢，苔膩）に用いる。特に半夏の止嘔作用が強いので，胃のむかつきに適している。

香砂六君子湯　………………………益気補中・化痰理気

```
六君子湯――――――益気健脾・行気化痰
木香・縮砂――――――理気和胃
```

　本方は「六君子湯」に理気作用のある木香と縮砂を加えた方剤である。理気作用が強く，木香は行気・止痢・止痛作用があるので，胃痛，下痢に効果が高い。芳香気をもつ縮砂は消食して胃滞をとる作用がある。胃が脹って食欲不振の症状に適する。

人参湯　………………………温中散寒・補中

```
乾姜――――――――温中散寒
人参・甘草――――――補益脾胃
白朮――――――――健脾燥湿
```

　本方は中国名で「理中湯」と呼び，中焦脾胃の陽気を調えるという意味をもつ。人参は脾胃虚寒を補う力，乾姜は温める力，白朮は燥湿の力が強い。方中の薬物はすべて脾胃に作用し，寒・湿・虚の症状に対して効果があるが，痛みに対する力はあまり強くない。白朮には燥湿作用があるため，子供の脾虚による下痢，慢性腸炎などに用いることもできる。

平胃散　………………………燥湿健脾・行気和胃

```
蒼朮――――――――燥湿健脾
厚朴・陳皮――――――理気化湿
甘草・生姜・大棗―――調和脾胃
```

　本方はしつこく濁っている痰湿を取る作用があり，胃もたれ，気持ちが悪い，嘔吐，下痢，舌苔白膩の症状をともなう胃痛に適している。

胃苓湯 ……………………………………………………… 燥湿利水・健脾和胃

本方は「平胃散」に「五苓散」を加えたもので，健脾・去湿・利水の作用がある。主に夏秋の時期に，寒湿の邪気が入りこんだ胃痛で，下痢や浮腫みをともなうときに適している。（組成略）

補中益気湯 ……………………………………………………… 補中益気

```
黄耆・人参・炙甘草・白朮 ──── 補中益気
陳皮（理気）・生姜・大棗 ──── 和胃
当帰 ──── 補血活血
柴胡・升麻 ──── 昇清陽
```

本方は数ある胃腸薬の中でも健脾作用が一番強い。主として脾胃虚寒に起因する中気下陥や気虚発熱に用いられるが，止痛・去湿の作用は弱い。長期に用いて全身の気を補って体質の改善をはかり，虚証の疼痛治療に役立てることができる。

黄連湯 ……………………………………………………… 清上温下

```
黄連 ──── 清熱燥湿
桂枝 ──── 散寒通陽
人参・炙甘草・大棗 ──── 益気健脾
半夏・乾姜 ──── 降逆止嘔
```

本方の作用は「半夏瀉心湯」に近く，上熱下寒の症状に用いる処方である。上熱の症状は喉痛，口内炎，胸やけなどの熱感，嘔吐にも多少は熱の存在が考えられる。下寒の症状は下痢，腹痛，腸がゴロゴロ鳴る，手足の冷えなどである。しかし舌紅，苔白あるいは黄などまぎらわしい舌象もあらわれる。

本方には補気の人参，清熱の黄連，温熱の桂枝，乾姜，止嘔の半夏が入っており，嘔吐，下痢をともなう冷えによる疼痛に適している。

半夏瀉心湯 ……………………………………………………… 和胃降逆・除痞

```
半夏・乾姜 ──── 除痞・降逆・止嘔
人参・炙甘草・大棗 ──── 益気健脾
黄芩・黄連 ──── 清熱燥湿
```

本方は温薬が涼薬と配合された，寒熱挟雑の症状に用いる処方である。脾虚による痰湿と，痰湿が化熱した湿熱の症状，主として胃痞・悪心・下痢・舌苔黄膩などの症状に適している。

胃脘痛

病因	方剤名	止痛	健脾	疏肝	散寒	去湿	止嘔	清熱	理気	養血	活血	止血	胃痛にともなう症状の特徴
寒凝中焦	安中散	◎			◎				○		○		痛みが強い
肝鬱気滞	四逆散	○		◎					○				脹る痛みが強い
	逍遥散	○	○	◎						○			脇痛, イライラ, 月経痛
	加味逍遥散	○	○	◎				○		○			発熱, 口渇（熱）
	小柴胡湯		○	◎			○	○					口苦, 咽乾, 脇痛
	柴苓湯		○	◎		○	○	○					下痢
	開気丸	○		◎					◎		○		脇部脹痛
瘀血阻絡	桂枝茯苓丸	○			○	○					◎		腹痛, 腫塊（瘀血）
	＊失笑散	◎									○	○	強い痛み
	快胃片	◎									○	○	胃酸が多い
	雲南白薬	◎										◎	出血
脾胃虚弱	小建中湯	◎			○					○			一般的な虚寒胃痛
	大建中湯	○	○		◎								冷え, 疼痛
	黄耆建中湯	○	◎		○				○				疲労, 無力
	呉茱萸湯		○		◎		◎						嘔吐（寒盛）
	芍薬甘草湯	◎											各種の痛み
	四君子湯		○			○							軽度の脾胃虚弱
	六君子湯		○			○							苔膩, 痰多
	香砂六君子湯	○	○			○							食欲不振, 下痢
	人参湯		○		◎	○							冷え, 下痢
	平胃散		○			◎							苔膩, 悪心（痰湿）
	胃苓湯		◎			◎							苔膩, 小便不利（水湿）
	補中益気湯		◎										倦怠無力（気虚）
	黄連湯		○		○		○	○					嘔吐, 下痢（上熱下寒）
	半夏瀉心湯		○			○	○	◎					胃痞, 下痢, 苔膩（寒熱挟雑）

＊日本にない方剤

肝　炎

　「肝炎」は西洋医学の病名で，中医学には肝炎という病名はみあたらない。急性肝炎，慢性肝炎，脂肪肝，肝硬変，黄疸など肝炎にみられる症状の特徴を，中医学の証と照合して治療を行うことになる。例えば古典の中に「肝病者，両脇下痛引少腹，令人善怒」とある。両脇と少腹部（下腹部の両側）はともに肝の経絡が走行する部位で，肝疾患の患者の多くはこの部位に痛みがある。これは中医学の「脇痛」にあたる。さらに肝疾患の患者に特有のものは精神不安の症状で，イライラする，怒りっぽいなどは「鬱症」にあたる。黄疸型の肝炎は中医の「黄疸」に入り，腹水，胸水などのむくみは「水臌」に，しこりや肝脾の肥大などの症状は「癥積」に，歯ぐきや食道の出血，下血などの出血症状は「血証」に入る（貧血症状は血証には含まれていない）。肝炎が慢性化，長期化して正気が虚してきた場合は「虚労」としてあつかう。

　このように症状の違いに応じて，中医学の証を参考にしながら，治療方法を組み立てていく。肝炎を次の4つのタイプに分けて弁証論治を進めよう。

病因病機

1 ── 肝気鬱結

　肝気鬱結の症状は肝炎の初期に現れることが多い。情緒の失調が肝を傷つけ肝気の停滞によっておこる。

　肝には疏泄機能があり，正常な状況では，肝気は春の枝木のように四方に向かってのびやかにいきわたる。気血はよどみなく流動し，すみずみまで到達する。しかし，怒りや不快感などのストレスは，肝を最も傷つける。精神的動揺によって肝の疏泄機能が失調すると，気血の動きは鈍化し，流動の状態は乱れ「気血不和」となる。まず気の停滞が現れ，ついで血の停滞が現れてくる。

2 ── 瘀血内停

　気にはものを動かす力があり，この力によって血液を身体各部に輸布しているが，気の推動力が弱ければ脈管中の血の流れは渋滞する。血絡（血管の細い部分）にある血は滞りやすく，血滞したものは「絡痺」となる。「痺」は阻滞を意味し，血絡につまった血滞はやがて血瘀となり，気血の流動をさらに悪化させるため，「不通則痛」と

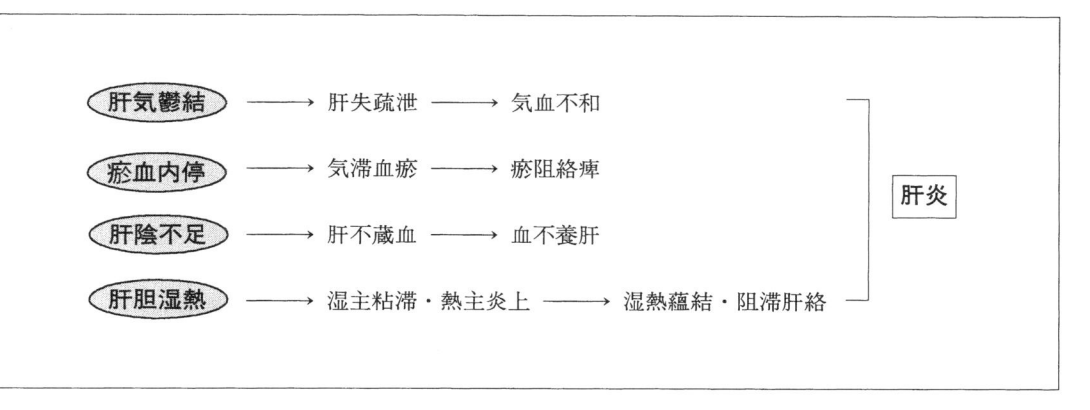

```
┌─────────────────────────────────────────────────────────────┐
│  ╭──────╮                                                   │
│  │肝気鬱結│ ──→ 肝失疏泄  ──→ 気血不和         ┐              │
│  ╰──────╯                                      │              │
│  ╭──────╮                                      │              │
│  │瘀血内停│ ──→ 気滞血瘀  ──→ 瘀阻絡痺         │  ┌────┐      │
│  ╰──────╯                                      ├──│肝炎│      │
│  ╭──────╮                                      │  └────┘      │
│  │肝陰不足│ ──→ 肝不蔵血  ──→ 血不養肝         │              │
│  ╰──────╯                                      │              │
│  ╭──────╮                                      │              │
│  │肝胆湿熱│ ──→ 湿主粘滞・熱主炎上 ──→ 湿熱蘊結・阻滞肝絡 ┘      │
│  ╰──────╯                                                   │
└─────────────────────────────────────────────────────────────┘
```

なって痛みがおこる。

　気滞の段階でおこる症状は主として痞塞感，脹痛，不快感であり，気滞が進行した血滞の段階では顕著な固定痛が生じるようになる。肝気鬱結が瘀血内停に進行して，疼痛，舌暗などの症状が現れるようになったら理気薬だけでなく，血分薬も用いなければならない。日本には肝気鬱結の治療薬は多いが，活血薬が少ないのは残念なことである。

3 ── 肝陰不足

　肝気鬱結によって気の流れが停滞すると，ついで血の流れが停滞した実証が現れる。この病がさらに長期化する（肝硬変の段階）と出血症状が現れ，陰血は消耗され肝血虚がおこってくる。

　肝の主な生理機能は「疏泄」と「蔵血」である。肝は血液を貯蔵管理する臓腑であり，肝が弱くなれば貯蔵する血量が少なくなり，肝血虚となる。

　血は陰に属しているため，肝血虚は肝陰虚，あるいは肝陰不足といってもよい。肝の虚証には，肝気虚や肝陽虚がおこることは少なく，肝血虚が一番多い。

　血が肝の経脈，血脈を滋養できないため肝の機能が低下して，さまざまな病症が現れる。病気は長期化することが多い。

4 ── 肝胆湿熱

　湿熱症状は，日本では注目されることは少ないようであるが，急性肝炎，慢性肝炎などの症候と深い関係がある。慢性肝炎患者の舌のほとんどは苔が厚くて黄色くなっている。これは，体内に湿熱が停滞していることを示唆している。

　湿邪は粘っこく，体内に長期停滞すると熱化する傾向がある。そして，湿と熱は分離しにくく，とりのぞくことがむつかしい。清熱するだけでは湿が残り，利湿するだけでは熱が残る。湿と熱は必ず一緒に治療しなければならない。

　湿熱の粘稠な性質が肝気の条達を阻害すると，肝と表裏関係にある胆の疏泄機能も失調するため，胆汁が異常に分泌され口苦，黄疸といった症状が現れる。

　湿熱の存在は肝気鬱結，瘀血内停とそれほど深い関連はないが，注意をはらう必要がある。湿熱の症状に「小柴胡湯」，あるいは補薬を使っても効果がない。

弁証論治

1 ── 肝気鬱結

【症状】

◇脇痛──気は無形のものであり，通常は体内各所を流れているが，ときにワッと一カ所に集中し，ときにパッと発散する。こうした気の特徴によって，気が結すれば痛みがおこり，気結が解消すれば痛みは消える。痛みは固定痛ではなく，背中，両脇，胃のあたりなどあちこちに現れる遊走痛となる。

◇イライラ・怒りやすい──肝の疏泄機能が低下し，気血を疏泄できず情緒不安定となる。

◇食欲不振・ゲップ・下痢──肝気の鬱滞が脾に及び（木克土），食欲不振，胃腹部が脹る，下痢など肝脾不和の症状が現れる。肝の疏泄機能が低下した初期段階では，ゲップ，悪心，嘔吐，肝胃不和の症状が現れる。

◇舌苔薄──病邪がまだ比較的浅い部分にあることを示す。病は初期の段階であり，予後はよい。

◇脈弦──肝を代表する脈象で，痛みが激しいときにも現れる。

【治療原則】 疏肝理気

疏肝は舒肝ともいう。流通作用は疏肝の方がやや強めである。

逍遥散 ──────────────── 疏肝・健脾・補血

```
柴胡・薄荷────────舒肝
当帰・白芍────────養血・柔肝
白朮（燥湿）・茯苓（滲湿）　┐
煨姜（温中）・炙甘草（和胃）┘ 健脾
```

本方は肝気鬱結に対する代表方剤で，疏肝作用は「小柴胡湯」より強い。

肝鬱は脾胃を傷め（五行学説による木克土），脾が虚すと消化機能が低下し，血の生成も少なくなる（血虚）。このため「血不養肝」で肝鬱の状態はさらに悪化するといった悪循環をくりかえす。また肝鬱すると，肝自身の貯蔵している血を消耗することもある。本方はこのような肝鬱・脾虚・血虚の状態を解決する方剤で，解鬱作用が中心である。

柴胡と薄荷は疏肝解鬱する。ともに解表薬で強い発散作用をもつ。柴胡の昇発作用は気血を消耗することがあるので，慢性病に対し大量使用することは避けるべきであり，疏肝の目的には少量用いればよい。芍薬と当帰は養血する。また芍薬は柴胡の発散性を抑制もする。血が十分にあれば発散しすぎることはなく，患者の精神は落ちつく。白朮と茯苓は脾虚の症状を解決する。煨姜（焼いたもの）は脾胃を温め，陽気不足を改善する。

【加減】

ゲップの症状（胃気上逆）があれば半夏を加味するか，「半夏厚朴湯」を併用する。
食欲不振の症状が強いときは「六君子湯」を併用する。

肝　炎

加味逍遥散　……………………………疏肝解鬱・養血清熱

```
逍遥散　──────疏肝・健脾・補血
山梔子・牡丹皮──────活血清熱
```

　本方は「逍遥散」に山梔子と牡丹皮を加えたものである。山梔子は清熱作用があり，肝鬱が長期化して生じた微熱症状（咽乾，舌紅，舌苔黄など）を治す。牡丹皮は肝に入り，活血作用によって当帰と共同して血行をよくする。活血薬を多めに使うと肝機能は改善される。本方は熱の症状，あるいは気血が停滞して痛みがあるときに用いる。

四逆散　……………………………理気疏肝

```
柴胡──────疏肝
枳実──────理気
芍薬・甘草──────養肝血・止痛
```

　本方は肝気鬱結に使う基本方剤である。「逍遥散」と異なり本方には健脾作用がない。イライラ，胸苦しい，胸脇部の脹痛など肝気停滞の症状のみに用いる。

柴胡疏肝散　……………………………疏肝理気・止痛

```
四逆散　－枳実＋枳殻──────疏肝理気
香附子・川芎──────活血理気止痛
陳皮──────理気健脾
```

　本方は「四逆散」に香附子，陳皮（理気），川芎（活血）を加味した処方である。胸脇痛，腹痛，腹部膨満を治療する方剤で，中国でも肝気鬱結の治療に，最初に使われることが多い。痛みに対する効果も強い。
　「四逆散」の中の枳実を枳殻に変える。枳実は理気作用が強く気を下降させ通便に用いられる。これを枳殻にかえて腹部に作用させ，脇が脹る，胃が痞えるなどの症状を治療する。香附子，川芎は血行をよくして痛みを止める作用があり，肝炎の脇痛の症状を治す。「逍遥散」で痛みが解消されないときは「柴胡疏肝散」を使うことが多い。陳皮は胃に作用して食欲不振を改善する。

小柴胡湯　……………………………和解少陽

```
柴胡・黄芩──────疏肝・清肝
人参・甘草・大棗──────健脾扶正
半夏・生姜──────和胃止嘔
```

　本方は少陽証に対する方剤で，脾虚をともなう肝鬱・肝熱に用いる。病邪が体表より少し内部に移行した，半表半裏証に用いるもので，解表と補薬が入った著名な処方である。現在は少陽証だけでなく巾広く使用され，中国では「小柴胡湯」をそのまま用いることは少なく，必ず加減して用いている。

●小柴胡湯の加減●

1. 熱症状──半夏，人参は温薬で熱を助長するため，舌が赤い，苔が黄色いなど熱症状が多いときは除く。「小柴胡湯」より清熱作用が強い「大柴胡湯」あるいは「茵陳蒿湯」を用いる。
2. 津血不足──柴胡，半夏は乾燥性が強いため，口渇など津液不足の症状があるときは除いて，生津作用のある天花粉，あるいは養血の「四物湯」を加える。
3. 痛みが強い──止痛作用のある「芍薬甘草湯」を加える。
4. 浮腫──健脾利水作用のある茯苓を加える。あるいは「柴苓湯」を使用する。
5. 脇痛としこり──大棗の甘味は流れを塞ぎやすい性質があるので除き，活血作用のある丹参あるいは「冠元顆粒」か「当帰芍薬散」を加える。

　日本では肝炎に「小柴胡湯」を用いることが多いようであるが，この方剤ですべての肝炎症状を解決できると考えるのは誤りである。複雑な肝胆疾患に対しては「弁病」と「弁証」を一緒に用いなければならない。

　本方は，肝鬱脾虚に対しては効力があるが，瘀血の停滞に対する力はない。瘀血症状に対しては「冠元顆粒」，あるいは「桂枝茯苓丸」を併用するようにする。また本方は舌が乾いて苔がない，微熱があるといった肝陰不足の症状に対する補陰血薬が少ない。そればかりか，方中の柴胡，半夏はさらに血を消耗するため，長く使用することは避けねばならない。とくに黄膩苔が厚い湿熱症状がみられる場合，人参は熱を助長するので邪魔になる。人参は虚証に用いる薬物であり，肝疾患にともなう熱症状には不適当であるため，処方より除くケースが圧倒的に多い。

　柴胡には上昇性があるため高血圧の患者には使わない。温性の人参，燥性の半夏，動性の柴胡は出血症状を悪化させる可能性があるため，肝火旺盛による出血の症状があるときも注意が必要である。

「漢方副作用で死者10人」の新聞記事について

　先日某新聞に「漢方副作用で死者10人・慢性肝炎に使われた小柴胡湯」という記事が掲載された。漢方薬の使用によって死者が出るとはどうしても考えにくい。正しい弁証がなされなかったため，としか受けとれない。

　富山医科薬科大学・和漢薬研究所の難波恒雄教授は「漢方薬に副作用はない」と明言され，「あるのは医師の誤治（誤った治療）である。西洋医学の方式をそのまま採り入れている医師が多いのでは」と，医師の安易な投与方法を指弾されている（読売新聞平成8年3月3日）。

　誤治による結果か，あるいは生体反応のいきすぎか，現在のところ原因を明確にすることはできないが，いずれにせよ「小柴胡湯」を悪者扱いにされるのは困ったことである。小柴胡湯に限らず，弁証をおこたって漢方薬を安易に使用すれば，今後も必ず同様の問題がおこるにちがいない。

開気丸 ……………………………………理気止痛

```
枳殻・陳皮・木香・沈香  ┐
川楝子・白豆蔲・縮砂・厚朴 ┘ ── 理気止痛
元胡索・姜黄──────── 活血止痛
白芍──────────── 養血・緩急止痛
茯苓──────────── 健脾滲湿
```

本方は中国では「舒肝丸」と呼ばれ、慢性肝炎によく用いられる。理気薬を中心に用いて肝気の鬱結を通じさせ、活血止痛作用の優れた元胡索によって脇部の脹痛を緩和する。乾燥性が強いので、陰津不足の場合は用いないほうがよい。

2 ── 瘀血内停

【症状】

◇固定痛・刺痛 ─── 瘀血が固定場所に停滞して流れを止めているために生じる、刺すようなはげしい痛みである。

◇夜になると痛みが強くなる ─── 気は陽で、血は陰である。陰を代表する夜になると痛みが強くなるなど、症状が悪化する症候は、病因が血分にあると判断されることが多い。

◇痞塊 ─── 痞は気の停滞によって形成され、形が定まらず出たり消えたりする。塊は血が体の深部に停滞して形成される。肝炎の場合、肝脾が肥大して内に痞塊ができる。

◇舌質紫暗 ─── 瘀血の存在を示す舌色である。肝硬変患者の舌は大体紫暗色を呈し、やや暗の舌は瘀血の停滞を示す。

◇脈沈渋 ─── 体の深い部分の血流が悪くなると、沈渋脈が現れる。

【治療原則】活血通絡

当帰芍薬散 ……………………………………補血活血・健脾利水

```
当帰・芍薬・川芎──────── 補血活血
白朮・茯苓・沢瀉──────── 健脾利水
```

本方は補血活血して肝の機能を調節し、健脾利水の作用によって脾の機能を調節する。おだやかな処方で、瘀血による腹痛、および水湿による浮腫がみられる肝疾患に適している。

桂枝茯苓丸 ……………………………………活血化瘀

```
牡丹皮・桃仁・赤芍──────── 活血化瘀
桂枝──────────────── 温経通脈
茯苓──────────────── 利水
```

本方は元来婦人科の処方で、生理痛、生理不順、子宮筋腫などの治療に用いる。薬効は下腹部に作用し、肝胆の部位から少しはなれている。活血化瘀作用も少し不足

しているので,「小柴胡湯」と「桂枝茯苓丸」,あるいは「逍遙散」と「桂枝茯苓丸」を併用するとよい。

冠元顆粒　………………………………活血・理気止痛

```
丹参・赤芍・紅花・川芎————活血化瘀
木香・香附子————————理気止痛
```

　本方は狭心症の専門処方である。活血化瘀作用に重点がおかれ,瘀血の症状に幅広く用いられる。理気作用があり脇痛・脇脹・肝脾肥大・舌暗の症状がある場合に用いられる。安全な処方で,少量を長期に服用すると肝硬変の予防治療に役立つ。

桃核承気湯　……………………………破血去瘀

```
桃仁・大黄（通下）————破血去瘀
芒硝————————————瀉熱散結・通便
桂枝————————————通行血脈
甘草————————————調和
```

　本方は瘀血を除去する作用が強く,体力のある実の病証に適した処方である。「調胃承気湯」の配合があるので,便秘傾向のある場合に使用しやすい。瀉下薬が多く配合されているため腹痛をおこすことがあるので注意が必要である。

復元活血湯　……………………………活血去瘀・疏肝通絡

```
当帰4・桃仁4      ┐
紅花2・穿山甲2    │ 活血化瘀
大黄15—————————活血化瘀・通便
柴胡6——————————疏肝（引経薬）
天花粉4—————————清熱生津,消腫
甘草2——————————調和
```

　本方は強い活血作用をもち,肝胆病の脇痛・腫脹に使われる。「補中益気湯」を作った李東垣の処方で,活血して痛みをとり,元気を回復させるという意味の名をもっている。気を巡らせて瘀血を取りのぞけば,痛みが消え,新しい血が生じ元気もでてくる。

　当帰,桃仁,紅花,穿山甲は活血去瘀・消腫止痛の作用をもち,肝の腫れや痛みに効果がある。打撲損傷による外科の痛みにも用いられる。穿山甲はアリクイの甲羅で,動物性の薬物であるため動く力が強い。肝肥大にともなう痛みに対して植物薬では力が足りないため,本薬を用いれば効果ははっきり違ってくる。作用が強いため使用量は3～5g程度とする。非常に効果の高い薬で,生理痛,関節痛,母乳不足などにも使うし,アトピーや皮膚が厚肥して局部の血行が悪化した皮膚病にも使うことがある。穿山甲の甲羅は生臭くて硬く,煎じても成分が出ないので,熱い砂で炒ると飲みやすくなる。大黄は通便薬で,下降する性質により,両脇部の瘀血を下方に導引する。血分に入って瘀血を取り除くこともできる。通便には生大黄を,脇が非常に痛いときは血行をよくする酒大黄を使う。柴胡は肝病に用いる代表薬であるが,本方剤の中では

肝炎

当帰，桃仁，紅花，穿山甲などの活血作用を肝に入らせる引経薬の役わりを果たしている。「桂枝茯苓丸」には肝に引経する薬がないため，肝部の血行をよくすることができない。肝胆病の治療には肝の引経薬がどうしても必要である。また，柴胡の発散作用と大黄の下降作用は一対になり，体内の気血の巡りをよくしている。天花粉には清熱，生津の作用がある。瘀血が停滞して熱化した微熱，喉が乾くなどの熱や津液不足の症状に用いる。また，消腫作用もあり肝のしこりをとる。

本処方の中心作用は活血であり，補益作用のあるものは当帰だけである。疲労感など脾虚症状が強いときは「補中益気湯」などを併用するようにしたい。

●肝胆病に用いられる活血薬●

赤芍薬，紅花，丹参，降香，沢蘭，延胡索　川楝子，王不留行，鬱金，益母草

3 ── 肝陰不足

【症状】
◇隠痛───肝血の滋養が不足するためにシクシクする痛みがおこる。虚証の痛みは治りにくい。
◇咽乾・煩熱・イライラ───体内の陰血が不足して，虚火を抑制できないためにおこる陰虚内熱の症状。
◇めまい・眼精疲労───血が脳部を滋養しないために眩暈がおこる。目の栄養不足症状も現れる。
◇舌紅・苔少───舌紅は内熱を示し，苔少は津液不足を示す。
◇脈細弦数───弦脈は肝病，細脈は血虚，数脈は血熱を示す。

【治療原則】養陰柔肝

六味地黄丸あるいは杞菊地黄丸

```
六味地黄丸 …………………… 滋補肝腎
 ┌ 熟地黄・山薬・山茱萸 ──── 滋補肝腎
 └ 沢瀉・茯苓・牡丹皮 ────── 清瀉腎濁

杞菊地黄丸 …………………… 滋補肝腎
 ┌ 枸杞子 ──────────── 養肝血
 │ 菊花 ───────────── 清肝熱
 └ 六味地黄丸 ────────── 滋陰補腎
```

「肝は血を蔵し」，「腎は精を蔵す」。肝・腎が蔵する精と血はともに穀物より生成されたもので両者の関係は深い。精は血に変化し，また血は精に変化するので，腎病に肝薬を入れ，肝病に腎薬を足して，肝と腎を同時に治療する。地黄丸類は補腎が中心作用であるが，山茱萸は肝薬であり，肝腎の陰血を補う。沢瀉，茯苓などの利水作用は陰血不足に対しては，好ましくないので，薬量を減らす。こうすれば，地黄丸類は肝疾患に長く使って効果のある方剤である。「杞菊地黄丸」は肝薬が多く配合され，肝陰不足による目の乾燥，眩暈に適している。

一貫煎　　　　　　　　　　　　　　　　　　　　滋養肝腎・疏肝理気

```
生地黄15・枸杞子6 ──── 滋養肝腎陰血
北沙参5・麦門冬5 ───── 清肺益胃生津
当帰5 ──────────── 補血活血
川楝子3 ────────── 疏肝解鬱・止痛
```

本方は滋陰疏肝の代表処方である。中国では肝炎に対して用いることが多く，効果の高い薬である。処方名には肝・腎を一緒に治すという意味がある。

のぼせなどの熱証に対して熟地黄は好ましくないので生地黄を用いて滋陰し，多少清熱するようにする。枸杞子は潤いがあり，肝の血を養い，肝の硬い性質を抑える。沙参，麦門冬はさっぱりした性質で肺と胃の津液を補う。肝の病気に肺薬を入れるのは，五行学説では金（肺）は木（肝）を克す関係にあるためで，肺金を強めることによって肝木の勢いを抑えようとするのである。当帰，川楝子は活血作用をもち，肝の慢性の隠痛をしずめる。

この方剤は滋陰・補血・活血・止痛と広範囲に対処できる優点があり，使いやすい方剤である。残念ながら日本で入手できないが，もし生薬を組み合わせるとすれば，活血薬として芍薬，丹参を，食欲増進薬として麦芽，鶏内金を加えてもよい。

北京中医医院の関幼波先生は，肝炎に対して「茵陳蒿湯」と「一貫煎」を用いて高い効果をあげられている。

滋水清肝飲　　　　　　　　　　　　　　　　　　　　滋腎清肝

```
六味地黄丸 ─────────── 滋陰補腎
加味逍遥散－白朮 ──────── 疏肝清熱
```

本方は肝血虚による肝炎に対して多用される方剤で，「六味地黄丸」と「加味逍遥散」を組み合わせたものである。「六味地黄丸」で滋補肝腎して陰血の不足を補い，「加味逍遥散」で疏肝清熱して肝気を疏通する。方名の中にある「水」は腎を意味し，腎陰を養いながら肝を制する方剤となる。

陰が不足すると虚火が生じ，のぼせや微熱の症状があらわれる。肝胆の微熱症に用いられる清熱・活血薬としては柴胡，青蒿，山梔子，地骨皮，丹参などがある。

4 ── 肝胆湿熱

【症状】

◇発熱・悪寒───湿熱の邪気が侵入して体内の正気と闘うために熱がでる。
◇脇痛───肝胆経の走行する脇部の気血が停滞しておこる症状。
◇口苦───胆汁が熱の性質によって上逆して口に溢れ出る症状。湿熱を代表する症状である。胆汁が皮膚・体表に出ると黄疸になる。
◇胃痞───湿が胃腹部に停滞するため食欲不振，胃部が重い苦しい，痞えた感じが現れる。

肝炎

◇悪心・嘔吐───湿によって胃の降濁機能が失調し，胃気が濁物をともなって上逆する。
◇目赤───熱は上昇の性質をもつため，上部に熱症状があらわれる。目の充血とともに目に黄疸が出ることもある。
◇舌質紅・舌苔黄膩───舌紅苔黄は熱の存在，膩苔は湿の存在を示す。
◇脈弦数───肝に熱があることを示す。

【治療原則】 清熱利湿

竜胆瀉肝湯 ……………………………清肝火・清熱利湿

```
竜胆草・黄芩・山梔子────清熱利湿
車前子・木通・沢瀉──────利水泄熱
生地黄・当帰─────────養血・柔肝
甘草──────────────清熱
柴胡──────────────疏肝（引経薬）
```

本方は肝胆の湿熱に対する代表処方である。肝胆の湿熱症状を一時的に抑えたいときに使うが，長期に用いることはできない。目の充血，高血圧，はげしい頭痛，口苦など肝火が旺盛なときに用いる。肝炎については本方の清熱利湿作用が利用できる。また，帯状疱疹，湿疹，分泌物の多い皮膚病など，下焦の湿熱症状にも使う。

日本の「竜胆瀉肝湯」の組成は，明代の薛鎧が著した『保嬰撮要』にあるもので，柴胡が入っていない。中国で使っている「竜胆瀉肝湯」は，清代の『医方集解』の中に記載されたものである。『医方集解』は方剤の基本書ともいえるものであるが，日本は鎖国制度によって明代以後のものをとり入れなかったため，こうした結果がおこったのであろう。薛鎧は多数の方剤を集約し，その功績は高く評価されているが，「竜胆瀉肝湯」に柴胡を加えなかったことは誤りであるとされている。本方はその名が示す通り，肝の実火を瀉す目的で作られたのだから，少量の柴胡は必要である。

茵陳蒿湯 ……………………………清熱利湿・退黄

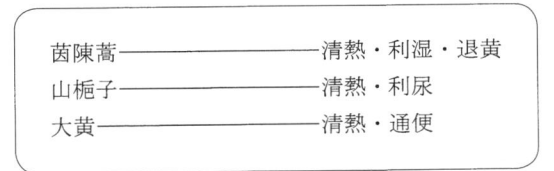

```
茵陳蒿──────────清熱・利湿・退黄
山梔子──────────清熱・利尿
大黄───────────清熱・通便
```

本方は退黄作用の強い黄疸治療の首方であるが，湿熱証一般に用いられ，湿熱がこもって黄赤色の尿，便秘症状がみられるときに適している。瀉下作用があるので下痢ぎみの，虚弱体質者には用いないほうがよい。

黄疸は陽黄と陰黄にわけられる。非常に鮮やかな黄色がみられるものは湿熱が原因で，陽黄といい，色の暗っぽいものは寒湿が原因で陰黄という。日本には湿熱体質の人が多いから，肝炎にもっと「茵陳蒿湯」を使ってもよいのではないだろうか。茵陳蒿は3月頃，採取されたものが一番良質で，葉，苗の香りがよく，効果もよい。

梔子柏皮湯 ……………………………………清熱利湿

> 山梔子・黄柏・甘草――――――清熱利湿

本方は肝胆湿熱に用いる処方である。山梔子，黄柏，甘草によって組成され，清熱作用が強く熱証に適している。黄柏は黄色の生薬で，黄疸を治療できる。

茵蔯五苓散 ……………………………………滲湿清熱

> 茵蔯蒿――――――――――――清熱利湿
> 五苓散――――――――――――通陽利水
> （茯苓・猪苓・沢瀉・白朮・桂枝）

本方は脾胃湿熱に対する処方である。「五苓散」に茵蔯蒿を加えたもので，強い利尿作用がある。黄疸に下痢，浮腫，尿量減少の症状をともなうときに適している。

下痢症状に対して，「茵蔯蒿湯」では大黄の作用が強すぎるため「茵蔯五苓散」を用いる。「茵蔯蒿湯」は湿症状より熱症状が強いときに使用し，「茵蔯五苓散」は熱症状より湿症状が強いときに使用している。

大柴胡湯 ……………………………………清肝瀉熱

> **小柴胡湯**―人参・甘草――――――疏肝解鬱
> **小承気湯**―厚朴――――――――――通便瀉熱
> （大黄・枳実）
> 白芍――――――――――――――養血・緩急止痛

本方は「小柴胡湯」に「小承気湯」を合わせたもので，作用が強い処方である。

便秘による腹痛や，胆石，膵臓炎などにともなう腹部の脹痛に用いる。本方の利水作用は弱いので，浮腫がひどい場合は利水薬を加えたほうがよい。

●家庭でできる補助療法●

【薬物療法】

◇**肝炎の予防**――茵蔯蒿を鍋で煎じて，食前に服用する。清熱作用がある。

◇**脂肪肝**――脂肪肝は，肥満した糖尿病患者に多い。
　①「茵蔯蒿湯」に柴胡を加えて服用する。大黄の通便作用が強すぎるので，長期服用することはできない。
　②杏仁，白豆蔲の芳香性によって脂肪をとる。中国では肉と一緒に煮込むことが多い。
　③土茯苓，厚朴花，扁豆花，草決明（ハブ），薏苡仁（はとむぎ）をお茶にして呑む。湿をとる力がある。
　④丹参を煎じて服用する。肝硬変に効果がある。
　⑤山楂子を粉にして食べる。お茶にして飲んでもよい。
　　以上のような薬を適宜服用する。山梔子，草決明，丹参など飲みやすいものに，人参を加えてお茶にして，長く使えば肝臓病に効果がある。

肝炎

分類	症状	治療原則	方剤
肝気鬱結	脇痛，イライラ，怒りやすい 食欲不振，ゲップ 苔薄，脈弦	疏肝理気	逍遥散 加味逍遥散 四逆散 ＊柴胡疏肝散 小柴胡湯 開気丸
瘀血内停	脇痛，夜間の痛みが激しい 脇腹部に痞塊 舌質紫暗，脈沈渋	活血通絡	当帰芍薬散 桂枝茯苓丸 冠元顆粒 桃核承気湯 ＊復元活血湯
肝陰不足	脇痛，咽乾，心中煩熱 眩暈，眼精疲労，目の乾燥 舌紅少苔，脈細弦数	養陰柔肝	六味地黄丸 杞菊地黄丸 ＊一貫煎 ＊滋水清肝飲
肝胆湿熱	発熱，悪寒，脇痛，口苦，胸悶 食欲不振，悪心，嘔吐，目赤 黄疸，小便黄赤 舌質紅，舌苔黄膩，脈弦数	清熱利湿	竜胆瀉肝湯 猪苓湯 茵陳蒿湯 ＊梔子柏皮湯 茵陳五苓散 大柴胡湯

＊日本にない方剤

◇慢性肝炎──魚腥草（どくだみ）を肝機能の改善に使う。長期に使っても安全である。土茯苓，草河車，蒲公英，板藍根，五味子も長く使って効果のあるものである。

◇肝臓癌── ①処方の中に半枝蓮を加える。
②白花蛇舌草だけを煎じてお茶がわりに飲む。
③猪苓，草河車で解毒する。

●**食事療法**●

①むくみ──大豆，薏苡仁，山薬，赤小豆，蓮子肉を粉にして，うどんか粥にして毎日食べる。砂糖は一切入れない。これらの食品は体を補うこともできるし，利水もできる。

②脂肪肝──山楂子，玉米（とうもろこし），薏苡仁（はとむぎ）を粉にしてうどんにする。粉は草決明（ハブ）30g，槐花30gを煎じた液で練る。

③出血──黒豆200g，藕粉（はす）500g，白茅根100g，薊（あざみ）100gを煎じて服用する。粉にして飲んでもよい。養血作用があり，鼻血，歯ぐきの出血などに使える。

泄　瀉（下痢）

　下痢は中医学では腹瀉または泄瀉といい，特に泄瀉は一般的に使われる用語である。泄は大便溏薄とも表現され，軟便よりやや稀薄な便である。瀉もやはり稀薄な便であるが，濃度は泄よりさらに薄い水様便である。

　泄瀉は現在も用いられている用語であるが，古文や老中医の医案のなかでは五泄と呼ばれ，濡泄・飱泄・鶩泄・溏泄・滑泄の5つに分類されている。その違いを簡単に紹介しておこう。

濡泄：ドロッとした軟便で水様便ではない。濡という文字は湿が存在するとき用いられる。濡脈が湿を表わす脈であるように，濡泄も湿が原因している下痢である。身体が重く感じられ，腹痛はないのが特徴である。

飱泄：飱は夕食の意味で，便中に未消化の食物が混じっている下痢のことで，水穀痢ともいわれる。腹部がゴロゴロ鳴って，腹痛をともなう。原因は脾が虚弱で運化機能が低下したため，食物を消化吸収することができず，そのまま便として排出されてしまうのである。

鶩泄：鶩はあひるのことである。鶩泄はあひるの便のようにベシャッとして青黒色の便で，別名鴨溏ともいう。原因は胃腸に寒が存在することにある。例えばアイスクリームの食べ過ぎによる下痢がこれにあたる。

溏泄：軟便一般をいうことが多いが，便の硬さは軟便より少し稀薄で，水性便より少し粘りがある。

滑便：溏泄よりさらに稀薄な下痢便で，水様のものが一気に瀉下する。気陥下脱することによっておこるもので，泄瀉は長びくことが多い。

　五泄は下痢の状態による呼び方があるが，臨床では泄瀉と呼ばれる。原因の違いによって下痢の状態が異なるので注意しなければならない。

病因病機

1 ── 感受外邪（外感泄瀉）

　人間は自然界に存在しているので，常に外気の影響を受けやすい。多くの疾病は外邪の侵入によって発症するが，泄瀉も同様である。特に下痢に強い影響を与えるもの

は湿であり，「湿がなければ下痢はない」という記述があるほどである。まず湿と寒が結びついて下痢をおこす。冬季の胃腸型のカゼがこれに該当する。また，夏季の下痢も多い。暑熱の暑には湿の意が含まれており，湿と熱が結びついた下痢である。同じ外邪であっても寒湿と熱湿では，性質は正反対であるため治療の方法も大きく異なる。

外邪の侵入による下痢には2つの特徴があげられる。1つは病因が湿と深く結びついていること，もう1つは発生するのは季節性が強いことである。

外感病はまず表証が現れることが多いが，外邪が湿と絡んだ場合，病因は体中に深く入りこんで裏証が現れる。湿は粘稠な性質をもち，中焦脾の運化機能を妨げるため，脾の清陽の気を上昇させる機能が失調して，脾気が下へ降ると下痢の症状が現れる。また清陽の気（栄養物質）と陰濁の気（食物の滓）が分離されず，胃気とともに上逆すると嘔吐の症状が現れる。

外からの邪を受けておこる下痢を外感泄瀉という。症状は外感表証に下痢や嘔吐をともなっており，胃腸型のカゼに近くなる。治療は解表剤によるカゼの治療と，胃腸の治療を並行する必要があり，片方だけですますことはできない。

2 ── **飲食失調**（食傷泄瀉）

暴飲暴食や偏食が原因となって脾の運化機能が失調すると下痢がおこる。下痢をおこす第1の原因は過食である。脾胃の運化，受納能力を超えて食べ過ぎると，脾の働きは低下してしまう。第2の原因は食物の質に問題がある。油っこいもの，生もの，冷たいもの，甘いものなどを食べると胃腸の働きは悪くなってしまう。特に脾は冷を嫌う臓腑であり，温かい状況のもとで健全な働きをする。冷えたビールなどを長く飲み続けると必ず脾は損傷される。漢方薬（煎じ薬であってもエキス剤であっても）を，お湯で服用するのは胃を健全な状態にして効果を高めるためである。第3の原因は腐敗物を食べることで，腐敗物質が脾胃を傷害し，脾の運化機能が失調する，あるいは体に適合しないものを外におし出そうとする力が働いて，急激な下痢または嘔吐がおこるのである。

飲食物の不摂生によっておこる下痢は傷食下痢といい，これに対する治療は下痢を止めることより，むしろ消化に主力をおかなければならない。

3 ── **肝気鬱結**（肝鬱泄瀉）

精神不安定によっておこる下痢は，一般的に神経性下痢といわれ，中医学ではこれは肝気鬱結によるものとしている。

さまざまな情緒障害によって肝の疏泄機能が失調して，肝気が鬱結すると，まずイライラ，怒りっぽい，頭痛などの症状が現れる。この肝気鬱結が長びいて脾をいためると，脾の運化機能は失調して下痢がおこる。これを肝鬱泄瀉という。肝鬱の生じる原因は2つある。1つは脾が弱い場合で，脾胃虚弱の人は，わずかなストレスにも敏感に反応して，食欲をなくしてしまう。肝鬱は脾虚に乗じて勢いを強めて発展していき（土虚木乗）下痢がおこる。治療はまず脾虚を補う。もう1つの原因は，肝鬱の状態が著しく強い場合で，強い肝鬱が脾に害を及ぼして（木鬱害脾）下痢が生じる。治

```
感受外邪 (暑湿寒熱) ───→ 邪阻中焦 ───→ 昇降失調 ───→ 外感泄瀉
肝気鬱結 (生冷, 油膩, 暴飲暴食) ───→ 脾失運化・胃失和降 ───→ 傷食泄瀉
飲食失調 ───→ 肝乗脾土 ───→ 脾失運化 ───→ 肝鬱泄瀉
脾胃虚弱 ───→ 脾失運化 ───→ 脾不昇清 ───→ 気虚泄瀉
腎陽虚弱 ───→ 温煦低下 ───→ 脾陽虚弱 ───→ 陽虚泄瀉
```

療は肝の疏泄をはかる。

このように精神抑鬱による下痢の原因は、肝と脾の力関係によって2通り考えられるので、治療も補脾と疏肝の2つがある。

4 ── 脾胃虚弱（気虚泄瀉）

臨床では脾胃虚弱による下痢の発症率は圧倒的に多い。1〜3項で述べた下痢は、表証を解除する、胃の停滞物を消化する、精神を安定させるなどの方法によって比較的早く回復が得られ、ときには、漢方薬の力を借りなくても自然治癒する場合もある。しかし、脾胃虚弱による下痢は、長びいて治りにくいケースが多い。漢方薬によって下痢の治療をしようとする人の大多数が、この脾胃虚弱のタイプに属している。

脾と胃は協力しあって食物を消化吸収、輸送する働きを担っている。具体的には、脾は運化機能を、胃は受納機能を受けもっている。両者の生理機能が失調すると水穀（食物と水分）が胃腸に停滞し、停滞した水は寒湿に変わる。脾胃の働きが弱まり、上昇すべき脾気が下降すると下痢がおこる。下降すべき陰濁が上逆すると悪心、嘔吐がおこる。生成される気血も少ないため、疲れやすく、体力も抵抗力も落ちる症状が現れてくる。

5 ── 腎陽虚弱（陽虚泄瀉）

下痢症状と最も関係の深い臓腑は脾である。しかし病後の人、老人、虚弱体質の人など、腎陽が虚している人達は、脾の治療を続けても、なかなか下痢が止まらないことがある。この人達は腎の問題を解決しなければならない。

腎は下焦にある。腎陽は命門の火、または下の太陽ともいわれ、全身の臓腑を温める作用がある。特に上部の脾陽を温め、脾の運化機能や昇清機能を活発にするが、腎陽が弱くなれば脾陽もまた衰え、下痢の症状が現れる。腎陽虚による下痢は陽虚泄瀉とも呼ばれる。

下痢は気虚、陽虚が原因となって生じることが多く、陰虚、血虚によることは少ない。温陽作用が弱ければ寒湿は長く停滞して、脾胃の機能は回復せず下痢は長びく。体の陽気はさらに失われ虚寒の症状はいっそう重くなる。

以上が，下痢をひきおこす病因である。1.2.3項の下痢の性質は比較的に急性な実証に属し，4.5は虚証に属する。

臨床で発症率の高いものは脾気虚による泄瀉であるが，どの泄瀉にも湿が関連し，必ず湿の処理が必要である。湿は脾の水穀運化機能を妨げて水を停滞させ，これが新たな湿を生むという悪循環をくりかえす。このため，湿と寒に起因する下痢が一番生じやすい。下痢の病因がはっきりしないときは，寒と湿を中心に治法を考えれば間違いないであろう。

弁証論治

1 ── 外感寒湿

【症状】
(胃腸症状)
◇下痢───外邪を受けた直後におこる急性の下痢。粘りのない水様便で，においも少ない。
◇腹痛───「寒は痛を主る」とされ，寒邪によって疼痛がおこる。
◇腸鳴───ゴロゴロ音は腸中の気の流れが寒湿によって塞がれたときにおこる。
◇食欲不振───脾の運化機能が失調して生じる症状である。
◇胃脘脹悶───胃に気と湿が停滞して胃気の流れを止め，胃腹部が脹って重苦しく感じる。
(外感表証)
◇悪寒・発熱・頭痛───外感風邪の代表症状である。風寒の邪を受けているので，強い悪寒の症状が現れる。熱より悪寒の症状が強い。
◇苔薄白───病は初期段階で熱が少ないことを示す。
◇脈浮───表証を示す脈。
【治療原則】芳香化湿・散寒解表

香蘇散 ……………………………… 疏散風寒・理気和中

```
紫蘇葉─────────疏散風寒・芳香理気
香附子・陳皮(化痰)──理気和中
甘草・生姜─────────和胃
```

本方は風寒と気滞の症状に適した処方である。主にカゼをともなう胃腸症状に対する方剤で，胃腹部に不快感があり，軽い下痢の症状に用いる。解表作用より理気和中の作用が優れている。

紫蘇は本方の主薬である。辛温の性質をもつ解表薬で，寒多熱少の表証に適し，胃腸病に頻用される生薬である。刺身のツマに添えられているように，芳香があり理気和中作用によって食あたりや下痢を防ぐ。香附子は理気作用によって，腸鳴，食欲不振，胃もたれの症状を治す。さらに，解鬱作用によって胃または腹部の気滞を疏通し閉塞をとり除く。

陳皮も脾胃に作用して化湿するが，化湿作用は充分とはいえないため軽い下痢に用いる。

藿香正気散（勝湿顆粒） …………………解表化湿・理気和中

```
藿香・紫蘇・白芷────芳香化湿・辛温解表
半夏曲・陳皮・茯苓・生姜────燥湿化痰
白朮（燥湿）・甘草・大棗────健脾和胃
大腹皮・厚朴────理気
桔梗────宣肺化痰
```

本方はカゼおよび下痢や悪心，嘔吐などの胃腸症状に用いる方剤である。日本でも入手できる中成薬である。

藿香，紫蘇，白芷はともに辛温の性質によって外感風寒を解除する。また，散寒疏風・化湿の作用を有し，下痢，悪心，膩苔に効果がある。3薬の作用はあまり強くない。半夏，陳皮，茯苓は「二陳湯」の成分で化痰作用がある。半夏曲とはミョーバンで加工した法半夏を，小麦粉とまぜて醱酵させ（醱酵することを曲という），フスマと一緒に炒ったものである。芳ばしい香りが出て服用しやすくなる。白朮はカゼにともなう脾胃症状に対する補気薬として，一番よく用いられる。人参のような補気作用の強いものを，いきなり使うことはない。大腹皮は檳榔の皮で，気滞を治し，檳榔は食滞を治す。大腹皮と厚朴の理気作用によって，腸鳴，腹脹を治す。本方は脾胃薬を中心とした組成であるが，肺薬である桔梗を用いて肺の通調水道作用を強め，大便に流れこむ水分を尿に向かわせ，下痢の症状を緩和する。

本処方は理気・化痰・解表の効能があり，表証と裏証を同治できる。化痰湿の作用が強く，「香蘇散」にくらべれば，下痢に対する効果は高い。

胃苓湯 …………………………………理気化痰・利水

```
平胃散────芳香化湿
（蒼朮・厚朴・陳皮・生姜・大棗・甘草）
五苓散────温陽利水
（桂枝・猪苓・沢瀉・白朮・茯苓）
```

本方は「平胃散」と「五苓散」を合わせたものである。「平胃散」の理気化痰作用によって口の粘り，腸鳴を治し，「五苓散」の利水滲湿作用によって大便中の水分を減らし尿量を増やす。尿量が少ない下痢に適している。本方は温性であるため熱証がみられるときは用いないほうがよい。

2 ── 湿熱中阻

【症状】

◇下痢────体内の津液が熱に攻められて下方へおし下げられ下痢がおこる。湿熱による下痢は粘りがあって悪臭が強いのが特徴である。

◇腹痛────湿と熱が入りまじって胃腹部に停滞して，気血の流れを塞ぐため痛みが現れる。

◇泄瀉急迫────トイレに間に合わないぐらい急に始まる激しい下痢で「裏急後重」ともいう。腸内にある熱のため発症が急迫となる。

◇肛門の灼熱感───熱が肛門部に下注した症状である。
◇煩熱───全身に熱がひろがりイライラし，発熱症状が現れる。
◇口渇───熱が津液を消耗した症状で，寒湿の下痢にはみられない。下痢によっても多量の津液が消耗されるため，熱性下痢には口渇の症状が出やすい。
◇尿黄───熱が存在していることを示す尿色である。
◇舌苔黄膩───湿熱が存在していることを示す舌苔である。
◇脈濡数または滑───濡・滑脈は湿の存在，数脈は熱の存在を示す。

【治療原則】清化湿熱

葛根黄芩黄連湯　　　　　　　　　　清熱燥湿・止痢

```
葛根────────────解肌発表
黄芩・黄連──────────清熱燥湿
```

本方は傷寒方の1つである。太陽病（表証）を解表せず誤って瀉下したため，熱邪が陽明（胃）に入りこんでおこる下痢に使用する。裏熱を清し表証を解除する，表裏同治の方剤である。

葛根は解表薬であるが，作用は脾胃（裏）に帰経し，脾の主っている筋肉の熱を取り除く（解肌）。また清陽の気を上昇させて下痢を治療する。このように葛根は表裏双方に作用するため，表証でなくても用いることができる。黄芩，黄連も脾胃に帰経する。両薬とも苦寒の性質があり，苦味で燥湿し，寒性で清熱する。清熱の作用は強く，湿熱性の下痢に対して効果がある。

本方は，悪寒，発熱，頭痛など表証の解除とともに，湿熱を治療する作用も強く，一般の下痢だけでなく細菌性の下痢にも適している。使用は体が熱い，悪臭の湿熱便，口渇，黄膩苔の症状がある場合に限る。

半夏瀉心湯　　　　　　　　　　和胃降逆・開結除痞

```
半夏（除痞）・乾姜（散寒）──────化痰止嘔
黄連・黄芩────────────清熱燥湿
人参・大棗・炙甘草──────────補脾胃
```

本方は胃に停滞感のある痞証に用いる処方である。処方中に黄芩，黄連（清熱，燥湿）が配合されているので，湿熱性の下痢に対する効能がある。半夏も辛味で中焦の痞塞を，温燥の性質で痰飲を取り除く。乾姜は中陽を温め寒邪を除き，人参，大棗，甘草は脾気を補って，その機能を強める。本方は補薬・瀉薬・温薬・寒薬をそなえており，寒熱挾雑，虚実両証の複雑な症状に対応でき，黄膩苔をともなう下痢に用いることができる。下痢が止まったら薬をかえ，胃を調整し，湿の内生を防止する。

黄連解毒湯　　　　　　　　　　清熱燥湿解毒

本方は下痢を治療する方剤ではないが，三黄には清熱燥湿止痢の作用があるので，特に発熱，舌紅，苔黄など熱症状の強い湿熱下痢に応用することができる。

```
黄芩   (上焦)  ┐
黄連   (中焦)  │
黄柏   (下焦)  ├ 清熱燥湿解毒
山梔子 (三焦)  ┘
```

3 ── 肝気鬱結

【症状】

(肝鬱症状)

◇下痢 ─── 精神が緊張状態のときにみられる神経性の下痢である。
◇ストレス ─── 肝の疏泄機能が失調して肝気が鬱結するため精神不安定となる。
◇胸脇脹悶 ─── 肝経の走行部である胸脇部の気滞により, 脹った感じがおこる。

(脾虚症状)

◇ゲップ ─── 胃気が上逆して生じる症状である。
◇食欲不振 ─── 脾の運化機能が低下した症状である。

【治療原則】 抑肝健脾

　肝気の亢進を抑え, 肝気が傷めつけている脾の虚弱を補う。

柴苓湯 ……………………………… 舒肝利湿

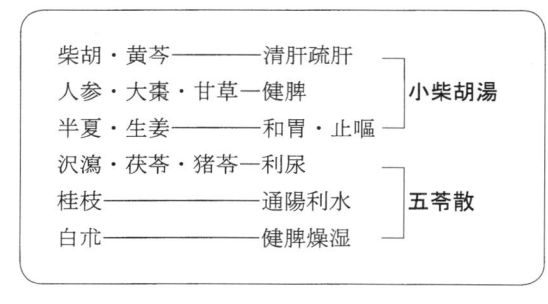

```
柴胡・黄芩────清肝疏肝   ┐
人参・大棗・甘草─健脾     ├ 小柴胡湯
半夏・生姜────和胃・止嘔 ┘
沢瀉・茯苓・猪苓─利尿     ┐
桂枝──────通陽利水     ├ 五苓散
白朮──────健脾燥湿     ┘
```

本方は「小柴胡湯」と「五苓散」を合わせたものである。「小柴胡湯」は肝鬱を和解し, 手の少陽の流通を改善する。「五苓散」は中焦の水湿をとり, 余った水分を尿にかえ, 便を固めて下痢の症状を緩和する。

本方は肝鬱と水湿の証に用いる方剤であるが, 治療範囲を広げて下痢にも使用できる。舌苔が厚い, 嘔吐など湿盛の症状がみられるときは, 「平胃散」を併用して胃の湿を取るようにする。

逍遥散 ……………………………… 疏肝健脾

```
柴胡・薄荷──────疏肝
白朮・茯苓・甘草───健脾利湿
当帰・白芍──────養血
煨姜─────────温中散寒
```

本方は疏肝の基本方剤である。健脾利湿の白朮, 茯苓が配合されているので, 脾虚による下痢に効果がある。胸脇脹満, 胃腹部不快, イライラなど肝鬱症状が強い下痢や, 神経性の下痢にも用いられる。

下痢症状が強いときは「五苓散」を併用する。

泄瀉（下痢）

痛瀉要方　　………………疏肝補脾

```
白朮————————健脾燥湿（脾薬）
白芍————————調肝止痛（肝薬）
陳皮————————理気和中（脾薬）
防風————————去風散肝（肝薬）
```

本方は神経過敏で，腹痛をともなう急迫する下痢に対する代表処方である。肝鬱と脾虚によっておこる下痢に用いる。急に腹部が差しこむ症状は，風の「速く動き変化が多い」性質に起因するもので，防風（＝風薬）を用いて対処している。

●症例1●

患者：初老の女性

平素は元気な人であるが，弱い軟便状の下痢が始まった。1日に3〜4回で，排便前に腹痛し，腹部が脹って腸鳴する。排便後，これらの症状は消失する。気持ちが沈み，胸が重苦しくよく溜息が出る。聞いてみるとご主人を半年前に亡くされ，最近になって下痢の症状が現れたという。西洋医の検診ではどこにも問題なしということで，処方薬もなかったが，「加味逍遙散」を使って下痢が止まった。便は水性便ではなかったので，肝鬱を治療することのみで解決できたのであろう。

●症例2●

患者：中年の男性

長年，日本とアメリカを忙しく往復していたビジネスマン。酒が好きで長年酒を飲み続けて体に何の支障もなかったが，突然，食欲不振，体重減少，疲れやすい，胃痛，下痢などの症状が現れ，検査の結果，脂肪肝で肝機能が悪いと診断された。処方は「柴苓湯」に加減を加えた。下痢は水様性ではないので利水の沢瀉，猪苓を除く。黄膩苔，食欲不振は湿熱の存在とみて，温性の桂枝を去り茵陳蒿を加える。茵陳蒿は湿熱をともなう肝病に効果があり肝機能の改善を速める薬物である。柴胡，黄芩，茯苓はそのまま使う。胃弱のため身体は痩せ，カゼをひきやすいので，白朮は残す。食欲不振，腹脹など気滞症状には木香，枳殻を加えて理気作用を強める（枳殻は疏肝作用もあるため適薬である）。枳実，厚朴，大腹皮の理気作用は強すぎて下痢を悪化させるので用いないほうがよい。腹痛，胃痛など痛みにはおだやかな活血薬の白芍，川棟子，延胡索，丹参を加える。消化剤として山楂子，神曲，五味子を加える。山楂子は狭心症，中性脂肪，肥満などにも効果がある。神曲は6種類の生薬と小麦粉を一緒にまぜて醱酵させると，酒による食滞を消化できる。五味子も肝機能を改善する。

以上の処方を1カ月間服用して，下痢は止まり胃腸の調子も回復した。

生薬による加減ができない場合は，「柴苓湯」を中心に，湿熱には「茵陳五苓散」，痛みには「芍薬甘草湯」を合わせて用いることも考えられる。

4 ── 脾胃虚弱

脾胃虚弱による下痢で脾泄ともいう。

【症状】

◇下痢────下痢はときによって軟便，水性便，便秘などといろいろ変化する。下剤を用いると下痢し，下痢止めを用いると便秘するといった傾向をもつ。これは脾胃の蠕動作用が弱いため，根本的に脾胃の補強が必要である。

◇完穀不化────消化が完全でないため，下痢便中に未消化物が混じる。

◇食欲不振────脾の運化機能の失調による症状である。

◇腹脹────気滞によって腹部が脹った感じがする。

◇顔色萎黄────気血が不足して顔面を滋養することができないことを表す。

◇疲労無力────気虚により推動作用の低下した症状である。

◇舌淡苔白────寒の傾向を示す舌象である。

◇脈細弱────弱脈は気虚を示し，細脈は血虚を示す脈象である。

【治療原則】 健脾益気

下痢症状はそれほど強くないので，脾胃を補う方法に力点をおく。

香砂六君子湯 ……………………… 補中益気・燥湿化痰

```
人参・白朮・茯苓  ┐
大棗・生姜・炙甘草 ├─ 健脾益気 ┐
半夏・陳皮 ──── 化痰理気 ┤ 六君子湯
木香 ──────── 理気止痢
縮砂 ──────── 理気和胃
```

本方は「六君子湯」に木香，縮砂を加えたものである。方中の木香は優れた止痢作用があり，これに黄連を加えたものは有名な「香連丸」で，腸鳴をともなう下痢の主治剤である。陳皮，半夏も理気化痰作用があるので舌苔が厚く湿の多い下痢に効果がある。縮砂は芳香があり，理気和胃作用で食欲を増進する。下痢が強くなければ「六君子湯」でもさしつかえない。

補中益気湯 ……………………… 益気昇提・調補脾胃

```
黄耆・人参・白朮・炙甘草 ──── 補気健脾
升麻・柴胡 ──────────── 昇陽
当帰 ────────────── 補血
陳皮・生姜・大棗 ──────── 理気和胃
```

本方は「中気下陥」に対する代表処方である。本方の脾を補う力は強いが，利湿作用は少ないため，悪心，はげしい下痢症状であれば「六君子湯」のほうが適している。しかし，本方には昇提作用があるので，下痢にともなって脱肛がおこるときに用いるとよい。

泄瀉（下痢）

啓脾湯　……………………………健脾滲湿・理気消食

```
四君子湯────────健脾益気
（人参・白朮・茯苓・炙甘草）
茯苓・沢瀉────────利水
蓮子肉──────────止瀉
陳皮・山楂子───────理気消食
```

啓は開く，力を促進させるという意味があり，本方は脾の機能を増強する方剤である。健脾・利水・理気・消食の作用があり，しかも効きめはおだやかである。軟便，水様便，未消化下痢などに使用する。蓮子肉は蓮の実で，脾を補い渋味によって下痢を止める。中華料理のデザート杏仁豆腐に入っている食材で，栄養価が高い。陳皮，山楂子には理気消食作用がある。

茯苓飲　……………………………健脾胃・消痰飲

```
人参──────────補気
茯苓・白朮（燥湿）───滲湿利水
陳皮（理気）┐
枳実（下気）├──────化痰
生姜（止嘔）┘
```

本方は胃の溜飲病（飲邪が停滞して去らない病証）に対する代表処方である。脾胃を補う作用は強くないが，白朮，茯苓の利湿作用，陳皮，枳実の理気化痰作用があるので，食後に腹が張り，蠕動が不足している下痢に用いる。

参苓白朮散　……………………………益気健脾・滲湿止瀉

```
四君子湯────────益気健脾
（人参・白朮・茯苓・甘草）
山薬・扁豆・薏苡仁・蓮子肉─補脾滲湿止瀉
縮砂──────────理気和胃
桔梗──────────宣開肺気
```

本方は，基本の「四君子湯」によって脾胃の機能を調節し，山薬，扁豆，薏苡仁，蓮子肉で脾を補い湿をとる。桔梗は肺気を開いて津液を全身に分布させ，下痢を緩和させる。疲労，体重減少，顔色黄色，食欲不振など脾虚症状をともなう慢性下痢に適する。

●症例3●

これは私が学生だった頃の研修症例。記憶に残る症例である。

43才，男性。柿が非常に好物で，冬期にもかかわらず柿を一気に4個も食べた（中国では秋に収穫した柿を，戸外で冷凍保存しておき，冬になるとストーブをかこんで食べるという習慣がある）。腹痛と下痢が始まった。その後下痢は徐々によくなったが，軟便状態はなかなか治らず4カ月も続く。腹部が冷え，喜温，喜按，食欲不振，体重は減少，脈も舌も寒の存在を示している。

発病後，長い時間が過ぎており，現時点では下痢より脾胃虚弱を補うことが先決で

ある。治療は，「四君子湯」に白扁豆，蓮子肉，山薬，縮砂，茯苓を加える（これは「参苓白朮散」である。中国では慢性下痢に対しては「四君子湯」「六君子湯」「補中益気湯」より「参苓白朮散」を使うことが多い）。この患者は寒症状が強いので，さらに乾姜と呉茱萸を加えて暖胃をはかって治癒した。

5 ── 腎陽虚弱

【症状】
◇下痢───明け方に腹痛して下痢する。これを黎明腹瀉，または五更泄瀉，鶏鳴泄ともいう。黎明は陽気がまだ十分に充たされず，**陰気**が盛んであるため下痢がおこる。
◇手足の冷え・腰の冷痛───腎陽が不足して全身を温養することができない。
◇舌淡白───寒の存在を示す舌象である。
◇脈沈細───腎病，陽虚を示す脈象である。

【治療原則】温腎健脾・固渋止瀉

四神丸と人参湯を併用する

```
四神丸
補骨脂────────温腎暖脾
肉豆蔲────────温脾止瀉
呉茱萸────────温中散寒
五味子────────酸斂・止瀉

人参湯
乾姜─────────────温中散寒
人参・白朮（燥湿）・炙甘草───補気健脾
```

「四神丸」は五更泄瀉に対する代表方剤である。四神とは効能の顕著な4つの薬という意味で，温かい性質はあるが補う要素が少ないので「人参湯」を併用する

真武湯と六君子湯を併用する
真武湯

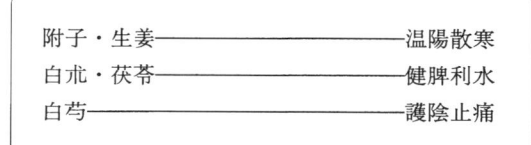

```
附子・生姜────────温陽散寒
白朮・茯苓────────健脾利水
白芍─────────護陰止痛
```

「真武湯」は温陽利水して浮腫を治療する方剤である。方中の附子は腎陽を回復させ寒湿の陰邪を散じ，生姜はこれを助けて陽気を温運する。また白朮，茯苓の健脾利水作用は，明け方におこる虚弱者の下痢に効果がある。白芍は腹痛を緩和する。脾を益する力を強めたいので「六君子湯」を併せて使用する。

泄瀉（下痢）

分類	症　　　　状	治療原則	方　　剤
外感寒湿	急性下痢，臭いは少ない，胃脘部の脹痛，悪心，腸鳴，食欲不振，悪寒，発熱，頭痛，舌苔薄白，脈浮	芳香化湿 散寒解表	香蘇散 藿香正気散 胃苓湯
湿熱中阻	悪臭の強い急迫な下痢，腹痛，肛門の灼熱感，煩熱，口渇，尿黄，舌苔黄膩，脈濡数または滑	清化湿熱	*葛根黄芩黄連湯 半夏瀉心湯 黄連解毒湯
肝気鬱結	神経性の下痢，胸脇脹悶，ゲップ，食欲不振，舌辺紅，脈弦	抑肝健脾	柴苓湯 逍遙散 *痛瀉要方
脾胃虚弱	軟便・水様便・便秘と変化する，食欲不振，下痢便中に未消化物が混じる，腹脹，顔色萎黄，倦怠疲労，舌淡苔白，脈細弱	健脾益気	香砂六君子湯 補中益気湯 啓脾湯 茯苓飲 参苓白朮散
腎陽虚弱	明け方の腹痛下痢，手足の冷え，腰痛，夜間の頻尿，舌淡，脈沈細	温腎健脾 固渋止瀉	*四神丸＋人参湯 真武湯＋六君子湯

＊日本にない方剤

●症例4●

患者：60才，男性

　糖尿病の病歴があり腎が弱い。糖尿病が回復した後に下痢が始まった。明け方5時ころ軟便が1行あり，肛門部に下垂感がある。冷え，腰痛，疲れやすい，体重が減少している。下痢症状は強くなく，下垂感があるので「補中益気湯」を用いる。冷え，腰痛など腎虚の症状に「八味地黄丸」を併用して下痢は止まった。地黄丸類には補腎作用があり，方中の茯苓，沢瀉には利水作用が，山薬，山茱萸には収斂作用があるので，下痢に応用できる。ただし熟地黄は粘りがあって下痢に対して逆効果を与えるため，生薬を処方するときは使わないほうがよい。

　もし，下痢の回数が多ければ，「胃苓湯」あるいは「五苓散」を併用する。

●民間療法●

①慢性下痢──焼いたにんにくを1日5かけづつ食べる。
②食滞下痢──炒った山楂子を粉末にし，1日3gづつお湯にとかして飲む。

便　秘

　「一日一便，乃ち常度なり」といわれているように，便秘の概念は毎日便通がないこと，毎日便通はあるが排便に時間がかかること，便の質が硬いことなどである。
　便秘は古文の中で「大便難」「後不利」「不更衣」「脾約」などの名前が使われている。古代は，便後に衣服を着替える習慣があり，「不更衣」つまり衣服を着替えないことは便通がないことを意味した。また，「脾は胃のために津液をめぐらせることを主る」とあるように，脾は胃に受納された津液を全身に分布させる作用がある。約は倹約の約，約束の約で，脾が津液を約束して分布を制約し，腸液が乾燥して便秘することを「脾約」という。

病因病機

1 ── 熱結便秘

　熱が大腸に結すると腸燥便秘がおこる。発熱，顔面紅潮，口渇，にきびなどの症状をともなうことが多い。
①生来陽盛体質の人は，体内に熱を生じやすく熱結便秘することが多い。
②熱性疾患によって，熱邪が腸管内の糟粕（便）と入りまじって停滞し，便秘がおこる。
③酒の飲み過ぎ，あるいは辛い物，油っぽい物の過食により胃腸に熱邪が蘊結し，燥熱の邪気が津液を消耗し腸の実証をひきおこす。
④温熱性の生薬を過服することにより，体内に邪熱が生じ，舌紅，口渇，便秘などの内熱症状が現れる。

2 ── 気滞便秘

　気の運行が滞ると胃腸の動きが弱くなり気滞便秘が生じる。
①憂鬱，怒りなどのストレスによって肝気が鬱結し，脾胃に影響を与えると，胃気は停滞して下降しないため便秘する。精神的な緊張や旅行など環境の変化による便秘も気滞便秘に属する。
②肺と大腸は表裏関係にある。このため肺気不宣による咳・喘息によって大腸の気は停滞し気滞便秘がおこる。この関係を逆に利用して，咳・喘息に通便法を用いて治療することもある。

③運動不足のため腸の動きが減退し，気滞便秘がおこる．腹部手術の後にも腸の気が停滞して腹脹，便秘などが生じる．

3 ── 気虚便秘

主として肺気虚および脾気虚が原因となる便秘である．
①脾気が不足すると，腸の蠕動が弱まり便が腸に停滞して便秘となる．脾気虚が強い場合は，脾気下陥となり便秘とともに脱肛の症状が現れる．
②肺気が不足して津液を全身に輸布することができないため，肺と表裏関係にある大腸は潤いを失い便秘が現れる．
③慢性疾患，手術，出産などによって脾気は大量に消耗されると，気虚便秘がおこる．

4 ── 陽虚便秘

陽虚は消化不良，軟便，下痢など便秘とは逆の症状をひきおこすことが多い．
①陽虚体質の人は，外感邪気を受けやすく，内寒も生じやすいため便が凝滞する．顔面㿠白，冷え，腰痛，頻尿など陽虚寒盛の症状をともなう．
②老齢により腎が虚してくると，二便を調節する機能が減退し，排尿の回数は増え，腸液が不足して便秘がおこる．
③冷飲，冷食によって体内の陽気を損傷し，同時に寒と胃腸内の食物が混合して停滞し便秘となる．
④長期にわたる寒涼性の生薬の過服は，中焦の陽気を損傷し寒邪を生じ，便秘の原因となる．

5 ── 血虚便秘

滋潤作用をもつ血が不足し，腸管内が乾燥して便秘となる．
①血虚体質の人は，滋潤作用が不足して腸燥便秘がおこりやすい．顔面蒼白，眩暈，動悸などの血虚症状をともなう．
②胃腸の出血，痔の出血，子宮出血など出血疾患によって体内の血が流失すると，血虚便秘となる．
③月経期間中は，一時的な血の不足によって便秘することがある．周期性をもつ便秘である．産後に多くみられる便秘も，出産による出血が原因する血虚便秘である．

6 ── 陰虚便秘

血虚便秘と同様，陰分が不足する胃腸の乾燥症状が現れ，便秘が生じる．
①陰虚体質の人は，津液が不足し各臓腑を潤すことができないため，腸も乾燥し便秘する．痩身，口渇，カラ咳などの陰虚症状をともなう．陰虚によって生じた虚火が体内の陰津を損傷すると，さらに便秘症状は悪化する．のぼせ，ほてり，微熱，盗汗などの虚火症状をともなう．
②熱性疾患によって体内の陰津が損傷されると，陰津不足による便秘がおこる．熱症状が治った後も長く続くことがある．

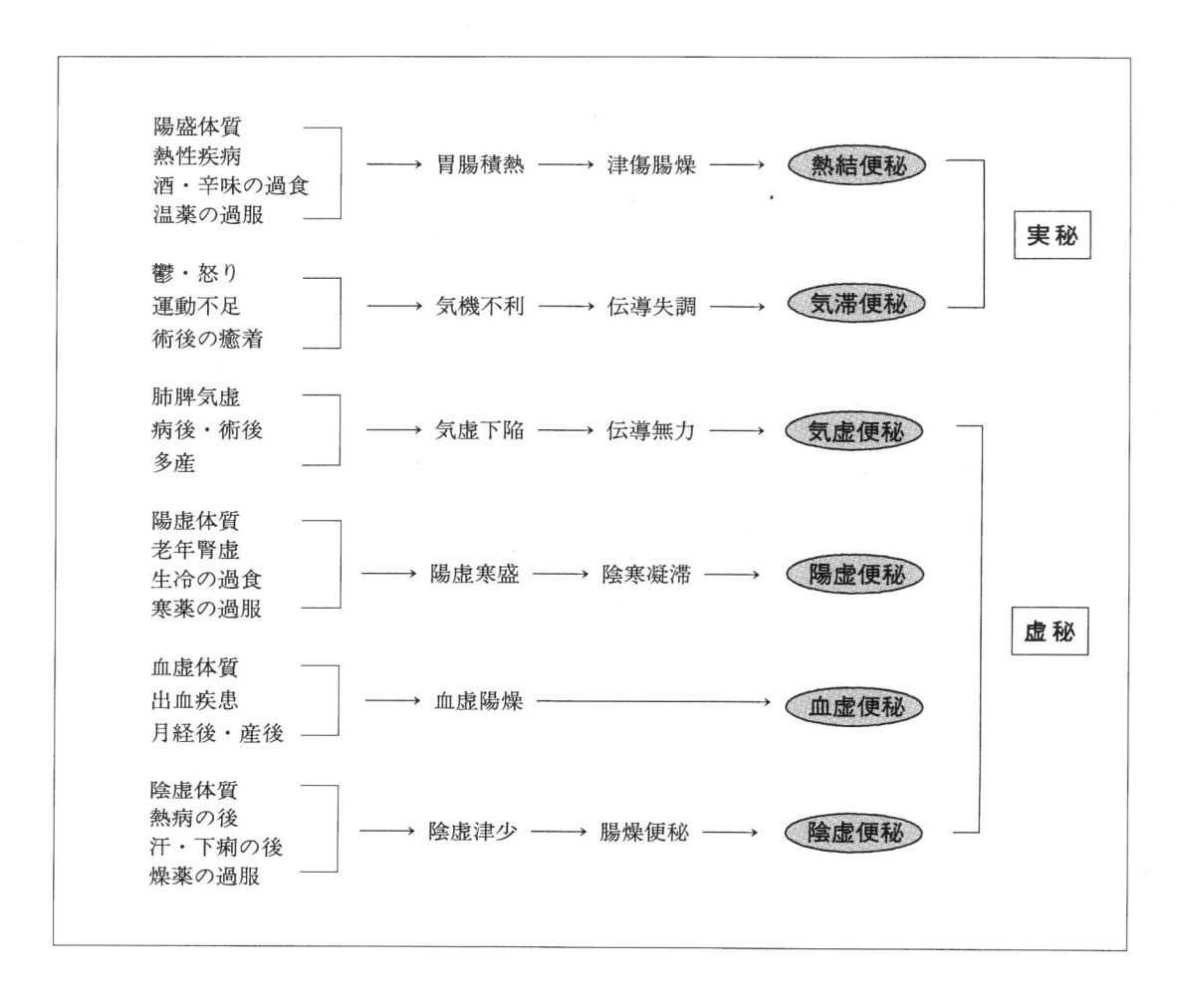

```
陽盛体質
熱性疾病      → 胃腸積熱 → 津傷腸燥 → 熱結便秘 ┐
酒・辛味の過食                                    │
温薬の過服                                        │ 実秘
                                                  │
鬱・怒り                                          │
運動不足      → 気機不利 → 伝導失調 → 気滞便秘 ┘
術後の癒着

肺脾気虚
病後・術後    → 気虚下陥 → 伝導無力 → 気虚便秘 ┐
多産                                              │
                                                  │
陽虚体質                                          │
老年腎虚      → 陽虚寒盛 → 陰寒凝滞 → 陽虚便秘 │
生冷の過食                                        │ 虚秘
寒薬の過服                                        │
                                                  │
血虚体質                                          │
出血疾患      → 血虚陽燥 ───────────→ 血虚便秘 │
月経後・産後                                      │
                                                  │
陰虚体質                                          │
熱病の後      → 陰虚津少 → 腸燥便秘 → 陰虚便秘 ┘
汗・下痢の後
燥薬の過服
```

③汗や下痢によって腸の津液が消耗されて便秘がおこる。

④乾燥性の強い生薬の過服は津液を損傷する。去風湿薬，理気（破気）薬，利水薬，温熱性の補益薬などは燥性が強く，長期的な服用は陰虚便秘の原因となる。

弁証論治

1 ── 熱結便秘

【症状】

◇大便乾結────亢進した熱邪が腸の糟粕と入りまじって停滞した便秘。陽邪（熱邪）が主因なので「陽秘」ともいう。

◇小便短赤────尿の量，回数ともに少なく，色は濃い。熱邪が腸から膀胱に及び排尿の異常が現れる。

◇面紅────熱邪が上昇して顔面部が紅潮する。

◇心煩────熱邪が心の蔵神機能を乱すと，イライラする。

◇身熱────内熱が全身に蔓延する症状である。
◇口渇────熱盛によって津液が消耗された症状である。
◇口臭────腸中の積熱が上昇して口に出た症状である。
◇腹脹腹痛────積便が気滞をひきおこし腹脹する。気滞が長く続くと「不通則痛」で脹痛が生じる。
◇舌紅・苔黄燥厚────熱象を示す舌象。積便が多いときは苔が厚くなる。
◇脈滑数────滑脈は糞便の停滞を示し、数脈は熱を示す。

【治療原則】清熱潤燥・通便

大黄甘草湯　……………………………………瀉熱通便

```
大黄──────────────瀉熱通便
甘草──────────────胃気を保護
```

本方は組成が明瞭で、瀉火通便剤の中でも比較的穏やかな方剤である。大黄は腸の熱邪を清し、積便を通じさせる本方の主薬である。甘味のある甘草は、大黄の瀉下作用をやわらげながら胃気を保護する。熱の症状があまり強くない、一般的な便秘に応用することができる。

大承気湯　……………………………………瀉熱・理気・通便

```
大黄（活血化瘀）・芒硝（軟堅潤燥）──瀉熱通便
厚朴（化痰除満）・枳実（下気通便）──理気除脹
```

本方は瀉下作用の強い通便剤である。大黄と芒硝はともに瀉熱通便し、腸の積便を通じさせる。大黄の活血化瘀作用は、積便による腸の血行不良を改善し、腸の機能を回復させる。芒硝はその鹹味により、腸内で堅まった便を軟らかくし、生津作用によって、腸の水分を増やして通便を滑らかにする。いわゆる「増水行舟」（水を増やすことによって、舟＝便を動かす）である。厚朴と枳実の優れた理気作用によって、腹部の気滞を取り除いて腹脹を治療し、大黄、芒硝の通便効果を高める。厚朴の化痰作用は厚い舌苔を取り除き、枳実の下気作用は、通便の効能を助ける。

本方は熱結便秘の重症（急性虫垂炎、急性腸閉塞、急性腹膜炎、急性膵臓炎など急性疾患）に用いられる。しかし、エキス剤では薬量も少なく作用も弱いため、頑固な便秘に使用する。理気除脹の作用があるので、腹脹をともなう便秘に適する。瀉下作用が強いため、虚証、妊婦の便秘には用いないほうがよい。

小承気湯　……………………………………行気除満・瀉熱通便

```
大黄──────────瀉熱通便・活血
厚朴（化痰除満）┐
枳実（下気通便）┘理気除満
```

本方は「大承気湯」から芒硝を除いたもので、通便作用は弱くなる。相対的に理気作用が強くなり、腹痛より腹脹の症状に適した処方である。

調胃承気湯 ……………………………………… 通便調胃

```
大黄（活血化瘀）  ┐
芒硝（軟堅潤燥）  ┤ 瀉熱通便
甘草 ──────────── 和中調胃
```

本方は一般的な便秘薬である。「大承気湯」から厚朴，枳実の理気薬を除いたため，燥性が弱くなる。甘草を加えて胃気を保護するように配慮されている。本方は胃腸が弱い人，または子供の便秘に多く使用される。

桃核承気湯 ……………………………………… 活血化瘀・通便

```
桃仁 ──────────── 活血化瘀      ┐
調胃承気湯 ────── 瀉熱通便      ┤ 通便瀉下
（大黄・芒硝・甘草）
桂枝 ──────────── 通行血脈
```

本方は通便の「調胃承気湯」に，桃仁（活血通便）と桂枝（温通経脈）を加えたものである。月経痛，腹痛，頭痛，舌暗など瘀血症状をともなう便秘に適した方剤である。

防風通聖散 ……………………………………… 清解表裏・通調二便

```
防風・荊芥・麻黄       ┐
薄荷・連翹             ┤ 散風解表
連翹・石膏・山梔子・黄芩 ── 清裏熱
大黄・芒硝 ──────────── 泄熱通便
滑石 ────────────────── 泄熱利水
桔梗 ────────────────── 排膿
川芎・当帰・白芍薬 ──── 活血理気
生姜・甘草 ──────────── 諸薬の調和
白朮 ────────────────── 健脾燥湿
```

本方は表邪の発散と体内の熱実を瀉す，表裏双解の処方で，通便作用もかなり強い。臨床では熱毒による皮膚瘡毒，痔などの病症を治療する方剤で，にきび，肥満がみられる便秘症に用いられる。

熱秘に用いる方剤

方剤名	通便	清熱	理気	調胃	活血
大黄甘草湯	○	○		○	
大承気湯	◎	◎	◎		
小承気湯	○	○	◎		
調胃承気湯	○	○		○	
桃核承気湯	○	○			◎
防風通聖散	○	◎			○

2 ── 気滞便秘

【症状】
◇便秘・排便困難───気滞により腸の蠕動が低下した症状である。
◇腹脹・膨満感───胃腸に気が停滞，充満する症状である。
◇ゲップ───胃気が下降できず上逆する症状である。
◇舌苔薄膩───気滞によって痰湿が停滞することを示す舌象である。
◇脈弦───気滞を示す脈で，肝気鬱結をともなうときに顕著に現れる。

【治療原則】理気導滞・通便

通導散 ……………………………………理気活血・導滞通便

```
大承気湯
（大黄・芒硝・厚朴・枳実）┐
                        ├─理気行滞
陳皮                    ┘
当帰・蘇木・紅花────────活血化瘀
木通──────────────────通経
甘草──────────────────調胃
```

本方は瀉熱通便の「大承気湯」が基本方剤となっている。陳皮は厚朴，枳実の行気作用を増強し，当帰，蘇木，紅花は瘀血を取り除き，木通は優れた通利作用によって気血の停滞を通じさせ，処方の効果を高めている。

本方は通便・清熱・理気・活血の作用がともに強く，気滞便秘だけではなく，熱結便秘にも使用できる。便秘と同時に，腹脹，腹痛，生理痛，生理不順などの気滞血瘀の病証に用いることが多い。

半夏厚朴湯と麻子仁丸を併用する

「半夏厚朴湯」──理気化痰
「麻子仁丸」──潤腸通便

　気と痰湿の停滞には「半夏厚朴湯」が多く使用される。しかし，糞便の停滞には「麻子仁丸」を併用して，通便することが必要となる。（陰虚便秘の項を参照）

3 ── 気虚便秘

【症状】
◇排便困難───脾気および肺気不足のため腸の蠕動が低下し，すっきりと排便できず残便感が残る。
◇便後の疲労感───排便に気が多く消耗され，疲れを強く感じる。
◇脱肛───脾の昇清機能が低下し，肛門が下陥する症状である。
◇息ぎれ───気虚の代表症状。特に気を主る肺の気虚によって現れる。
◇疲労倦怠感───気虚の代表症状。特に四肢・筋肉を主る脾の気虚によっておこる。
◇自汗───気の固摂作用が減退すると昼間じっとしていても汗をかく。自汗によって津液が流失すると，便秘の症状は悪化する。
◇舌淡───気虚を示す舌象である。

◇脈弱―――気の推動作用の低下で脈の運行も無力になる。
【治療原則】補気健脾

六君子湯 ……………………………………益気健脾・行気化痰

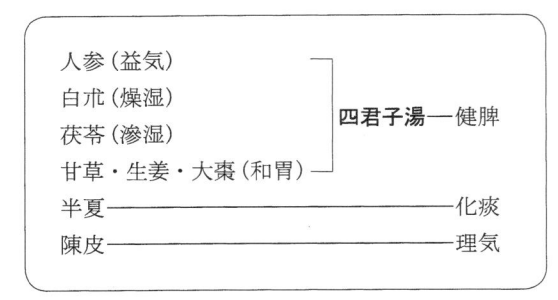

```
人参（益気）
白朮（燥湿）
茯苓（滲湿）         四君子湯――健脾
甘草・生姜・大棗（和胃）
半夏―――――――――――――化痰
陳皮―――――――――――――理気
```

本方に通便作用はないが，脾胃の運化機能を調節することによって脾気虚による便秘を改善できる。脾虚のため便秘と下痢が交互に現れる症状に適している。

補中益気湯 ……………………………………益気健脾・昇陽

```
黄耆（昇陽）
人参・白朮（燥湿）         益気健脾
炙甘草・生姜・大棗（調和）
当帰――――――――――――和血養血
陳皮――――――――――――理気和胃
升麻・柴胡――――――――――昇挙陽気
```

本方は補気作用が強く，重症の気虚に用いる方剤である。昇陽作用があるので，内臓下垂，脱肛などをともなう便秘や，術後の無力型便秘に適している。

黄耆湯 ……………………………………扶正攻下

```
黄耆9――――――――――――補脾肺気
麻子仁6・白蜜6―――――――潤腸通便
陳皮6――――――――――――理気
```

本方は気虚便秘を治療する主方である。日本で入手できないが組成は簡単である。主薬の黄耆によって肺と脾の気を補い，麻子仁と白蜜によって腸を潤し通便する。陳皮は気の運動を活発にし，蜜（甘膩薬）による胃もたれを除き，食欲の減退をふせぐ。白蜜は虚証の便秘によく用いる。生蜜は涼性で肺と大腸の乾燥状態を潤し，通便する作用も強い。熟蜜（加熱して蜜中の水分を蒸発させたもの）は温性で，補中止痛の機能を持ち補虚作用が強い。

黄竜湯 ……………………………………扶正攻下

本方は補と瀉の作用がある扶正去邪の処方である。便秘，腹満，腹脹，発熱，口燥など腑実の症状と，疲労，虚弱，脈弱など気血不足の症状が同時にみられる正虚邪実の症状に使用する。「実なれば之を瀉す」で，「大承気湯」により腸に停滞している積便および熱邪を取り除き，「虚なれば之を補す」で，人参，当帰，生姜，大棗，甘草

によって正気の不足を補益する。桔梗は肺気を開いて，肺の裏経である大腸の気を通じさせる。本方は日本で入手できないので，かわりに「大承気湯」と「十全大補湯」を併用する。

```
大黄4・芒硝5（瀉熱通便）       ┐
厚朴2・枳実3（理気徐満）       ┘ 大承気湯
人参3（補気）                  ┐
当帰4（補血通便）              │ 扶正
生姜3・大棗3・甘草2（和胃）    ┘
桔梗3 ──────────────── 開肺気
```

4 ──── 陽虚便秘

【症状】
◇便秘・排便困難 ─── 動を主る陽気が不足すると，腸の蠕動が弱まって排便困難となる。二便を主る腎の陽が不足すると，全身の陽気はめぐらず凝滞の性質をもつ寒が腸に停滞して便秘がおこる。
◇夜間の頻尿・排尿量が多い ─── 腎陽の気化作用が減退した症状。尿量が増加して腸の津液が不足すると便秘症状は悪化する。
◇手足の冷え ─── 陽気が四肢末端にいきとどかないため冷えの症状が生じる。
◇腰冷腰痛 ─── 腎の府である腰の症状が現れる。
◇舌淡苔白 ─── 陽気虚を示す淡舌と寒を示す白苔がみられる。
◇脈沈遅 ─── 沈脈は病位が腎にあることを示し，遅脈は寒の存在を示す。

【治療原則】温陽滋潤・通便

八味地黄丸 ……………………………… 温補腎陽

```
六味地黄丸
熟地黄・山茱萸・山薬（三補）  ┐
沢瀉・茯苓・牡丹皮（三瀉）    ┘ ── 滋補腎陰
附子 ──────────────── 補陽散寒
桂枝 ──────────────── 通行血脈
```

本方は腎陽を補う基本方剤であり，長期的な服用によって腎陽虚を改善できる。通便作用がないので，便秘が強い場合は「麻子仁丸」を併用するようにする。

済川丸 ……………………………… 温陽・潤腸通便

```
肉蓯蓉6（温補腎陽）・当帰9（補血） ── 潤腸通便
牛膝6（補腎活血）・沢瀉4（泄腎濁） ── 下行
升麻1.5 ──────────────── 昇陽
枳殻3 ──────────────── 理気行滞
```

本方は，腎陽虚の便秘を治療する攻補兼施の方剤である。肉蓯蓉は腎陽を補い，潤いのある当帰をともに潤腸通便する。補腎活血の牛膝と，利水の沢瀉を配合し

て作用を下方にむかわせる。升麻は昇陽作用により全身の陽気の動きを回復させ，枳殻は理気作用により腸に動きを与える。

5 ── 血虚便秘

【症状】
◇大便乾結───血の滋潤作用が不足するため腸が乾燥し便秘する。
◇面色萎黄───血の栄養作用不足による症状である。
◇動悸───心血が不足したため，心の脈を主る機能が失調した症状である。
◇眩暈───血虚のため，脳を養うことができなくなった症状である。
◇月経量が少ない───肝血虚のため現れる症状である。
◇舌淡───血虚を示す舌象である。
◇脈細───血虚で脈を充満することができない脈象である。

【治療原則】養血潤燥・通便

潤腸湯　………………………………養血・潤腸通便

```
地黄・当帰・麻子仁（養血）　┐
桃仁（活血）・杏仁（潤腸）　├─通便
小承気湯───行気通便　　　┘
（大黄・枳実・厚朴）
黄芩───────────清大腸熱
甘草───────────諸薬の調和
```

本方は血虚便秘に対する基本方剤である。養血滋陰薬と清熱通便薬が配合されており，陰血不足の便秘や熱結便秘を治療する。優れた通便剤で，長期にわたる使用が可能である。養血作用に優れた地黄，当帰と，種子類である麻子仁，桃仁，杏仁の配合によって体内の陰血不足を補い，潤腸通便する。「小承気湯」は体内の熱邪を清しながら，通便作用を強める。黄芩は腸の熱邪を清し処方中の清熱作用を増強する。

首烏延寿片　……………………………補血・潤腸・通便

```
何首烏───────養血潤腸通便
```

本方は日本でも市販されている中成薬である。製首烏は補腎養血作用が優れ，生首烏は清熱通便作用がある。陰血不足による便秘，特に腎虚による慢性便秘に適している。

麻子仁丸　………………………陰虚便秘を参照

五仁湯　…………………………陰虚便秘を参照

6 ── 陰虚便秘

【症状】
◇大便乾結──全身の陰津不足のため，腸の潤いがなくなり便が硬くなる。
◇痩身──陰虚が長く続き，養分不足により体が痩せる。
◇ほてり・微熱・盗汗──陰虚火旺の症状である。
◇口乾──陰津不足の症状である。
◇腰がだるく痛い──腎陰虚で腎の骨を主る機能が失調した症状である。
◇舌紅少苔──虚火を示す紅舌と，陰虚を示す少苔あるいは無苔がみられる。
◇脈細数──細脈は陰虚を示し，虚火をともなうときは数脈がみられる。
【治療原則】 滋陰潤腸・通便

麻子仁丸 ……………………………………潤腸通便

```
麻子仁・杏仁・白芍薬・白蜜──── 滋陰・潤腸通便
小承気湯──────────────── 行気通便
（大黄・枳実・厚朴）
```

　本方は陰血不足による便秘に用いる緩下剤である。滋陰潤燥，通便作用のある麻子仁を主薬とし，理気・潤燥・通便作用のある杏仁と，滋陰・緩急・通便作用のある白芍薬，および潤肺通便作用のある白蜜によって陰血を補い，「小承気湯」とともに　通便の目的を果たす。
　臨床では，老人性便秘，術後の体虚便秘，月経期間中の便秘，産後の血虚便秘，習慣性便秘など幅ひろく使用できる。本方は緩下剤に属し，顕著な全身症状がみられない場合でも，使用することができる。長期服用が可能であり，個人差に合わせて使用量を調節しながら，就寝前に服用するとよい。大黄などが配合されているので，妊婦への使用は慎重にすることが必要である。

五仁湯 ………………………………………潤腸通便

```
桃仁 3 ──── 活血  ┐
杏仁 3 ──── 理気  │
柏子仁 2 ──── 養血  ├ 潤腸通便
松子仁 1 ──── 滋陰  │
郁李仁 1 ──── 下気  │
陳皮 3 ──── 理気  ┘
```

　本方は日本で入手できないが，五種類の種子を中心とした通便の処方で，簡単に服用できる薬膳処方である。郁李仁は作用が強いので，麻子仁を代用してもよい。全薬を粉末にし蜜で丸薬にする。理気作用をもつ陳皮が配合されているので胃にもたれることもなく，食欲が減退する心配も少ない。

分類	症状	治療原則	方剤
熱結便秘	大便乾結，尿量は少なく色は赤い，顔面紅潮 イライラ，全身が熱い，口渇，口臭 腹部の脹痛，舌紅，苔黄燥厚，脈滑数	清熱潤燥 通便	大黄甘草湯 大承気湯 小承気湯 調胃承気湯 桃核承気湯 防風通聖散
気滞便秘	便秘，すっきり排便できない，腹脹 腹部膨満感，ゲップ，舌苔薄膩，脈弦	理気導滞 通便	通導散 半夏厚朴湯＋麻子仁丸
気虚便秘	排便困難，便後の疲労感，脱肛，息ぎれ 倦怠無力感，自汗，舌淡，脈弱	補気健脾	六君子湯 補中益気湯 ＊黄耆湯 ＊黄竜湯
陽虚便秘	便秘，排便困難，夜間の頻尿，尿量増加 手足の冷え，足腰の冷痛，舌淡苔白，脈沈遅	温陽滋潤 通便	八味地黄丸 ＊済川丸
血虚便秘	大便乾結，顔色萎黄，動悸，眩暈，月経量少 舌淡，脈細	養血潤燥 通便	潤腸湯 首烏延寿片 麻子仁丸 ＊五仁湯
陰虚便秘	大便乾結，痩身，ほてり，微熱，盗汗 口乾，腰がだるく重い，舌紅苔，脈細数	滋陰潤腸 通便	麻子仁丸 ＊五仁湯 六味地黄丸

＊日本にない方剤

六味地黄丸　　……………………滋補腎陰

　本方剤は腎陰虚を治療する基本的な処方で，長期服用によって陰虚体質を改善することができる。しかし，通便作用はないので，便秘が強いときは「麻子仁丸」などを併用するとよい。（八味地黄丸を参照する）

●便秘に良い食べ物●

胡麻・くるみ・松の実・杏仁・決明子（はぶ）・蜂蜜・こんにゃく・牛蒡・白菜・大根・バナナなど

●症　例●

　妊娠8カ月の女性。便が硬く排便しにくい。3〜4日に一行である。妊娠しているため，薬にたよらず食事療法による通便をはかっていたが効果がないので，漢方治療を希望する。

　滋陰養血作用のある「麻子仁丸」を少量（夜2.5g）使用し，通便したらすぐ停薬することにした。1回の使用で宿便が出た。出産直前まで「麻子仁丸」を用いて便通を調節した。

妊娠中にみられる便秘には次のような原因がある。
①妊娠により，体内の陰血が子宮に集中し，腸の血液が不足し乾燥する。
②妊娠により体熱が生じ，津液が損傷され腸の乾燥を強める。
③大きくなった胎児が腸を直接圧迫する。

　便秘薬は基本的に妊婦に使用しないほうがよいが，腸中の停滞便を出さなければ体内に熱がこもり，妊婦の体調を崩す。また胎児に熱毒が移行すると嬰児湿疹などを生じる原因にもなるので，便通を順調にすることは大切である。「病あればすなわち病これを受け，病なければすなわち胎児これを受く」とあるように，便秘の症状があれば瀉下薬を使用しても胎児に影響することはない。弁証が正しければ，妊婦に通便薬を使用してもさしつかえない。

痺　証

　中医学における「痺証」は，リウマチの他，リウマチ様関節炎，慢性関節炎，坐骨神経痛，頸椎症，五十肩，痛風，神経痛，筋肉痛などの病証を包括している。

病因病機

1 ── 外邪の侵入

　外邪は，痺証をひきおこす直接の病因であり，六淫外邪のうち風・寒・湿・熱の邪が痺証の原因となることが多い。なかでも風邪は動性が強く，その他の邪と結びつき風寒・風湿・風熱の邪となって体内に侵入し，肢体，経絡，臓腑に滞ることによって痺証が発症する。このことは，すでに『黄帝内経素問』痺論篇の中で「風寒湿の三気まじわり至り，合して痺となる」と述べられている。

2 ── 虚弱体質

　体表を保護する気が強力であれば，外邪の侵入をはねかえすことができる。しかし，「邪の湊る所，其の気必ず虚す」といわれるように，気血不足あるいは陽気不足の傾向にある人は，皮膚の腠理もあらく，邪気の侵入をふせぎきれないことが多い。外邪が体内に侵入して痺証がおこる過程は上にのべたとおりである。

3 ── 経絡阻滞

　そもそも「痺」の文字は塞がる，通じないという意味がある。邪気が体表の気虚に乗じて侵入して，体内の気血の運行を阻み経絡内の流れが滞ると，「不通則痛」で疼痛の多い痺証が生じる。痺証は一般に長期化しやすく，「病久しければ瘀多く，痰多し」の状態となる。瘀血，痰湿が発生して停滞すれば，経絡内の流通はさらに悪化し，痺証の治癒はますます困難になる。

痺 証

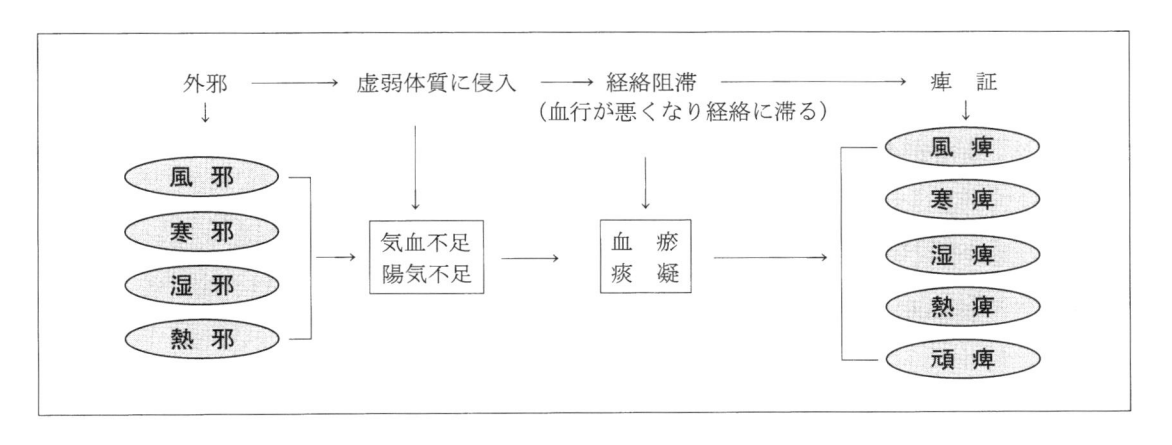

```
外邪 ─────→ 虚弱体質に侵入 ─────→ 経絡阻滞 ─────→ 痺 証
 ↓                              (血行が悪くなり経絡に滞る)       ↓
┌─────┐                                                      ┌─────┐
│風邪│                                                        │風痺│
│寒邪│        ┌気血不足┐        ┌血瘀┐                      │寒痺│
│湿邪│ ─────→ │陽気不足│ ─────→ │痰凝│ ─────→              │湿痺│
│熱邪│        └─────┘           └──┘                        │熱痺│
└─────┘                                                      │頑痺│
                                                             └─────┘
```

弁証論治

1 ── 風痺（行痺）

「その風気，勝れる者は行痺と為す」。風痺を発症させる主因は風邪であり，二次的な原因は寒・湿である。風邪の動的性質から，風痺は「行痺」ともよばれる。風痺の場合，邪気がまだ体内深部にまで侵入していないため，気血経脈に対する影響は比較的少なく，ほかの痺証にくらべれば治癒率は高い。

【症状】
◇遊走性の関節痛・筋肉痛 ── 風は陽邪でよく動くため，疼痛は遊走性があり，疼痛部位は移動する。風痺は初期に属するものが多く，痛みはさほど強くない。
◇上半身の疼痛が多い ── 風邪は人体上部から入りこむため，痛みやコリはまず上肢・肩・後背部に現れる。症状がいきなり下半身に現れることは少ない。
◇舌苔薄白 ── 邪気が侵入したばかりで，舌に大きな変化はみられない。
◇脈浮 ── 体内の正気が体表の邪気と抗争しようと浮き上がってきた脈である。

【治療原則】疏風通絡・散寒除湿

葛根湯 ……………………………… 解表発汗・散寒疏筋

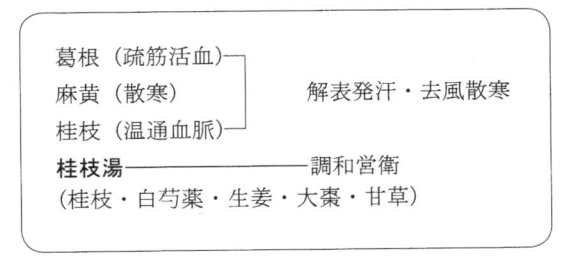

```
葛根（疏筋活血）┐
麻黄（散寒）     ├ 解表発汗・去風散寒
桂枝（温通血脈）┘
桂枝湯 ──────── 調和営衛
（桂枝・白芍薬・生姜・大棗・甘草）
```

本方は辛温解表剤に属し，体表の風寒邪気を温散する処方である。本方は解表作用が優れ，悪寒，発熱，無汗など表証をともなう風痺の初期に用いる。

葛根は，筋肉の緊張を解きほぐす疏筋作用と，活血作用がある。邪気の侵入によって，閉塞した局部の気血を通じさせて，肩痛・肩こりなど上部関節痛を治療する。麻黄は強い発汗散寒作用によって，風・寒・湿の邪を体外へ追いはらう。「桂枝湯」は葛根，麻黄とともに外邪を除去すると同時に，体表の衛気と体内の営

気を調和させ，陰陽の平衡を調える効能があり，邪気が再び侵入することを予防する。風痺の症状が重いときは，「防已黄耆湯」など去風湿の方剤に変方する。

防已黄耆湯 ……………………益気・去風・利水

　本方は主に浮腫や関節痛（湿痺）に用いる処方である。主薬の防已には利水作用と去風作用があり，風邪と湿邪に起因する痺証に適している。（湿痺の項を参照）

蠲痺湯（けんぴ） ……………………去風益気・活血止痛

```
黄耆9・甘草3 ──────── 益気
防風6・羌活6 ──────── 疏風去湿
当帰9・赤芍薬9・姜黄3 ── 活血止痛
生姜3・大棗3 ──────── 調和営衛
```

　本方は日本で入手できないが，風痺を治療する基本方剤であるので参考にしていただきたい。
　辛散の防風と羌活は，風邪と湿邪を発散させる作用がある。特に風邪を除去する作用は強く，上肢の関節痛によく用いられる。「邪の湊（あつま）る所，気は必ず虚」しているため黄耆，甘草によってこれを補う。また黄耆，甘草は，防風，羌活の辛散過多による正気の消耗を抑え，保護をはかる。当帰，赤芍薬，姜黄は血分薬である。「風を治むるには先ず血を治めよ，血めぐれば風自（おのず）ら滅ぶ」とあるように，風を鎮めることができ，行痺に対する効果がある。また，この3薬は活血和血作用があり，邪気に塞がれている局部の気血の流れを通じさせ，疼痛症状を緩和することができる。

●**風痺に用いる生薬**●

防風・羌活（上肢）・独活（下肢）・海風藤・秦艽・桑枝・桂枝・麻黄

2 ── 寒痺（痛痺）

　「それ寒気の勝れる者は痛痺と為す」。寒痺の主因は寒邪であり，風邪と湿邪は二次的な原因である。寒痺の特徴は疼痛が強いことで，このため寒痺を「痛痺」ともよぶ。寒邪は，まず人体の陽気を損傷するので，治療には多くの場合，温熱薬を用いる。また「寒は凝滞を主る」ため，血行が緩慢となり瘀血が生れることが多く，この点も考慮する必要がある。

　寒痺は病邪が人体の奥深くにまで侵入し，気血経脈に対して大きい影響を与えるため，風痺にくらべて治療は困難である。

【症状】
◇痛む部位は固定している・痛みは刺すようにするどい ─── 寒は陰邪に属し凝滞を主るので，気血の流れを塞ぎ，強い疼痛が現れる（不通則痛）。血流の停滞による瘀血はさらに流れを阻害するため刺痛となる。
◇冷気にあたると痛みが増強し，温めると痛みが軽減する ─── 寒凝を温めて局部の気血不通を改善すると，疼痛は一時的に軽減する。
◇夜間の疼痛が激しい ─── 痛痺の主因である寒邪は陰に属し，日中よりも夜間（陰

に属する）に旺盛となる。このため夜間の疼痛が激しくなる。
◇関節の屈伸不利———寒邪は収引を主り，頑固に関節に定着してその運動機能を妨害するため，四肢の屈伸が不調となる。
◇冷え———寒邪が体内の陽気を損傷したことによっておこる症状。特に局部が冷たく感じられる。
◇舌質暗・苔白———暗舌は瘀血の存在を示し，白苔は寒邪の存在を示す。
◇脈弦緊———弦脈と緊脈はともに痛みを示し，緊脈は寒を示す。
【治療原則】散寒止痛・疏風除湿

疏経活血湯　　　　　　　　　　　　　　　　　　活血通絡止痛

```
四物湯
（芍薬・地黄・川芎・当帰）　　　┐活血化瘀
桃仁・牛膝（去風湿）　　　　　　┘
威霊仙・羌活・防風　　　　　　　┐
防已・白芷・蒼朮（健脾）　　　　├去風散寒利湿
陳皮（理気）・茯苓（滲湿）　　　┐和胃
生姜・甘草　　　　　　　　　　　┘
竜胆草　　　　　　　　　　　　　清熱利湿
```

　本方の主な効能は養血活血と去風散寒で，瘀血をともなう関節痛・筋肉痛・神経痛などに適している。養血活血薬は，寒痺におこりやすい瘀血と，燥湿薬の使用による体内の陰血損傷に対して効果を発揮する。作用はおだやかで，長期的に服用できる使いやすい方剤である。去風作用の優れた防風，羌活と，利湿作用の優れた防已，白芷，蒼朮，および十二経絡を通じさせる威霊仙，さらに下半身（特に膝）の疼痛をしずめる牛膝などが配合されている。竜胆草は清熱利湿作用があり，風寒湿が熱に変化すること，軽度の熱邪の存在を考慮した配合である。本方は温の性質があり，風湿寒邪の除去に効力をもっている。

桂枝加朮附湯　　　　　　　　　　　　　　　　　　散寒通陽止痛

```
桂枝湯　　　　　　　　　　　　　調和営衛
（桂枝・芍薬・生姜・大棗・甘草）
蒼朮　　　　　　　　　　　　　　去風燥湿
附子　　　　　　　　　　　　　　散寒止痛
```

　本方は日本の経験方であり，「桂枝湯」に蒼朮，附子を加えた散寒通痺の良薬である。「桂枝湯」は衛気と営気を調和させ正気を強め，邪気の侵入を防ぐ効能がある。桂枝は塞がっている経脈を温めて通じさせ，芍薬は疼痛を緩和させる。蒼朮は白朮よりも燥性が強く，主に風湿の邪気による痺証に用いる。附子は辛熱の薬性によって寒凝による痛みをとめ，優れた走行性によって，深部に侵入した寒邪を除去する。
　本方剤は温性が強いため，関節が赤く腫れて熱感がある，口渇，舌紅，苔黄，脈数など熱邪が盛んな症状には不適当である。

舒筋丸 ……………………………補肝腎・強筋骨・活血通痺

```
虎骨・鹿茸          ┐
千年健・木瓜・牛膝   ┘ 補肝腎・強筋骨
山茱萸 ──────── 補益肝腎
川芎・紅花・当帰 ──── 活血化瘀止痛
```

　本方は痛みに対する作用が比較的早く発揮され，強い関節痛，神経痛，筋肉痛に用いられる。また肝腎を補って筋骨を強める効能がある。腰痛，無力など腎虚症状がみられる痺証に適している。方中の虎骨は入手できないが，豹骨などを代用する。

●**寒痺に用いる生薬**●

附子・細辛・桂枝・威霊仙・白花蛇・乾姜

3 ── 湿痺（著痺＝着痺）

　「その湿気の勝れる者は著痺と為す」。湿痺のおもな原因は湿邪であり，風邪と寒邪は二次的な原因である。「湿は重濁粘滞を主る」ので，著（しつこく定着する）痺ともいわれる。湿邪はすべての痺証に多かれ少なかれ存在する邪気であるが，湿邪の多い湿痺は長期化しやすく，完全に治すことは難しい。利湿作用のある去風湿薬と，脾を調節し湿の運化を強める健脾益気薬を併用する。

【症状】
◇関節が腫れて重い感じがあり，痛みは固定する──湿が停滞すると，湿の性質（重濁粘滞）によって関節が腫れ，重い感じがする。湿邪が停滞して気血のめぐりを阻滞するため疼痛部位は固定化する。
◇身体が重い──湿邪が筋肉・四肢に停滞するため全身が重だるく感じる。
◇皮膚麻木──湿邪が経絡内の気血の流れを塞ぎ，皮膚部にしびれ感が生じる。
◇暖めると疼痛が緩和する──熱（陽邪）が湿邪（陰邪）を追いはらうため，疼痛が一時的に軽減する。
◇舌苔白膩──膩苔は湿邪を示し，白苔は寒を示す。
◇脈濡──湿の存在を示す脈象である。

【治療原則】除湿通絡・疏風散寒

薏苡仁湯 ……………………………除湿・去風・止痛

```
薏苡仁・蒼朮 ──────── 除湿去風・健脾
麻黄・桂枝 ────────── 発汗利水
当帰・芍薬 ────────── 養血活血・止痛
甘草 ──────────────── 諸薬の調和
```

　本方剤は穏やかな利湿去風の処方で，粘滞する湿邪を除去して，経絡の流れを改善できる。関節の腫れ，重痛といった症状に用いられるほか，筋肉，皮膚のしびれなどの症状にも用いることができる。
　主薬の薏苡仁と蒼朮は経絡に停滞している湿邪と風邪を除去する。健脾作用によっ

て，脾の水湿運化機能を増強し湿をとり除く。麻黄と桂枝は辛温解表薬で，発汗作用によって湿邪を汗とともに体外へ追いはらう。湿邪が深入していない痺証に適している。当帰と芍薬は穏やかな養血活血作用によって，瘀血による疼痛を緩和する。

麻杏薏甘湯 …………………………………… 発汗解表・利湿去風

```
麻黄 ――――――― 発汗散寒（宣肺）
杏仁 ――――――― 降肺気（降肺）
薏苡仁 ――――――― 利湿去風・健脾
甘草 ――――――― 諸薬の調和
```

本方は発汗後に風邪の侵入を受け，風湿の邪が筋肉に停滞した筋肉痛，関節痛，浮腫を治療する処方である。麻黄は肺を宣発し，杏仁は肺を粛降する。この両薬の協調によって肺の水道通調機能を調節し，水湿を除去する。薏苡仁は経絡の湿邪を除去できるので関節の運動不利，手のこわばりに用いられる。発汗後の病証は汗の発生を抑える必要があるため，甘草を麻黄の倍量用いる。

方剤中の薬味も薬用量も少なく，邪気が深入していない湿痺に適している。

防已黄耆湯 …………………………………… 益気去風・利水健脾

```
黄耆・白朮 ――――― 益気固表
防已・白朮 ――――― 利水去風
甘草 ――――――― 諸薬の調和・健脾益気
生姜・大棗 ――――― 調和営衛
```

本方は益気（扶正）と利水去風（去邪）の作用があり，気虚と風湿邪気の存在に対して用いる処方である。汗が出やすい，カゼをひきやすいなどの気虚症状と，身体が重い，倦怠感がある，手足がこわばる，小便不利などの水湿停滞の症状が同時に現れる湿痺に適している。

防已は去風湿薬中で最も利水作用が優れ，湿痺治療の主薬である。黄耆，白朮，甘草は益気健脾作用があり，体表の気の不足を補って邪気の侵入を防ぐとともに，脾気を助けて水湿の運化をはかる。黄耆と白朮の両薬は補気作用と行水作用があり，気虚水湿の症状に効能がある。特に白朮の優れた燥湿作用は，防已の利水作用を強めることが期待される。

本方剤の薬性は温に偏るので，熱症状がみられる場合は用いてはならない。

二朮湯 …………………………………… 燥湿化痰・散寒去風

```
天南星 3
二陳湯　　　　　　　　　　　　　　　燥湿化痰
（半夏6・陳皮3・茯苓3・生姜3・甘草3）
白朮3・蒼朮5・威霊仙3・羌活3 ― 去風勝湿・散寒
香附子3 ――――――――――― 活血止痛
黄芩3 ―――――――――――― 清熱燥湿
```

本方は化痰作用を中心とした去風湿剤で，風湿痺痛に用いられ，特に肩の疼痛（肩こり，五十肩，頸椎症候群など）に効果がある。

天南星と「二陳湯」によって経絡に停滞してい

る痰湿を取り除く。天南星は辛散力が強く，経絡に侵入している風痰を除去する。蒼朮，白朮の2朮の健脾燥湿効能と，威霊仙，羌活の去風湿作用によって湿を除く力はさらに強化される。羌活は上半身の風寒湿痺（特に肩の疼痛）に使用することが多い。香附子の活血作用により，局部の瘀血を取り除き，疼痛をしずめる。本方には温燥性の薬が多く配合されているため，清熱作用のあるの黄芩を加えて過熱を防ぐ。

肩が腫れて熱感がある，舌微紅など熱症状の傾向がみられる場合は，清熱作用のある「越婢加朮湯」を併用する。瘀血による疼痛が激しい場合は，「疏経活血湯」（活血・通絡・止痛）を併用することが考えられる。

●湿痺に用いる生薬●

薏苡仁・防已・蒼朮・木瓜・萆薢・白芷

4 ── 熱痺

熱は熱邪の侵入，あるいは，体内に長期間停滞していた風寒湿邪の化熱によって発生する。熱邪が関節・筋肉に入りこみ，人体の気血と激しく相争うことによって熱証が現れる。熱は陽邪であるため，病勢は急速に変化する。典型的な熱痺の症状は，痺証の急性期，あるいは慢性化した痺証が再発した場合にみられる。

寒湿の痺証が慢性化し，熱証が現れるようになると，寒と熱の症状が同時にみられる寒熱挟雑の状態となる。このような複雑な痺証は，寒痺，湿痺の治療を参考にして温薬と寒薬を併用しなければならない。

【症状】
◇関節・筋肉が赤く腫れ熱感をもつ──熱邪が経絡に侵入し，人体の気血と激しく抗争するためにおこる。局部の赤腫・熱痛などは熱痺を代表する症状である。
◇発熱──盛んな熱邪が全身に存在する。高熱とは限らず，微熱の場合もある。
◇口渇──熱邪が体内の津液を損傷しておこる症状である。
◇悪熱喜涼──体に熱をもつので冷たいものを好む。
◇舌紅・苔黄──邪気の性質が熱であることを示す舌象である。体内の津液がひどく損傷された場合は，乾燥した苔がみられる。
◇脈数──熱の存在を示す脈象である。

【治療原則】清熱通絡・疏風勝湿

越婢加朮湯 ……散風・清熱・利水

```
麻黄────────宣肺散風利水〔表湿〕
石膏────────清熱
白朮────────健脾燥湿    〔裏湿〕
生姜・大棗・甘草──調和営衛
```

本方は清熱・利水作用があり，炎症性の症状をともなう，湿熱痺に適している。これに対し「防已黄耆湯」は温性であり，気虚をともなう寒湿痺証に適している。

麻黄の発散作用によって風邪と湿邪を体外へ追い出し，白朮の健脾燥湿作用により裏湿を運化する。辛寒の石膏は優

れた清熱作用によって，熱邪を取り除く。石膏の使用量を多くして，全体の涼性を強め，熱痺治療の方剤となる。

白虎湯　　　　　　　　　　　　　　　　　　　　清熱生津

```
石膏・知母─────────清熱生津
甘草・粳米─────────胃・津液を保護
```

本方は熱盛の諸病証を治療する基本方剤である。優れた清熱作用があり，発熱，関節の腫れ，熱感が強い熱痺に併用することが多い。

「越婢加朮湯」のような利水作用はないが，清熱作用が強いことがこの処方の特徴である。本処方に人参を加えた「白虎加人参湯」は，益気生津の作用があるので，汗が多い，倦怠感があるなどの気虚症状をともなう熱痺に適している。

桂枝芍薬知母湯　　　　　　　　　　　　　　　　去風除湿・宣痺清熱

```
麻黄・防風・桂枝───────発汗去風
桂枝・附子・生姜───────温経散寒止痛
白朮──────────健脾燥湿
知母・甘草・白芍薬─────清熱止痛
```

本方は温経散寒作用と清熱作用のある処方で，寒熱挟雑の痺証（四肢のしびれ，関節の腫脹，冷え，関節の発赤，熱感，疼痛）に適している。

麻黄，防風は発散作用が強く，風邪と湿邪を体外へ追い出す。桂枝，附子は散寒作用が強く寒邪を取り除く。特に附子には優れた止痛作用があり，強い痺痛には必ずこれを加える医師もあるほどである。知母，甘草は清熱作用により熱邪を除去しながら，桂枝，附子，麻黄の温性を抑える。芍薬の緩急止痛作用によって，痙攣あるいは激痛をしずめる。

本方剤は，「越婢加朮湯」と「桂枝加朮附湯」を併用してもよい。

本方剤は各種の痺証の基本処方として加減応用される。

[熱痺]　　＋石膏・忍冬藤・桑枝　　　　－麻黄・生姜・桂枝
[湿痺]　　＋薏苡仁・蒼朮・木瓜・防已
[寒痺]　　＋細辛・威霊仙　　　　　　　－知母

●熱痺に用いる生薬●

石膏・知母・忍冬藤・桑枝・秦艽・生地黄（清熱涼血）・牡丹皮（清熱涼血）

5 ── 頑痺

頑痺とは長期化して治癒しにくい痺証のことで，「久痺」「骨痺」ともいう。関節が変形するのが特徴である。

【症状】

◇関節の変形・こわばり・屈伸不利───長期にわたる痺証は人体の正気を消耗し，精を蔵する腎を傷める。腎精が不足して骨を養うことができないため，骨の変形が

現れる。「肝腎は同源」であり，腎精が不足すると肝血虚となるため，関節の運動を主る筋は潤いを失い，こわばり・屈伸不利の症状が悪化する。

◇腰痛────肝腎不足，特に腎陰が虚することによって，腎の府である腰を養うことができない。
◇耳鳴・健忘・眩暈────腎精不足による症状である。
◇月経量が少ない・色が淡い・質が薄い────肝血の不足を示す症状である。
◇舌淡苔白────疾病の性質は虚で，気血の不足を示す舌象である。
◇脈沈弱────沈脈は病位が深い肝腎にあることを示し，弱脈は人体の正気が不足していることを示す。

【治療原則】補肝腎・強筋骨・去風湿

大防風湯　…………………………益気養血・去風散寒

```
人参・白朮・黄耆・大棗・甘草────益気健脾
四物湯　　　　　　　　　　　　　────養血活血
（川芎・当帰・白芍薬・熟地黄）
杜仲・牛膝（活血）　　　　　　　────補腎強骨
附子・羌活・防風・乾姜　　　　　────去風勝湿・散寒通痺
```

本方は気血不足による「鶴膝風」（脚が細くなり，膝だけが鶴の膝のように腫れて変形する病証）に用いられる処方である。

補薬と瀉薬が配合された「扶正去邪」の方剤で，慢性化した痺証に長期間使用できる。補気薬と補血薬の併用によって邪気に対する抵抗力をつける。黄耆と白朮の行水作用によって湿邪を除去し関節の腫れを改善する。「四物湯」の活血作用によって関節の疼痛を緩和する。熟地黄，杜仲，牛膝は筋骨の基本物質を主る肝と腎を補い，変形した関節を治療する。熟地黄は補腎作用が強く，杜仲は腰痛を，牛膝は膝痛を治療する。附子は腎陽を温補して寒邪旺盛の痺痛を治療する。防風と羌活は優れた散風作用で風邪の侵入を防御しながら，すでに関節に停滞している風邪，湿邪を取り除く。方剤の性質は温熱であるため，熱症状がみられるときは用いてはならない。

独活寄生湯（独歩丸）　…………………去風止痛・補益肝腎・益気養血

```
独活・防風・秦艽　　　　────去風除湿
桂枝・細辛・生姜　　　　────散寒通経
桑寄生・牛膝・杜仲　　　────補肝腎・強筋骨・去風湿
四君子湯─白朮　　　　　────補気
（人参・茯苓・甘草）
四物湯　　　　　　　　　────養血活血
（当帰・地黄・芍薬・川芎）
```

本方は肝腎・気・血を補う薬と，風寒湿をのぞく薬によって構成されている。中国では，「正虚邪実」となった頑痺，久痺に使用する。「大防風湯」にくらべ肝腎を補う作用が優れ，腰痛，坐骨神経痛など下半身の痺証に用いることが多い。

痺 証

分 類	症　　　　　状	治 療 原 則	方　　　剤
風　痺	遊走性の痛み，上半身の痛み，舌苔薄白，脈浮	疏風通絡 散寒除湿	葛根湯 防已黄耆湯 ＊蠲痺湯
寒　痺	固定痛，刺痛，喜温，冷え，夜間の痛みが強い，屈伸不利，舌質暗，苔白，脈弦緊	散寒止痛 疏風除湿	疏経活血湯 桂枝加朮附湯 活絡丹 舒筋丸
湿　痺	関節の腫痛，固定痛，身体が重だるい，皮膚麻木，舌苔白膩，脈濡	除湿通絡 疏風散寒	薏苡仁湯 麻杏薏甘湯 防已黄耆湯 二朮湯
熱　痺	赤腫熱痛，発熱，口渇，悪熱喜涼，舌紅，脈数	清熱通絡 散風勝湿	越婢加朮湯 白虎湯 ＊桂枝芍薬知母湯
頑　痺	関節の変形・こわばり，屈伸不利，腰痛，耳なり，健忘，眩暈，舌淡苔白，脈沈弱	補肝腎 強筋骨 去風湿	大防風湯 独活寄生湯（独歩湯） 舒筋丸

＊日本にない方剤

舒筋丸　……………………………………寒痺を参照する

●頑痺に用いる生薬●

桑寄生・杜仲・続断・五加皮・千年健・虎骨・狗脊
頑痺には，少量の動物性，虫類の薬（例えば烏梢蛇，白花蛇，穿山甲，地竜，地鼈虫，全蝎など）を配合すると効果がよい。

●痺証の簡単な民間療法●

寒痺：威霊仙12gを煎じてお茶がわり。または艾葉20gを煎じて患部を洗う。
湿痺：薏苡仁20gを煎じてお茶がわり。または木瓜10gを煎じて患部を洗う。
熱痺：桑枝6g，柳枝6g，忍冬藤6gを煎じてお茶がわり。
頑痺：桑椹30gを煎じてお茶がわり。

消渇証

　中医学の文献には糖尿病という病名はないが，糖尿病によく似た証を探すとすれば消渇証があげられる。消渇証の「消」は痩せるという意をもち，糖尿病患者が多食するにもかかわらず痩せているという特徴に類似している。「渇」は口渇を意味しこれも糖尿病の特徴である。糖尿病にみられる顕著な症状である口渇・痩せる・頻尿は消渇証の特徴〔一飲二溲（尿）〕とよく似かよっている。

◉分類◉

　消渇証の分類法はいろいろあるが，病因の存在する部位によって上消・中消・下消の３つにわける分類法が最も適当と思われる。三消の特徴は表のとおりである。

分類	病部位	症状	時期	病態
上消	肺（燥）	多飲	初期	軽症
中消	脾胃（熱）	多食	中期	中症
下消	腎（陰虚）	多尿	後期	重症

　消渇証の分類はこの「三消」の「三多」症状の特徴を把握すればわかりやすい。

　『医学心悟』に「渇而多飲為上消，消穀善飢為中消，口渇，小水如膏為下消（口渇して多飲する者は上消となし，消穀善飢する者を中消となし，口渇して尿濁する者を下消となす）」とある。

病因病機

1 ── 飲食失調

　油っこいもの，甘いもの，辛いものの多食，または飲酒によって，脾胃が傷害され運化作用が失調することによって，食物，水液が停滞して湿となる。湿は熱を生み湿熱に変わると，舌苔厚，口臭などの症状が現れる。水湿の停滞によって津液の代謝が悪化し不足すると，咽が乾く，水をのみたがるといった乾燥症状が現れる。湿の停滞と口渇が同時にみられるのは矛盾するようであるが，有害な病理物質である水湿が停滞して熱化すると，津液の分布を阻むため口渇が生じるのである。

　古典参照：「此人必数食甘美而多肥也，肥者令人内熱，甘者令人中満，故其気上溢，転為消渇（この人，甘美を食して肥満するなり，肥は体内に熱をもたせ，甘は中を充満せしむ。ゆえに気は上に溢れ，転じて消渇となす）」

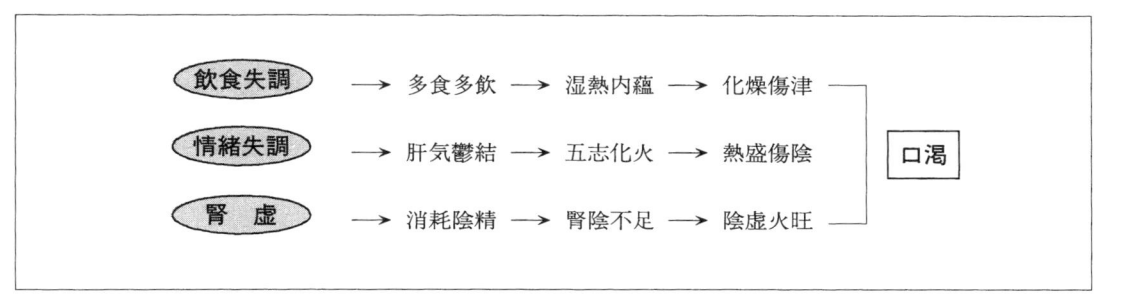

```
飲食失調 → 多食多飲 → 湿熱内蘊 → 化燥傷津 ┐
情緒失調 → 肝気鬱結 → 五志化火 → 熱盛傷陰 ├ 口渇
腎　虚 → 消耗陰精 → 腎陰不足 → 陰虚火旺 ┘
```

2 ── 情緒失調

怒り，ストレスなど情志の変動によって肝気は鬱結する。長く停滞した肝気が化熱して上へ昇ると，目の充血，いらいらする，怒りっぽい，頭痛，不眠などの熱症状が現れる。偏盛した熱が陰を消耗し，体内の水分が不足すると口渇がおこる。糖尿病は，頭脳労働者や，ストレスの多い管理職によくみられる病である。これは，緊張した精神状態が，肝気鬱結をおこすためである。中医学はこのように感情と病気の関係を非常に重視する。

　古典参照：「怒則気上逆，血気逆流，転而為熱，熱則消肌膚故而為癉〔怒れば気は血をともなって上逆し，熱に転化する。熱は筋肉と皮膚（の津液）を消耗するため身体は痩せ，消癉（消渇証の古い呼称）となる〕」

3 ── 腎虚

　腎精が不足して陰虚火旺になると，虚火が上炎して，微熱，咽乾，ほてりなどの熱症状が現れる。また虚火は上行して肺を灼熱するため，肺の通調水道の機能は失調して，水液の代謝に異常がおこり，多尿，頻尿の症状がおこる。
腎精不足をひきおこす原因には，先天（生まれつき，遺伝）による精の不足と，性生活の不節制による精の消耗，過労，慢性疾患，および重病による腎陰の消耗などがあげられる。

　古典参照：「房室過度，至令腎気虚耗，下焦生熱，熱則腎燥　燥則渇，腎虚不得制水液，故随飲小便〔房室過度は腎気を消耗せしめ，下焦に熱を生ず。熱は腎を燥し，燥して渇く（全身の燥症状）。腎虚して水を制することを得ず，飲むにしたがって小便す（頻尿）〕」

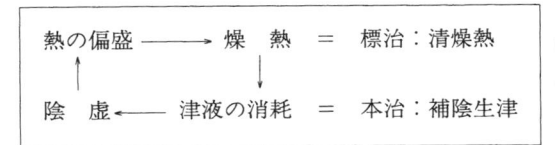

```
熱の偏盛 ──→ 燥　熱 ＝ 標治：清燥熱
   ↑              ↓
陰　虚 ←── 津液の消耗 ＝ 本治：補陰生津
```

消渇証は主に，多食，情志失調，腎虚が原因となって，肺燥，胃熱，腎虚の病証が現れた症状である。3つの証に共通してみられる口渇（熱証）は，燥熱が陰を消耗することによっておこる陰虚症状である。この陰虚はさらに熱の勢いを発展させるという悪循環をくりかえす。このため，重症の糖尿病患者には上消，中消，下消の症状（咽が渇く，よく食べる，頻尿）が同時にみられることが多い。肺・胃・腎がいずれも病んでいるのである。

消渇証の根本の病因は津液と陰の不足にあり，標治には清燥熱を，本治には補陰する必要がある。

弁証論治

糖尿病の治療法を上に述べた三消の分類法に従って，考えてみよう。

1 ── 上消（肺を中心に治療する）

【症状】
- ◇口渇───肺は「水の上源」であり，肺の宣発粛降作用によって水液を全身に分布させるが，燥熱によって肺の津液が消耗され，咽を潤すことができない症状である。水を飲んで口の乾きを抑えるのは，自分を救うための行為であり，これを「飲水自救」という。
- ◇多尿・頻尿───肺の宣発機能が失調して，飲みすぎた水を全身に宣散することができず，水はそのまま下降し多尿・頻尿となる。
- ◇舌紅・舌苔黄───上焦に熱があることを示す舌象。
- ◇数脈───熱があることを示す脈象。

【治療原則】清熱潤肺・生津止渇

白虎加人参湯 ……………………清熱生津・益気

```
白虎湯─────────────清熱生津
（石膏・知母・粳米・甘草）
人参─────────────補気生津
```

本方は「白虎湯」に人参を加えたものである。本方の主薬である石膏の強い清熱作用によって肺熱をとる。石膏は熱に対し一時的に用いることがあるが，長期に使用してはならない。糖尿病は陰虚に起因するものが多く，陰津の損傷が気の不足を生じ，疲れやすい，息ぎれするなどの気虚症状が現れる。人参はこの症状に対処する。知母は清熱養陰作用によって石膏の清熱作用を強め，かつ陰虚を防止する。粳米は石膏，知母による胃もたれをやわらげ，甘草は石膏，知母の寒性をおさえる。

二冬湯 ……………………益気生津・清熱止渇

```
天門冬・麦門冬─────────養陰潤肺
知母・天花粉 ─────────清肺生津止渇
黄芩─────────────清肺熱
人参─────────────益気生津
荷葉─────────────清暑利湿
```

本方は消渇証に用いる基本処方である。清肺熱作用と益胃陰作用があり，口渇の強い糖尿病によく用いる。特に天門冬，麦門冬，知母，天花粉の4味は口渇に対する効能がある。

消 渇 証

●**上焦に用いる生薬**●

天花粉・石膏（清熱・生津），石斛・玉竹・麦門冬・沙参・知母（養陰潤燥・生津止渇）

2 ── 中消（脾・胃を中心に治療する）

【症状】

◇消穀善飢 ─── いくら食べても空腹感のある症状をいう。脾胃は「水穀の海」といわれ食物を消化する器官である。ここに熱が存在すると胃の消化機能が異常に亢進し，消化過多の状態がおこる。

◇痩せる ─── 食物が熱によって消耗されつくし，脾の主っている肌肉の栄養分がなくなり痩せてくる。

◇便秘 ─── 脾胃に熱があるため，腸が乾燥し糞便が硬くなる。

◇舌苔黄色・口が乾く ─── 体内に熱があるため舌は紅くなる。熱が津液を消耗して口が乾く。

◇脈滑有力 ─── 胃熱の存在を示す。

【治療原則】清胃瀉火・潤燥通便

白虎加人参湯 ……………………清熱生津・補気

本方については前項に記したとおりであるが，方中に多量の石膏が配合されいるので，高熱，口渇のはげしい熱証に適している。人参は高熱による消耗が続き，体が虚弱になった状態に効果がある。

増液承気湯 ……………………滋陰増液・通便泄熱

```
増液湯 ──────── 滋陰・潤腸通便
（玄参・麦門冬・生地黄）
調胃承気湯 － 甘草 ──── 瀉火通便
（大黄・芒硝）
```

本方は「増液湯」に「調胃承気湯」を加えたもので，高熱によって津液不足となった症状に用いる。強い口渇，口唇や肌のかさつきなど乾燥の症状に適している。体内の水分を増やして，燥結した便を排泄する（通便によって熱を瀉すことができる）ことを「増水行舟法」という。

調胃承気湯と麦門冬湯を併用する

「調胃承気湯」の瀉火通便作用によって胃熱を清する。「麦門冬湯」の生津作用によって肺を潤し，口渇を止める。本方は肺薬が主であるが，脾胃の薬も含まれる。これは，五行学説による脾は肺の母（土生金）であるという考えにもとづいた配合で，脾を補って肺を助けようとするのである。

調胃承気湯 ……………………和中調胃・瀉火通便（P152参照）

麦門冬湯 ……………………………… 生津・益胃・潤肺

```
麦門冬 ──────────── 潤肺生津
人参・粳米・甘草・大棗 ── 補気健脾・和胃
半夏 ──────────── 降逆化痰・和胃
```

大柴胡湯 ……………………………… 和解少陽・内瀉熱結

```
小柴胡湯－人参 ──────── 和解少陽
 (柴胡・黄芩──清熱散邪)
 (半夏・生姜・甘草・大棗──和胃)
小承気湯－厚朴 ──────── 清熱・通便
 (大黄・枳実)
白芍 ──────────── 養陰緩急止痛
```

　本方は，肝胆病の薬である「小柴胡湯」と，胃腑病の薬である「小承気湯」を合わせたもので，主として腹痛（胆嚢炎，腹膜炎，胆石，便秘など）に常用される。糖尿病専用の処方ではないが，中焦の熱を清する作用があり，肝胆病をともなう糖尿病に応用することができる。しかし，肺熱を清する作用はないため，上消の消渇証に対しては効能がない。また，滋陰作用も少ない。

黄連解毒湯 ……………………………… 清熱瀉火・解毒

```
黄芩（上焦）
黄連（中焦）  ┐
黄柏（下焦）  ├ 清熱瀉火・解毒
山梔子（三焦）┘
```

　本方は三焦の実熱に用いる基本処方である。強い胃熱による食欲の亢進しすぎ，口が苦い，口が乾く，舌紅，苔厚など中焦の熱証に一時的に使用する。滋陰作用がないので咽を潤すことはできない。

補中益気湯 ……………………………… 益気昇陽・調補脾胃

```
黄耆・人参・白朮・炙甘草・大棗 ── 補中益気
当帰 ──────────── 補血活血
陳皮（理気）・生姜 ────── 和胃
升麻・柴胡 ────────── 昇清
```

　糖尿病患者の大半が陰虚火旺であることは先に紹介したとおりである。陰虚が長く続くと，気虚症状（倦怠感，無力，舌淡，顔色が白っぽい）が現れてくるため，こうした気虚症状には補中益気の本方を併用するとよい。

●中消の消渇証に用いる生薬●

　黄連（瀉胃熱，黄芩より強い）・黄芩（清熱瀉火）・山梔子（清熱利尿）・黄耆（補

気・健脾）・山薬（健脾・補腎益精）・蒼朮（燥湿健脾）

3 ── 下消（腎を中心に治療する）

【症状】
◇尿量が多い・頻尿 ─── 腎が虚して気化作用が弱まり，水分を再吸収できず排出されてしまう症状である。気化作用には昇と降の2作用がある。昇＝体に必要な水分を再吸収する。降＝不要な水分を尿に変えて排泄する。
◇尿濁 ─── 気の固摂作用が弱まり，精微物質が外へ流れ出る症状である。
◇腰痛・膝の無力 ─── 「腎は骨を主る」「腎は腰を主る」とされ，腎の機能が低下した症状である。
◇耳鳴・健忘・眩暈 ─── 腎の蔵する精が減少し，頭部を養う髄も不足するために脳の病証が現れる。
◇夢精・遺精 ─── 腎陰虚のため虚火が妄動し，精室を乱すことによって生じる症状である。
◇舌紅・苔少 ─── 舌紅は内の熱を示し，苔少は津液の消耗を示している。
◇脈沈細 ─── 気血不足と腎病を示す脈象である。

【治療原則】 滋陰益精・補腎潤燥

六味地黄丸 ……………………………… 滋陰補腎

熟地黄──補腎・滋陰精　（腎薬）	
山　薬──補脾・固腎精　（脾薬）	三補
山茱萸──養肝・渋腎精　（肝薬）	
沢　瀉──瀉腎濁　　　　（腎薬）	
茯　苓──滲脾湿　　　　（脾薬）	三瀉
牡丹皮──涼血・清肝熱　（肝薬）	

本方は滋陰補腎の代表方剤であり，慢性の糖尿病の治療によく用いられる。腎・脾・肝に帰経する薬によって構成されているが，利水作用もあり浮腫に対しても効果がある。

八味地黄丸 ……………………………… 温補腎陽

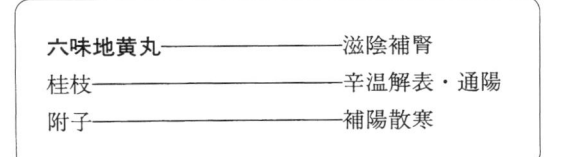

| 六味地黄丸 ─── 滋陰補腎 |
| 桂枝 ─── 辛温解表・通陽 |
| 附子 ─── 補陽散寒 |

本方は「六味地黄丸」に温薬の附子，桂枝を加えた方剤である。手足が冷える，顔が白い，舌が白いといった陰陽両虚証や，陽虚の傾向が強い症状に使用する。桂枝，附子は熱性が強いため，陰虚火旺の顕著な症状には使ってはならない。補陽は，まず滋陰しながら桂枝，附子などの温薬を加えていく。津液不足の症状に温薬を用いると，一挙に化火してしまうので，水を補いながらゆっくりと陽気を回復させるようにする。

知柏地黄丸 ……………………補腎・滋陰降火

```
┌─────────────────────────┐
│ 六味地黄丸 ──────── 滋陰補腎 │
│ 知母・黄柏 ──────── 清熱   │
└─────────────────────────┘
```

「六味地黄丸」に清熱薬の知母・黄柏を加えた処方である。舌紅，口渇が強い，のぼせ，ほてりなど陰虚火旺の症状があるときに用いる。

牛車腎気丸 ……………………温補腎陽・利水

```
┌─────────────────────────┐
│ 八味地黄丸 ──────── 温補胃腸 │
│ 牛膝・車前子 ─────── 利水   │
└─────────────────────────┘
```

「八味地黄丸」に利水薬の牛膝，車前子を加えた方剤で，利尿作用が強く尿濁や浮腫をともなう糖尿病に用いる。牛膝は活血，通絡作用のほか，薬を下へ下降させ，薬効を腎に到達させる効能がある。車前子は清熱・通淋・補腎・利水の作用があり尿濁をとる。

麦味地黄丸（八仙丸） ……………補腎陰・潤肺平喘

```
┌─────────────────────────┐
│ 六味地黄丸 ──────── 滋陰補腎 │
│ 麦門冬・五味子 ────── 滋陰   │
└─────────────────────────┘
```

「六味地黄丸」に滋陰作用のある麦門冬，五味子を加えた処方で，肺腎陰虚の症状がみられるときに用いる。口渇が強い，津液不足の症状に適している。

杞菊地黄丸 ……………………滋補肝腎・明目

```
┌─────────────────────────┐
│ 六味地黄丸 ──────── 滋陰補腎 │
│ 枸杞子 ─────────── 補血   │
│ 菊花 ──────────── 清肝明目 │
└─────────────────────────┘
```

本方は「六味地黄丸」に，補血の枸杞子と清肝明目の菊花を加えた処方で，肝腎陰虚による眩暈・目暗（例えば合併症の白内障）に用いる。

4 ── 合併症

瘀血：狭心症・舌暗紫斑・心下痛など ──── 治法：活血化瘀

　　［生薬］丹参・益母草（活血化瘀），川芎（活血理気），当帰（補血活血），赤芍薬（活血散瘀），栝蔞（生津止渇），葛根（生津止渇・活血）

　　［エキス剤］桂枝茯苓丸（活血化瘀），冠元顆粒（活血・理気化瘀）

癰瘡：にきび・おでき・皮膚感染 ──── 治法：清熱解毒

　　［生薬］金銀花，紫花地丁，野菊花，蒲公英，天葵（以上は五味消毒飲の薬物で，化膿性疾患によく使う），山梔子，山豆根（清熱解毒），黄連（瀉火解毒），天花粉（清熱生津）

消渇証

分類	症状・病因	治療原則	方剤
上消	口渇・多飲――肺燥熱	清熱潤肺 生津止渇	白虎加人参湯 ＊二冬湯
中消	多食・消痩――胃実熱	清胃瀉火 潤燥通便	白虎加人参湯 ＊増液承気湯 調胃承気湯　＋　麦門冬湯 大柴胡湯 黄連解毒湯 補中益気湯
下消	多尿・腰痛――腎陰虚	滋補益精 補腎潤燥	六味地黄丸 八味地黄丸 知柏地黄丸 牛車腎気丸 麦味地黄丸 杞菊地黄丸

＊日本にない方剤

[エキス剤] 黄連解毒湯（瀉火解毒），柴胡清肝湯（清熱解毒・疏肝），温清飲（養血活血・清熱解毒）

白内障――――――――――――――――治法：補益肝腎・明目

[生薬] 石斛（滋陰明目），密蒙花（養血明目），穀精草（清熱明目），青箱子，草決明，菊花（清肝明目），菟絲子（補腎陽・明目），枸杞子（補腎陰・明目）

[エキス剤] 杞菊地黄丸（滋陰養肝・明目）

肢体麻木：手足のしびれ・半身不随――――――治法：益気活血・通絡

[生薬] 黄耆（益気），当帰，川芎（活血），鶏血藤，桂枝，桑枝，威霊仙（通絡）

[エキス剤] 薏苡仁湯（除湿通絡，去風散寒），黄耆防已湯（益気去風・健脾利水），補陽還五湯＊（補気・活血・通絡）

補陽還五湯　……………………………………補気・活血・通絡

```
黄耆60――――――――――補気
当帰尾 6・赤芍薬 6・川芎 3  ┐
桃仁 3・紅花 3              ├ 活血化瘀
地竜 3――――――――――通絡
```

本方は高血圧の後遺症，半身不随，脳血管障害に常用する方剤である。補陽還五湯の名称は，陽を補って半身不随になっている手足の機能を回復させるという意味である。処方の内容は活血が主で，これに大量の黄耆が配合され補気作用も強い。本方は日本で入手できないが，しびれ，麻痺など治療が難しい症状に用いられる。

浮　腫

　　水腫の病因は主に水と関係する。西洋医学では水という病因をそれほど重要視していないようであるが，中医学では水は非常に重視される病因である。水毒という表現はあまりせず，湿あるいは痰という表現を用いる。水・湿・痰の性質は同じであるが，水は粘りのないもの，湿は水より少し濃い粘りのあるもの，痰は湿よりさらに濃い性質をもつものである。

　　人体は気・血・津液，3つの基本物質によって形成されている。この中の津液が停滞して水の流れをおし止めると，浮腫をひきおこす要因となる。浮腫は水腫，浮腫と呼ばれ，全身が浮腫み，おさえて凹むものが水腫である。一方，足が脹る，瞼が腫れるなどの自覚症状があるが，おさえても凹まないものが気腫である。気腫は水の停滞ではなく気の停滞によって生じ，これには理気薬を用いる。

水腫の分類

　　古典における水腫の分類は，現在と少々異なっている。

1．症状の違いによる分類

風水：風の侵入によっておこる浮腫で，病の初期に現れる。風はよく動く性質があり，水分をふくんで勢いよく外から体表に入ってくる。このため発症は比較的急で，発熱，悪寒，咽痛などの表証がみられる。浮腫は下半身より上半身に，特に顔や瞼に現れることが多く，足が浮腫むことは少ない。ときによっては関節が痛むこともある。風水は肺との関係が強い。

皮水：水湿が溢れ出て，皮膚や筋肉に停滞する浮腫で，全身に現れる。発症は，比較的緩慢である。脾は皮膚・筋肉を主どることから，皮水は脾との関係が深い。風水と皮水は，発症率の高い水腫である。

石水：腹部に水が停滞しておこる浮腫で，腹部に膨満感があり，ときには痛みをともなう。石水は肝硬変に多く発症する肝脾の肥大をともなう腹水と考えてよい。硬くなった肝と石のように頑固で治療しにくいことから石水とよばれる。

正水：腹部に停滞する水邪が，上部の心・肺を侵犯するためにおこる浮腫で，胸部に水のたまる胸水に相当する。ゼーゼーした喘息の症状をともなうことが多く，腹部膨満感をともなうこともある。

　　以上の水腫は，浮腫の現れる部位によって分類されている。急性で顔面が浮腫む風

水，慢性で全身が浮腫む皮水，腹水・腹部脹痛のある石水，胸水の症状をともなう正水に大別される。

2．臓腑による分類

病因の存在する臓腑によって，心水・肺水・脾水・肝水・腎水の5つに分ける方法である。水は全身に分布しており，水と特に関係の深い臓腑は肺・脾・腎である。中医学では，体内の水を運化させる通路を上焦・中焦・下焦の3つに分け，総合して三焦と呼ぶ。上焦は肺，中焦は脾，下焦は腎と密接な関係をもつと考えられ，三焦は肺・脾・腎がもっている津液代謝の機能を総称したものである。肺水・脾水・腎水の病因病機は次のとおりとなる。

1 ── 上焦（肺）

肺は3臓腑のうち最上部に位置しており，浮腫との関係が見過ごされることが多い臓腑である。肺は，肺気を体内から体表へ向かわせる「宣発」と，上から下へ向かわせる「粛降」の2方向性の機能を有している。この機能が乱れると，咳・痰・浮腫の症状が現れる（これに対しては，麻黄を使って肺を開いて咳を止め，杏仁を入れて肺気を降ろす治法をとる）。

水液を代謝する機能は通調水道と呼ばれ，主に肺の粛降機能に属する。上の肺気が下降することによって，上に停留する水を下へと流すことができる。

肺には百脈が集まるとされ，肺気はすべての脈管中に入りこみ，津液や血液を全身に運搬したり，発汗させたりする。これは宣発機能に属する。利用された水分を回収したり，汗や尿の排出量を調整することは，粛降機能に属する。肺の宣発粛降機能が低下すると，水は排出されず停滞して浮腫がおこる。浮腫の治療は通調水道機能を調和させ，水を下の方に向かわせ体外へ排出するようにする。

腎炎にみられる尿量減少の症状に肺薬を用いることがある。これは，上の蓋を開けて（肺の通調水道機能を強めて），水を下方に流れやすくするためである。肺の宣発と粛降の機能を協調させることが水液代謝には必要である。急性の浮腫で，咽痛，発熱，悪寒など肺の症状をともなう場合は，肺を中心に治療すれば必ずよい結果を得られる。

浮腫が慢性化すると，肺に停滞する水が下行して，脾に及び中焦脾の症状が現れる。肺を治療して浮腫が治らないときは，水は脾の段階に移っているのである。

2 ── 中焦（脾）

脾の主な機能は水穀を運化することである。食物を運化できなければ，食物も停滞するし，食物中にたくさん含まれている水も停滞する。

脾は乾燥を好み，湿を嫌う臓腑である。胃腸が丈夫な人は少々の湿にはビクともしないが，脾弱の人は湿が脾胃に入りこんでくると，すぐさま食欲がなくなる。脾が丈夫であっても，肺の機能が低下していて，飲食の不摂生が続けば水湿が多くなり，その圧力を受けて脾はやはり損傷されてしまう。

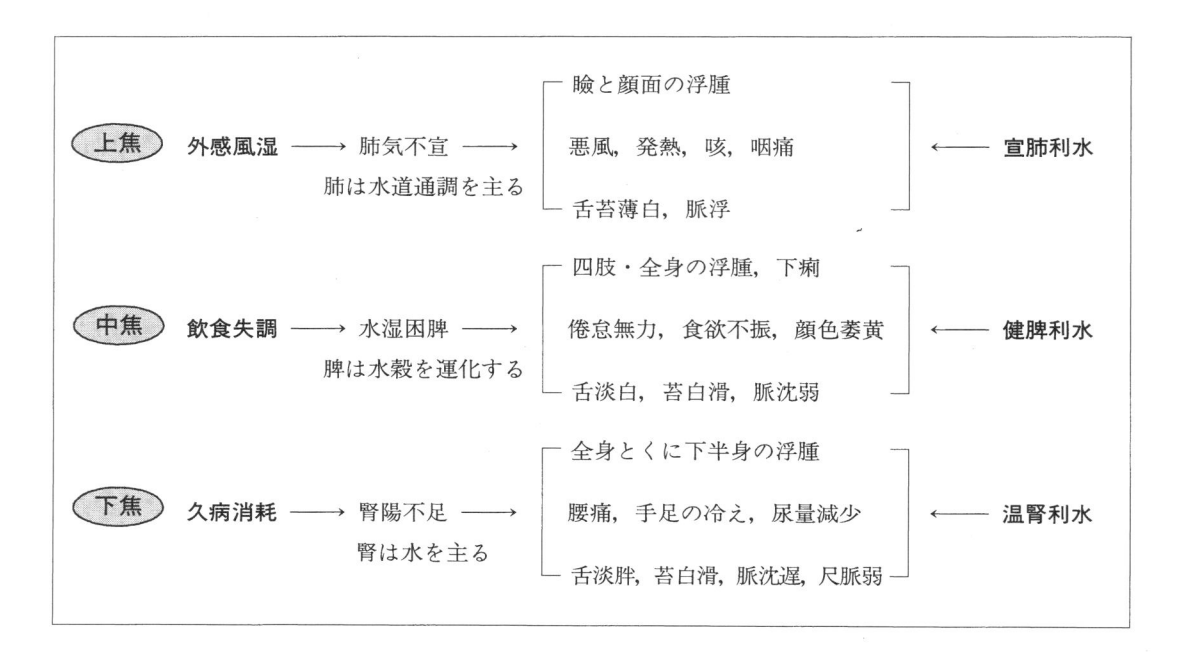

```
┌─────────────────────────────────────────────────────────────────────────────┐
│                              ┌─ 瞼と顔面の浮腫                                │
│  上焦  外感風湿 ─→ 肺気不宣 ─┤                                                │
│                  肺は水道通調を主る├─ 悪風，発熱，咳，咽痛  ←── 宣肺利水     │
│                              └─ 舌苔薄白，脈浮                                │
│                                                                             │
│                              ┌─ 四肢・全身の浮腫，下痢                       │
│  中焦  飲食失調 ─→ 水湿困脾 ─┤                                                │
│                  脾は水穀を運化する├─ 倦怠無力，食欲不振，顔色萎黄 ←── 健脾利水│
│                              └─ 舌淡白，苔白滑，脈沈弱                        │
│                                                                             │
│                              ┌─ 全身とくに下半身の浮腫                       │
│  下焦  久病消耗 ─→ 腎陽不足 ─┤                                                │
│                  腎は水を主る ├─ 腰痛，手足の冷え，尿量減少  ←── 温腎利水     │
│                              └─ 舌淡胖，苔白滑，脈沈遅，尺脈弱                │
└─────────────────────────────────────────────────────────────────────────────┘
```

ただし，水を制する力は肺よりも脾のほうが強い。脾を調整することによって，浮腫を治せる可能性は高くなる。五行学説では，脾は土に属し，水の氾濫に対して土手を築いて防衛すると考えられている。脾の虚証が強まり運化機能が低下して，水を制する力が衰えると，次の段階，水を主る臓腑，腎の症状が現れる。水湿の停滞が10年，20年と慢性化した疾病に対して，肺薬や脾薬を使っても効果はあがらない。こういうときは腎薬を入れて腎を助けなければならない。

3 ── 下焦（腎）

腎は水を主る。腎の水を主る力は，腎の気化作用に依存している。気化とは変化させるという意味で，体内の不要な水分を尿に変えて体外へ排出する，必要な水分は再吸収して全身に還元する，この変化の過程を気化作用という。腎の気化作用が失調すると水液代謝の異常が現れる。また，腎陽が虚すと上部の脾を温養できないため，中焦脾の運化作用も低下するので，腎だけでなく脾の症状も現れる。

また，腎虚により停滞した水は体の下方に停留するが，その量が多すぎる場合は上の方に氾濫して肺に影響を及ぼし，全身に浮腫が現れる。通常，肺に入った吸気は下方に向かい腎に納まるが，下方の水が上に迫ると肺気は下降できず，通調水道の作用は低下して浮腫の症状は重くなる。

浮腫の治療対象を脾腎におくか，肺腎におくか，あるいは肺脾腎におくかによって，方剤のえらび方もちがってくる。

また，浮腫と心・肝の関係も注意が必要である。心は血を主り，肝は血を貯蔵するとされ，両臓腑とも血と関係が深い臓腑である。その生理機能が低下すると，血行が悪くなって瘀血が生じ，血瘀の停滞は水を停滞させて浮腫の原因となるからである。

心不全の浮腫，肝硬変の腹水など瘀血が原因する浮腫には活血薬が必要である。

弁証論治

1 ── 肺気不宣（肺水）

　肺は五臓のうち最上部にある臓腑で，傘のように内を覆い，他の臓腑を保護している。肺は表を主っているため自然界の風邪の被害を受けやすい。風邪と湿邪が結びついて体内に侵入すると，肺の宣発・粛降機能は失調し，水道を通調できなくなるため水が停滞し浮腫が現れる。発病は急で，病気の初期に現れることが特徴である。

【症状】
◇瞼と顔に浮腫───風寒の邪気によって肺が犯され，肺の通調水道作用の低下した水滞の症状。風は陽邪でよく動き，上昇性があるため，上半身，顔面に浮腫が現れる。水は短時間で下方へ流れ，全身に浮腫の症状が広がる。
◇悪風・発熱・咽痛・咳───風寒邪と体表の衛気および肺気の抗争によっておこる，肺の症状である。
◇舌苔は薄くて白い───舌の苔薄は病が初期段階であることを示し，舌白は寒を示す。
◇脈浮───体の正気と外邪が体表部で闘っている脈である。

【治療原則】宣肺利水

越婢加朮湯 ……………………………散風清熱・宣肺行水

```
麻黄・生姜─────────宣肺利水
石膏────────────清肺熱
白朮────────────健脾燥湿
大棗・甘草──────────調和
```

　本方は裏水に用いる有名な処方で，急性腎炎による浮腫に使える。慢性化した腎症状が悪化した場合も，補腎薬を併用しながら使用できる。リウマチに用いることもある。主薬は麻黄と石膏で，清熱利水作用が強く補薬は少ない。

　麻黄は宣肺作用によって，通調水道を調節し利尿する。初期の浮腫に使われることが多い。石膏は肺熱を清する作用と生津の作用がある。熱を清し，熱によって消耗される津液を保護する。浮腫に利水薬を使い過ぎると，津液が不足し，舌の苔がなくなり表面が赤くツルツルしてくる。こうならないように，利水と同時に津液を保護することが大切である。また石膏は重い性質で肺気を下降（粛肺）する。麻黄の辛温で肺を開いて利水し陰邪を取り除く。白朮は浮腫によく使われる脾薬である。湿が速い勢いで上焦肺から中焦脾に流れこむため，食欲不振など脾の症状が現れていなくても，脾を調整しなければならない。湿を制する力は脾のほうが強いので脾薬が必要である。特に白朮は，体中（胃腸・下痢疾患）と体表（皮膚・筋肉の浮腫），双方の湿を治療できる。大棗，甘草，生姜は麻黄の強い性質をやわらげ，石膏の重い性質による胃もたれ症状を予防する目的で使う。

苓甘姜味辛夏仁湯　　　　……………温陽散寒・宣肺化飲

```
乾姜・細辛――――――温肺散寒・化飲
茯苓――――――――――健脾滲湿
五味子―――――――――斂肺止咳
半夏――――――――――化痰・止嘔
杏仁――――――――――宣通肺気
甘草――――――――――調和
```

本方は寒痰による咳嗽，多痰に用いる処方である。咳嗽が続いて顔が浮腫んでくるのは，どちらも肺の宣発粛降機能が失調し，通調水道できないためである。

主薬の乾姜は熱性で，肺を温めて寒（痰飲）をとる。細辛は強い発散力があり，温肺散寒・行水の作用によって，痰飲，鼻水，鼻づまりを治療する。また，乾姜を助けて体内の水を溶かすので，裏証の疾病に用いることも多い。茯苓は乾姜とともに脾の機能を強めて体内の湿をとる。五味子は酸味によって肺気を収斂し，咳を治める。細辛の発散，五味子の収斂の組み合わせは，肺の治療によく応用される。半夏は止嘔作用があり，痰飲停滞による吐き気，眩暈の症状を治療する。杏仁は降肺利気作用によって通調水道し浮腫を治す。

本方は，寒飲による咳・痰に使われ「小青竜湯」によく似ている。「苓甘姜味辛夏仁湯」は咳・浮腫を治療する処方で，頭痛，悪寒，咽痛などの表証に対する効果は弱いが，茯苓，乾姜などの温薬，補薬が配合され，虚弱体質の人にも安全で使いやすい。一方「小青竜湯」には麻黄，桂枝，芍薬など解表薬が多く配合されている。麻黄，桂枝の作用は強く実証の患者に適している。表証の症状がみられる喘息と浮腫に適している。

麻黄連翹赤小豆湯　　　　……………解表・清熱・去湿

```
麻黄（宣肺）・杏仁（降肺）――宣降肺気・利水
連翹――――――――――――清熱解毒
赤小豆・桑白皮―――――――清熱利水
```

本方は日本で入手できないが，解表・利水作用だけでなく，清熱作用があるので熱をともなう浮腫の初期に適している。例えば，腎炎の初期の発熱・咽痛とともに浮腫がみられるときに用いる。

2 ── 水湿困脾（脾水）

湿は陰邪で，寒と結びつく傾向が強い。生ものの食べすぎ，雨に濡れる，湿地に住むなどにより，寒湿の邪は体に侵入するとすぐ脾に入り，脾の運化機能は低下するため水が停滞して浮腫がおこる。

【症状】
◇手足・全身が浮腫む────まず脾の主っている四肢の水滞症状が現れる。
◇倦怠・無力・食欲不振────脾気虚の代表的症状である。食欲があっても食べられないのは胃の症状で，食欲がないのは脾の症状である。

◇顔につやがない・顔色が悪くなる―――血虚のため体表の潤いがなくなる。
◇下痢・軟便―――脾の昇清機能が低下して，栄養物質が下方にくだる症状。
◇小便不利―――膀胱の気化作用が衰え，外へ排出することができなくなる。
◇舌淡・苔白滑―――淡い舌は脾虚の症状，白苔は寒湿の侵入を示す舌象である。滑苔は水湿があることを示す。
◇脈沈弱―――気血不足のため脈が弱くなる。

【治療原則】健脾利水

五苓散　……………………………………利水滲湿・健脾温陽

```
猪苓・沢瀉
白朮（健脾）・茯苓（健脾）  ┐利水
桂枝　　　　　　　　　　　　―――通陽利水
```

本方は利水薬とやや温性の桂枝を組み合わせた，水湿に用いる基本的な方剤である。尿量が減少し，下痢などをともなう浮腫に用いる。

臨床で使われる利水薬は沢瀉，車前子，木通など20数種類があるが，寒涼性のものが圧倒的に多い。猪苓と茯苓の2薬だけが温でもなく寒でもない平性の利水薬である。寒涼性の利水薬を長期に使うと体の陽を損傷するので，温薬の桂枝を配合する必要がある。赤ら顔，舌紅など，桂枝の温性があきらかに不適と思われる症状には，「五苓散」から桂枝を除いた「四苓湯」を用いるとよい。

茵陳五苓散　……………………………………清熱化湿

```
五苓散―――――――利水滲湿・健脾温陽
茵陳蒿―――――――清熱利湿
```

本方は脾胃湿熱および肝胆湿熱に用いる代表処方である。「五苓散」に清熱利湿作用のある茵陳蒿を加えたもので，全身に浮腫があり，苔が多少黄色く，口が苦い，口が粘る，口渇するなど熱症状をともなうときに適している。

五皮飲　……………………………………利水消腫・健脾理気

```
茯苓皮―――――――利水
生姜皮―――――――散水飲
大腹皮―――――――行気利水
陳皮　―――――――理気・化痰
桑白皮―――――――瀉肺
```

「五皮飲」の字のごとく，五種類の薬物の皮を使い，「皮水」に用いる方剤である。尿量減少，腹脹など鬱滞症状をともなう全身の浮腫に用いる。

茯苓皮は健脾利水し，生姜皮は胃腸の中の水飲をとる。茯苓と生姜は辛味によって水の停滞を発散させ，吐き気をとめる。大腹皮は檳榔の皮で優れた行気作用と利水作用がある。腹水患者の，腹部のふくらみは気滞と水滞によるもので，大腹皮は気が停滞した腹部膨満と水湿停滞による浮腫に作用する。陳皮はおだやかな理気作用をもち，芳香によって脾を刺激し機能を回復させる。陳皮には半夏と同様，

燥湿化痰の効能もある。桑白皮は主に肺に作用し，「水の上源」である肺を清め強化することによって，水の停滞を治し，喘息を止める。肺の症状がみられない心不全による浮腫には，桑白皮のかわりに五加皮を用いる。

「五苓散」と「五皮飲」は類似する方剤である。「五苓散」は下痢など脾胃症状をともなう浮腫に使用する。本方には理気作用が全くない。「五皮飲」には理気作用があり，腹脹など気滞症状をともなう浮腫に使う。

柴苓湯　　　　　　　　　　　　　　　　舒肝清熱・健脾理気

```
小柴胡湯　―――――――――疏肝清熱・健脾
五苓散　　―――――――――利水
```

本方は温陽利水の「五苓散」に舒肝清熱の「小柴胡湯」を加えた方剤である。浮腫に加えてイライラ，怒っぽい，脇が脹るなどの肝鬱症状や，目の充血，頭痛などの肝熱症状をともなうときに用いる。慢性肝炎の気血停滞による浮腫に適した方剤である。薬効はおだやかで，肝硬変になった段階では効力が不足するが，利水作用は確実である。方中には，人参，桂枝などの温補性があるので，舌紅，熱盛などの症状がみられる場合は慎重に用いる。

肝硬変の腹水・浮腫に対する治療

　肝硬変には腹水や浮腫が現れることが多い。肝胆は体の中央部にあるので，一般的な治療は「皮水」の選薬と同じでよいが，肝硬変に随伴する症状に応じて，次のような治法を加えると効果が高くなる。

逐水：葶藶子・牽牛子
　　体力のある患者には利水より作用の強い逐水薬を用いる。葶藶子は，息ぎれして呼吸困難な胸水に使用する。茯苓，沢瀉，猪苓などを使って変化がみられないときに効果的である。牽牛子は朝顔の種で，毒性があり，使用量は3～9が限度で，大量に使うと水様便になる。通便して水を体外に出す利水法である。

扶正：黄耆・白朮
　　体の虚を補う。人参，党参は流れを塞ぐ心配があるため，浮腫にはあまり用いない。黄耆，白朮は利水作用もあり，浮腫には使いやすい。

化瘀：赤芍・香附子・丹参・益母草
　　桂枝茯苓丸（エキス剤）
　　冠元顆粒（市販方剤）
　　肝硬変の治療はかならず瘀血を解決しなければならない。肝機能が低下して血が停滞し，顔は暗ずみ，場合によっては痛みが生じる瘀血症状に用いる。

理気：柴胡・青皮・枳殻
　　気が暢びやかであれば血は循環して滞ることがない。瘀血を取り除くためには理気薬が必要である。

破血散結：莪朮・三棱・牡蛎

浮　腫

肝の血液循環を改善するために理気活血薬を使って効果が現れない場合，化瘀より作用の強い破血散結薬を少し入れると効果が違ってくる。

啓脾湯 ……………………………健脾滲湿・理気消食

```
四君子湯──────────健脾和胃
（人参・白朮・茯苓・甘草）
沢瀉────────────利水
山薬・蓮子──────────健脾止瀉
陳皮────────────理気
山楂子───────────消食・活血
```

本方は脾胃気虚による消化を助ける方剤で，利水作用は強くない。倦怠感，無力感，食欲不振など胃腸虚弱の症状が顕著なときは急いで利水するより，脾の調整を優先するほうがよい。本方は脾を補いながら沢瀉や茯苓で利水する。補薬は一般的に塞ぐ傾向があり水を停滞させるので，浮腫に「補中益気湯」などを使用するのは考えもので，「啓脾湯」などが適当である。

　脾虚症状がひどくない浮腫には，「五苓散」，「五皮飲」を用い，腹痛，冷えをともなう浮腫には，「啓脾湯」と「人参湯」を併用する。

3 ── 腎陽不足（腎水）

　寒湿が脾を犯して，水湿運化機能が失調したための浮腫は，悪化して長期化することが多く，その影響は腎におよぶ。寒湿は腎の陽を消耗し，腎陽不足のため気化作用が低下し，水を変化させることができず水湿が停滞する。腎陽が虚し陰寒が盛んになった浮腫の多くは長期化する。

【症状】
◇下半身の浮腫 ── 腎陽の気化作用が低下して，昇清できないため下の方に水が停滞する。
◇腰冷・腰痛 ── 腎陽が不足して腎の府である腰の寒証が現れる。
◇手足の冷え ── 腎陽不足で四肢を温煦することができない症状。
◇尿量減少 ── 気化作用が低下して水を尿に変化することができない。
◇舌淡胖・舌苔白滑 ── 舌胖大は陽気不足を示し，病が慢性で治りにくいことを表す。白滑苔は寒と湿の存在を示す。
◇脈は沈遅・尺脈弱 ── 沈脈は虚，遅脈は寒の存在を示す。尺脈弱は腎病を示す。

【治療原則】温腎利水
　治りにくい浮腫は，水をとり除くだけでなく，腎を温めて陽の働きを強め，気化作用を活発にし利水をはかる。陰の病気の本治は腎陽を温めることである。

真武湯 ……………………………温陽利水

　真武は水と火を管理する神であり，「真武湯」は温陽利水の代表処方である。

分　類	症　　　　状	治療原則	方　　剤
肺気不宣	瞼・顔の浮腫，悪風，発熱，咽痛，咳 舌苔薄白，脈浮	宣肺利水	越婢加朮湯 苓甘姜味辛夏仁湯 ＊麻黄連翹赤小豆湯
水湿困脾	手足・全身の浮腫，倦怠感，力が入らない 食欲不振，顔につやがない， 下痢あるいは軟便，舌淡白，苔白滑，脈沈弱	健脾利水	五苓散 茵陳五苓散 ＊五皮飲 柴苓湯 啓脾湯
腎陽不足	下半身の浮腫，腰・手足の冷え，尿量減少 舌淡胖大，苔白滑，脈沈遅，尺脈弱	温腎利水	真武湯 牛車腎気丸

＊日本にない方剤

```
熟附子・生姜 ────── 温壮腎陽・去寒湿
白朮・茯苓 ──────── 健脾利水
白芍 ──────────── 緩急止痛・利小便
```

主薬の附子は陽を温め寒湿をとる。腎陽を増やし，腎の気化作用を強め水の流れを改善して浮腫をとる。生姜は附子とともに陽を温める。白朮と茯苓は健脾作用があり，水を制する。腎の病気には必ず脾薬を加えて水を治す。慢性腎炎や尿毒症の患者は脾胃虚弱で食欲は少なく，貧血症状もみられるので脾薬が必要である。白芍は附子，桂枝の燥温性による陰の消耗を保護する。芍薬の収斂作用が水を停滞させるという心配はいらない。白芍が収斂しているのは体に必要な陰であって，停滞している病理的物質（水湿）ではないからである。また，古典には白芍は利尿作用があるとも書かれている。

牛車腎気丸　　　　　　　　　　　　補腎温陽・化気利水

```
熟地黄・山茱萸・山薬 ────────── 補腎
沢瀉・茯苓・車前子 ──────────── 利水
牡丹皮・牛膝 ──────────────── 活血
桂枝・附子 ────────────────── 温陽
```

本方は，補腎温陽の「八味地黄丸」に牛膝，車前子（利水）を加えたもので下半身の浮腫，尿量減少に用いる処方である。腰が痛む，眩暈，耳鳴など腎陰虚の症状に対しては，地黄丸類の補腎薬を用いる。附子には温める力があるが補う力が弱い。熟地黄，山茱萸，山薬は補腎作用がある（熟地黄などネバネバしたものは補腎作用が強い）。沢瀉，茯苓，車前子の利水作用は浮腫の重症に効果がある。牛膝は腰痛その他の痛みに対して効果がある。牡丹皮，牛膝の活血作用は慢性化した病の瘀血に用いる。

◉腎炎・浮腫の症状に応じて併用するもの◉

利水薬：「五皮飲」または「五苓散」

固精薬：竜骨・牡蠣・桑螵蛸・復盆子・芡実・五味子

　　　　腎の病が長期化すると，精を固渋できないため蛋白の流出がおこるので，補腎薬を使用すると同時に収斂薬を加える。

益気薬：腎炎には必ず倦怠無力など気虚症状がみられる。補気の黄耆，白朮，甘草あるいは「補中益気湯」を併用すれば，蛋白尿にも効果がある。

清熱解毒薬：金銀花・連翹・土茯苓・板蘭根・大青葉・半枝蓮

　　　　　　大黄―――便秘

　　　　「大黄附子湯」は尿毒症を治療する基本的方剤である。附子によって腎陽を温め，大黄によって清熱解毒する。大黄は腎に対してよく使われる。服用できないときは煎じて浣腸する。浣腸はなかなか日本では普及しにくいが，中国では入院患者によく用いる治療法である。

活血薬：益母草・丹参・牡丹皮・赤芍薬

　　　　「猪苓湯」―――血尿（血分薬の阿膠がある）

　　　　「当帰芍薬散」―――腹痛

◉孫思邈の食事療法◉

①赤小豆・桑白皮・白朮・鯉を一緒に煎じ，服用する。

　鯉は浮腫に効果の高い魚である。生臭くても，腎炎なので塩は入れない。妊娠時の浮腫も，鯉によって治療できる。

②長く腎炎を患い蛋白尿や血尿のでる人は，玉米鬚を煎じてお茶がわりに飲むと非常に効果がある。

③車前草（オオバコ茶）には利水作用があり，腎炎の補助治療に用いられる。

④石葦（ヒトツバ）単味でも腎炎に効果がある。1日10〜30g煎じてお茶がわりに飲む。

淋　証

　淋証は中医の病名である。「淋」とは排尿痛をはじめとする，頻尿，残尿感，排尿困難などの排尿障害の症状をいう。淋証に該当する病証には，膀胱炎，腎盂腎炎，泌尿器系の結石などが包括されている。

　淋証は治療困難な病証ではない。急性膀胱炎を例にとれば，西洋医学の治療で十分な効果を得られる疾患である。しかし，臨床現場では，抗生物質を使用したくない，長期的な抗生物質の使用を避けたいなどの理由で，中医による治療を求める患者が増えている。淋証に対する中薬の治療効果は即効性があり，方剤や生薬も豊富であるので，比較的治癒しやすい病症である。

淋証の分類

熱淋──尿が濃い黄色を呈し，排尿時に灼けつくような痛みをともなう淋証。
血淋──尿道が熱く，刺痛をともなう血尿のみられる淋証。「血淋は熱淋の甚だしいもの」という説がある。
膏淋──尿が混濁し，排尿困難を主症状とする淋証。
石淋（砂淋）──尿路結石症をともなう淋証。
気淋──下腹部の脹痛，排尿困難を主症状とする淋証。
労淋──過労によって発症する淋証。
冷淋──冷えによって発症する淋証。
暴淋──突然，発症する淋証。
老淋──老齢者にみられる淋証。
子淋──妊娠中あるいは産後の婦人にみられる淋証。

病因病機

1 ── 膀胱湿熱

　膀胱は「洲都の官」と呼ばれている。洲都とは水液の集まるところを意味する。膀胱は体の最下部に位置しているため，ここに三焦すべての水液が集まってくるのである。

```
膀胱湿熱 ── 湿熱蘊結 ── 淋証（熱淋・血淋・石淋・膏淋）
肝気鬱結 ── 気鬱化火 ── 熱鬱気滞 ── 膀胱気化不利 ── 淋証（気淋）
腎気虚損 ── 気化・固精機能の低下 ── 淋証（労淋・膏淋・血淋）
```

外部からの湿熱邪気の侵入，飲食のかたよりによる内生，あるいは内熱をもつ体質などによって膀胱に湿熱が停滞する。湿熱は除去しにくい邪気で，これが下焦の膀胱に停滞すると，膀胱の気化機能や固摂機能が低下し，淋証が現れる。膀胱湿熱による淋証には，熱盛による熱淋，血熱妄行による血淋，湿熱蘊結による石淋，湿濁による膏淋などがふくまれる。淋証の発生は急性のものが多い。

2 ── 肝気鬱結

憂鬱，怒りなどの精神的な原因によって，肝の疏泄機能が失調すると，肝気は鬱滞して熱化する。この気と火が下焦に集中して，膀胱の気化機能に影響をあたえると，排尿困難，腹部脹痛などの症状が現れる。主に気淋である。

肝気鬱結は淋証をひきおこす直接の病因ではないが，二次的に淋証を誘発することが多いため，淋証の治療の際は，疏肝理気の薬を少し配合するのがコツである。

3 ── 腎気虚損

腎は膀胱と表裏関係にあるため，淋証と深いつながりがある。腎気虚損は慢性疾患，性生活の不節制，出産，結石などの原因によりおこる。腎気が虚すと，精微物質を固摂することができなくなるため，腎精が流失して尿が混濁する膏淋が現れる。腎陰が虚して虚火が盛んになると，血熱は妄行して，血尿の出る血淋が現れる。腎虚の場合，病気の回復は遅く，繰り返し発症し，疲労感が強く現れる。残尿感，排尿後の陰部の隠痛，四肢や腰が重だるいといった労淋も現れる。

淋証の主な病因病理は，湿熱が膀胱に停滞することにあるが，治療においては膀胱，腎，あるいは肝からの弁証論治が必要である。

初期の淋証は実証に属することが多く，治療方法は去邪が中心となる。これに対し，慢性期の淋証は虚実挟雑に属することが多く，治療方法は扶正去邪となる。

淋証の弁証論治は比較的容易である。今回は古典の淋証分類の中から，最も一般的な熱淋，血淋，膏淋，石淋，労淋の5つについて，治療方法を検討しよう。

弁証論治

1 —— 熱 淋

【症状】
◇頻尿——熱は急速に動く性質をもっているため，頻尿となる。
◇尿の色が濃く黄色い（重症の場合は茶色っぽい）——膀胱に湿熱が蘊結していることを示す尿色である。
◇排尿時に灼熱感がある——尿道に熱邪が存在するための症状である。
◇尿がしたたり，すっきりと出ない（小便淋瀝）——湿熱の邪気が下焦につまり，膀胱の開閉機能を乱すことによって現れる症状である。
◇排尿痛——湿熱の邪気が停滞して「不通則痛」となり，排尿痛がおこる。
◇腰痛——湿熱の邪気が膀胱の上部にある腎を犯すことによって現れる腎の症状。
◇便秘——体内の盛んな熱邪が津液を損傷し，腸燥の症状が現れる。
◇発熱・悪寒——体内に侵入した邪気と正気が抗争しておこる表証である。
◇舌質紅・舌苔黄膩——紅舌と黄苔は熱の存在を意味し，膩苔は湿濁の存在を意味する。
◇脈濡数——濡脈は湿邪を意味し，数脈は熱邪を意味する。

【治療原則】清熱利湿・通淋

八正散　……………………………………清熱瀉火・利水通淋

```
瞿麦・萹蓄・車前子  ┐
木通・滑石          ├ 利水・清熱・通淋
山梔子・大黄 ──────── 清熱瀉火
甘草 ──────────────── 甘緩止痛
（各5g）
```

本方は清熱作用と利水通淋作用をもつ，急性熱淋に対する基本方剤である。残念ながら本方剤は日本では入手できない。

方中の瞿麦と萹蓄は淋証治療の専門薬で，ほかの疾患に用いることは少ない。車前子は利水通淋のほかに，水の上源である肺熱を清し，「源が清ければ流れおのずから清潔」となる。木通は利水作用のほか心火を清する作用によって，心と表裏関係にある小腸の熱も清して清濁を分別し，尿の濁りをとりのぞく。滑石も優れた通淋作用をもち，熱淋のほか石淋にもよく用いられる。山梔子と大黄は清熱瀉火作用によって，三焦の熱邪を二便からとりのぞく。大黄は通便作用が強く，便秘症状がなければ，ほかの薬の1/2～1/3量で十分で，下痢しやすい場合は大黄を除く。甘草は甘味の緩急止痛作用によって，排尿痛を緩和させる。甘草はできれば甘草梢（ひげ根の部分）を使用するとよい。

症状に合わせて，猪苓，薏苡仁，白茅根，石葦，萆薢などの利水通淋薬を併用すれば，効果は高くなる。短期間（2～5日）の使用でも症状が緩解する。

淋 証

五淋散　　　　　　　　　　　　　清熱利湿・和血通淋

```
車前子・木通・滑石  ┐
沢瀉・茯苓          ┘── 利水・清熱・通淋
山梔子・黄芩 ──── 清熱瀉火
甘草 ──────── 甘緩止痛
芍薬・当帰・生地黄 ─── 養血和血
```

　本処方は，各種の淋証を治療できることから「五淋散」と呼ぶが，本来は子淋（妊婦の淋証）の処方である。
　組成は「八正散」から苦寒の大黄，瞿麦，萹蓄をのぞき，利尿作用の優れた沢瀉，茯苓と，養血安胎の「四物湯」（活血作用の強い川芎はのぞく）を加えたものである。清熱薬が少なくなったため，安胎作用と清熱作用のある黄芩を配合している。
　全体の薬性は寒にかたよるので，主に熱淋に用いる。血分薬が配合されているので，血淋にも用いることができる。利水作用は穏やかで，虚弱体質者，妊婦，月経期間中の婦人，老人などの淋証にも用いることができる。

竜胆瀉肝湯　　　　　　　　　　　　清熱瀉火・利湿

```
竜胆草・山梔子・黄芩 ─── 清熱瀉火・利湿
車前子・木通・沢瀉 ──── 利水清熱・通淋
生地黄・当帰 ─────── 養血柔肝
甘草 ──────────── 緩急・調和
```

　本方剤は瀉肝利湿作用によって，体内の湿熱の邪気を除去する処方である。淋証に用いる専門処方ではないが，肝経（下腹部を通過している）の湿熱が，下焦に下注した淋証を治療できる。熱淋の急性期に用いられる。主薬の竜胆草は，大苦大寒の瀉火除湿薬で，口苦，目の充血，排尿痛，尿色黄，舌質紅，舌苔黄，脈数など湿熱の症状が同時にみられるときに適用する。通淋作用を強めたい場合は「五淋散」を併用する。

2 ── 血 淋

【症　状】
◇血尿────熱邪が血絡を損傷し，血が膀胱に滲入するためにおこる症状。
◇排尿痛・尿頻・尿熱────血淋は，重症な熱淋の後期に現れるので，熱淋と同じ症状がみられる。（熱淋参照）
◇舌尖紅・舌苔薄黄・脈数────体内の熱盛を示す舌象と脈象である。
【治療原則】清熱通淋・涼血止血

猪苓湯　　　　　　　　　　　　　　清熱利水・養陰止血

```
猪苓・沢瀉・茯苓 ───── 利水滲湿
滑石 ──────────── 利水清熱・通淋
阿膠 ──────────── 養血止血
```

　本方は猪苓，沢瀉，茯苓の利水作用を中心にした，膀胱の水熱互結を治療する処方で，とくに排尿困難に使用しやすい処方である。

方中の阿膠の止血作用は血尿を治療すると同時に，その養血作用によって利水薬による傷陰をやわらげることができる。

本方は清熱作用が弱いため，排尿痛，灼熱感など熱盛の症状がある場合は，清熱利湿作用のある「竜胆瀉肝湯」，あるいは黄芩，黄柏，山梔子，車前子などを加える。血尿症状が強い場合は，涼血止血作用のある「小薊飲子」（小薊，滑石，通草，蒲黄，淡竹葉，藕節，山梔子，生地黄，当帰，甘草）あるいは白茅根，茜草，旱蓮草，小薊，藕節などを加える。本方剤の作用は穏やかで，すべての淋証の軽症（例えば尿の潜血反応が軽く出ているとき），あるいは膀胱炎の予防に用いられる。

猪苓湯合四物湯　　　　　　　　　　　　清熱利水・養血和血

```
猪苓湯　　　　　　　　　清熱利水通淋
四物湯　　　　　　　　　養血和血
```

「猪苓湯」の利水清熱作用によって，小便不利，頻尿，尿熱などの淋証を治療し，「四物湯」の養血作用によって，血尿，排尿痛（当帰と芍薬には止痛作用がある）を治療する。血分薬が多く配合されているので，月経期間中の淋証に適している。

③ ── 石　淋

【症　状】
◇排尿痛・下腹部の疼痛・腰痛──湿熱の邪気が下焦に蘊結し，湿濁が熱によって過剰に蒸され，石あるいは砂が形成される。砂石が気機を阻害するため疼痛の症状が現れる。砂石が下部に堆積すると下腹痛および排尿痛が生じ，上につまると腰痛が生じる。
◇尿がすっきりと出ない（排尿不暢）──砂石が停滞して尿路を阻害する症状である。
◇舌苔黄膩──黄膩苔は湿熱を意味する。
◇脈弦──疼痛が強いときにみられる脈象である。

【治療原則】通淋排石

排石沖剤　　　　　　　　　　　　　　　　利水・通淋・排石

```
金銭草 30
車前子 5・石葦 5      利尿通淋・排石
徐長卿 40　　　　　　利水止痛
忍冬藤 9　　　　　　　清熱通絡
```

本方剤は中国で市販されている中成薬で，泌尿器系の結石を治療する。筆者は，手術直前の腎結石症の患者に，本方剤を1週間使用しただけで2個の結石が排出され，腎機能も回復して，手術をとりやめたという体験がある。効果の高い処方である。

主薬の金銭草は通淋排石作用があり，車前子，石葦を加えて利水通淋・排石の作用がある。徐長卿は強い止痛作用によって，疼痛を緩和する。忍冬藤は清熱通絡作用によっ

て，砂石の停滞を洗い流す。本方は安全な処方であり，1日3回，1回1袋を大量の水で服用するとよい。本方剤がない場合は金銭草250gを濃く煎じて服用してもよい。

　石淋に用いられる生薬には，金銭草のほかに海金砂，滑石，石葦，鶏内金，川楝子などがある。エキス剤としては，滑石（排石）のある「猪苓湯」を用いることができる。

4 ── 膏 淋

【症　状】
◇尿濁──湿濁の停滞によっておこる症状で，ほかの淋証にもみられる。
　＊尿濁には，湿熱による尿濁（淋証）と，腎虚のため精微物質が流失する尿濁（例えば腎炎の蛋白尿）の2とおりがある。
◇排尿不暢──粘着性のある湿邪が尿路に停滞するため，尿が出にくくなる。
◇舌苔膩──湿邪の存在を示す。湿熱があるときは黄膩苔となり，寒湿があるときは白膩苔となる。
◇脈滑──滑脈は湿邪の存在を示す。

【治療原則】分清化濁・利湿通淋

萆薢分清飲 ……………………………………清熱利湿・分清化濁　「医学心悟」

```
萆薢6（化濁）                    ┐
車前子6・黄柏3（清熱）           │ 利湿
菖蒲3（開竅）                   ┘
茯苓6・白朮6・蓮子肉6 ────── 健脾滲湿
丹参3 ──────────────── 活血
```

本方剤は尿濁治療の代表処方である。主薬の萆薢は利湿化濁作用があり，寒湿による尿濁にも湿熱による尿濁にも用いられる。清熱作用のある車前子，黄柏が併用されているので，湿熱下注による尿濁に適している。茯苓，白朮，蓮子肉は脾を強め，中焦脾胃に生じる湿をおさえる。菖蒲は開竅の専門薬で，下竅を開いて萆薢の利湿作用を増強する。尿濁の症状がひどい場合は，気血のめぐりも悪化するので，活血作用のある丹参を併用することが望ましい。

　尿濁に用いられる生薬には，萆薢のほか，薏苡仁，土茯苓，石葦，黄柏などがある。エキス剤としては「柴苓湯」（清熱利湿）あるいは「清心蓮子飲」（益気・清心・化濁）を用いることもできる。

5 ── 労 淋

【症　状】
◇疲労時に淋証が発症する──気虚および腎虚によっておこる慢性淋証。
◇腰痛──腰を主る腎の虚によって生じる症状である。
◇頻尿──腎虚のため気化作用が低下して生じる症状である。
◇舌質淡・苔薄膩──舌質淡は虚を意味し，膩苔は湿邪の存在を意味する。

◇脈沈──病位が腎にあることを意味する。

【治療原則】補虚・利水

清心蓮子飲　……………………………益気利湿・清心安神

```
人参・黄耆──────────益気
麦門冬（養陰）          ┐
蓮子肉（養心益腎）      ┘安神
地骨皮・黄芩・甘草──────清熱
茯苓・車前子──────────滲湿利尿・清熱
```

　本処方は心腎不交の病証を治療する処方である。特に心火上昇による心煩などがみられる尿濁，尿黄に適している。主薬の蓮子肉は交通心腎の作用がある。人参，黄耆は疲労などの気虚症状を治療する。地骨皮と黄芩は清熱作用によって心火を清する。茯苓と車前子は優れた利水作用によって尿の混濁を清める。茯苓，蓮子肉，麦門冬の安神作用があるので，神経性の膀胱症状にも効果が期待できる。

六味地黄丸　……………………………滋補腎陰

```
熟地黄（滋腎陰）  ┐
山茱萸（渋肝精）  │補腎陰（三補）
山薬　（補脾）    ┘
沢瀉　（泄腎水）  ┐
牡丹皮（清肝火）  │瀉腎濁（三瀉）
茯苓　（滲脾湿）  ┘
```

　本方剤の三瀉の部分には利水薬が配合されているので，腰痛，耳鳴，眩暈など腎虚症状をともなう淋証に用いられる。例えば，老人性の淋証（老淋），疲労時の淋証（労淋）に適している。

知柏地黄丸（瀉火補腎丸）　…………滋陰降火

```
六味地黄丸──────────滋補腎陰
知母・黄柏──────────清熱燥湿
```

　六味地黄丸に知母，黄柏を加えたものである。陰虚火旺による微熱，口乾，舌紅，苔少の症状と，下焦湿熱による尿痛，尿濁の淋証の症状が同時にみられるときに使用する。

牛車腎気丸　……………………………補腎活血利水

```
八味地黄丸──────────温補腎陽
（六味地黄丸・附子・桂枝）
牛膝──────────────活血補腎
車前子─────────────利水補腎
```

　本方は「八味地黄丸」に牛膝，車前子を加えた方剤で，腎陽虚による腰痛，腰冷，浮腫と，老人性の淋証（老淋）および冷えによる淋証（冷淋）がみられるときに用いる。活血利水の効能が強いので瘀血が存在する老年性の前立腺炎に適する。

淋　証

分　類	症　　　　状	治　療　原　則	方　　　剤
熱　淋	頻尿，尿色濃，排尿痛，腰痛，便秘，発熱 尿がしたたりすっきり出ない 悪寒，舌紅，苔黄膩，脈濡数	清熱利湿・通淋	＊八正散 　五淋散 　竜胆瀉肝湯
血　淋	血尿，排尿痛，頻尿，舌尖紅，苔薄黄，脈数	清熱通淋 涼血止痛	猪苓湯 猪苓湯合四物湯
石　淋	排尿痛，下腹部の疼痛，腰痛 尿がすっきり出ない，舌苔黄膩，脈弦	通淋排石	＊排石沖剤 　猪苓湯
膏　淋	尿濁，尿がすっきり出ない，舌苔膩，脈滑	分別清濁 利湿通淋	＊萆薢分清飲 　清心蓮子飲
労　淋	疲労時に膀胱症状がおこる，腰痛，頻尿 舌淡，苔薄膩，脈沈	補虚・利水	清心蓮子飲 六味地黄丸 知柏地黄丸 牛車腎気丸

＊日本にない方剤

●民間療法●
①車前草茶（オオバコ）：膀胱炎の予防と治療に1日10〜30gを煎じてお茶がわりに。
②薏苡仁茶（ハトムギ）：尿が濁るときに1日20gを煎じてお茶がわりに。
③金銭草茶：結石症に1日20gを煎じてお茶がわりに。

汗 証

　汗は健常者にもみられる現象である。しかし，更年期症候群，自律神経失調症，鬱病，甲状腺機能亢進症，結核病，リウマチなど各種の疾患に並行して異常な汗に悩む人は意外に多い。汗は根本となる病気を治療した上で，汗の症状を同時に治療しなければならない。

　汗は津液の一部であり，津液は血の一部である。血は血脈を主る心に属していることから，「汗は心液なり」あるいは「汗血同源」といわれる。
　このように汗は津液（陰）に属しているが，汗の分泌と排泄は陽気の推動作用と固摂作用に依存しているので「陰と陽，加わりて汗を為す」といわれる。このため汗証の治療は陰陽の調節をはかる必要がある。

汗の分類

　汗の出る時間，汗の温度，汗の質によって以下のように分類する。
自汗：昼間に出る汗。暑さ，厚着，労働などにかかわらず，しきりに汗が出る。
盗汗：夜間に出る寝汗のこと。就寝中に汗が出，目が覚めると汗は止まっている。
脱汗：大量の汗，あるいはあぶら汗や，冷や汗をいう。手足の冷え，息が弱いなどの症状をともなう。危篤のときにみられるため「絶汗」ともいう。
戦汗：外感病にみられるもので，悪寒の後に突然に出る汗をいう。
黄汗：黄疸にともなって出ることが多い黄色い汗。

病因病機

　本篇は，「自汗」と「盗汗」を中心にまとめてみたい。一般に「自汗」は陽虚によって，「盗汗」は陰虚によっておこるとされる。しかし，例外もあるので，ほかの症状を総合的に分析し治療を行わなければならない。

1 ── 肺気不足

　肺気不足による汗証は，虚弱体質，病後の人や，咳・喘息など肺を病む人にみられることが多い。「肺は衛表を主る」ので，肺気が不足すると体表の衛気は少なくなり固摂作用が低下し，腠理（汗の分泌を調節する組織）が開いて異常な汗が外へ流溢す

汗　証

```
┌─────────────────────────────────────────────────────────────────────────┐
│ ⬭肺気不足⬬ ──→ 表虚不固 ──→ 腠理がゆるむ ──→ 自汗（昼間の汗）              │
│                                                                         │
│ ⬭衛営不和⬬                                                              │
│ ①衛強営弱：衛気が邪気に抵抗 ──→ 営陰を固摂できない ──→ 汗（表証）         │
│ ②衛弱営強：衛陽不足 ──→ 体表を固摂できない ──→ 営陰が溢れ出す→ 汗（裏証） │
│                                                                         │
│ ⬭陰虚火旺⬬ ──→ 虚火内生 ──→ 陰津を体外へ追い出す ──→ 盗汗（夜間の汗）    │
│                                                                         │
│ ⬭湿熱鬱蒸⬬ ──→ 湿鬱化熱 ──→ 湿熱上蒸 ──→ 汗（頭部・手足の汗）            │
└─────────────────────────────────────────────────────────────────────────┘
```

る。肺気不足によって生じる汗は主に自汗に属する。

2 ── 営衛不和

営衛とは水穀の精気が変化した営気と衛気をいう。営気は脈中を行り全身を栄養し，衛気は脈外を行り身体を防衛する作用がある。虚弱体質の人は，風邪や湿邪の侵入などを受けると，営衛のバランスがくずれ汗をかきやすい。営と衛の相対的関係によって次のように区分する。

衛強営弱：衛気は外邪から身をまもることに力を集中するため，固摂作用（精気の耗散をふせぐ）が低下し，営陰を内にとどめておくことができず，汗となって外へ溢れ出る。

衛弱営強：衛気そのものが不足すると，腠理を開閉する機能が失調して汗が自ら溢れ出す。1で述べた肺気不足に相当する。自汗も，盗汗も現れる。

強と弱は相対的なもので，量的な問題ではない。

3 ── 陰虚火旺

心血不足あるいは腎陰不足など，体の陰が不足すると陰陽の平衡は失われ虚火が生じる。この虚火の熱が津陰を体外へおし出すと汗が出る。津陰が衰弱して内を守る機能が失調すると，汗はさらに出やすい状態となる。人体の衛陽は，昼間は体表部（陽部）をめぐり，夜間は体内部（陰部）をめぐっているため，陰虚火旺の人は，夜になると虚火と衛陽が加わって「両陽相得」となり，火の症状が強くなり「寝汗」が出る。

4 ── 湿熱鬱蒸

飲食の不節制（酒・油・肉・甘いものの過食），あるいは湿邪の侵入によって中焦脾胃が損傷され脾の運化作用が低下するため，湿邪が停滞して熱を生じ湿熱証が現れる。湿は汗の本となる物質であり，熱とともに上昇すると頭部，あるいは手足に湿熱発汗がおこる。汗は午後または夕方に多くみられる。

弁証論治

1 ── 肺気不足

【症状】
◇自汗──肺気が虚して体表を固めることができず，腠理がゆるんで汗が溢れ出る。疲労時（気の消耗が盛んなとき）に汗が出やすくなる。
◇悪風・カゼをひきやすい──常に腠理がゆるんだ状態のため風邪の侵入を受けやすい。
◇疲れやすい──全身の気を主っている肺気が不足すると，気の推動作用が低下して，疲れやすく息ぎれしやすくなる。
◇顔色が白い──気虚を表す顔色である。
◇舌淡・脈細弱──肺気虚を示す舌象と脈象である。

【治療原則】益気固表

玉屏風散　　　　　　　　　　　　　　　益気・固表・止汗

```
黄耆18・白朮（燥湿）6 ────── 益気固表
防風6 ───────────── 散風去邪
```

　本方は自汗を治療する基本方剤である。大量の黄耆を主薬とし，これに白朮を加えて脾と肺の気を補益する。脾気が充満すると子臓である肺気も増強される（脾土は肺金を生ず＝五行学説）。肺気が充足され体表を固摂する機能が回復すると，腠理の開閉も正常になり異常な汗は止まる。方剤中に少量の防風を配合して，風邪の侵入を追いはらいカゼを予防する。黄耆の補気と防風の散風は，一補一散の配薬で，表虚を固め邪気をはらうものである。
　本方は日本で入手できないが，薬剤を粉末にして手軽に使用できる。虚弱体質の改善，アレルギー性鼻炎，アレルギー性喘息の予防と治療にも適している。

牡蛎散　　　　　　　　　　　　　　　　斂汗固表

```
牡蛎6 ───────────── 斂汗
麻黄根6 ──────────── 止汗
黄耆6 ───────────── 益気固表
```

　本方には止汗薬の牡蛎と麻黄根が配合されており，汗量の多い自汗，盗汗に効果のある方剤である。牡蛎は本方の主薬で，渋味により汗を収斂（ひきしめる）する。生牡蛎より煅牡蛎のほうが収斂作用は強い。牡蛎には鎮静作用もあり，動悸，不眠など精神不安の症状も治療できる。麻黄根には止汗作用があり，牡蛎の斂汗作用を増強する。黄耆は体表の衛気を補い，固摂作用を強めて汗の出を防ぐ。
　本処方を煎じるとき，浮小麦（9g）を加えることが多い。浮小麦は心気と心陰を養い汗を止める作用があり，動悸，不安，息ぎれ，心煩など気陰不足の症状に用いることが多い。

補中益気湯 ·················· 益気健脾

```
┌ 黄耆（固表）・人参      ┐
│ 白朮（燥湿）            │ 益気健脾
│ 炙甘草・生姜・大棗（調和）┘
│ 当帰 ──────── 和血補血
│ 陳皮 ──────── 理気和胃
└ 升麻・柴胡 ─────── 昇挙陽気
```

本方は補気の基本処方で，疲労，息ぎれ，食欲不振など脾肺気虚の症状に長期的に使用できるものである。本方は汗を止める効能はないので，収斂作用のある「桂枝加竜骨牡蛎湯」あるいは「柴胡加竜骨牡蛎湯」を併用すると効果的である。

人参養栄湯 ·················· 益気養血

```
┌ 黄耆（固表）・人参（益気）  ┐
│ 白朮（燥湿）・炙甘草（調和）┘ 益気健脾
│ 白芍薬（斂陰）・当帰・熟地黄 ── 滋陰補血
│ 五味子（斂汗）・茯苓（滲湿）┐
│ 遠志（化痰）               ┘ 安神
│ 桂枝 ──────── 通行血脈
└ 陳皮 ──────── 理気和胃
```

本方は気血双補の処方で，疲労，自汗，動悸，体が痩せるなど気血不足の症状に用いる。汗に対し五味子の収斂作用の効果が期待できる。「補中益気湯」にくらべ養血安神作用が強く，動悸，不眠などの心神不安の症状をともなう汗に適している。臨床では自律神経失調症などの自汗，盗汗に用いることが多い。

2 ── 営衛不和

【症状】

◇汗出・悪風 ─── 自汗，盗汗の両症状がみられるが，どちらかといえば自汗の症状が多い。陰陽不和により，腠理がゆるんで汗が出やすくなる。ときには悪寒，軽い発熱，身体がだるいなどカゼの初期症状をともなう。

◇半身出汗 ─── 患側に汗が出る。半身不随などの後遺症によくみられる。

◇舌苔薄白・脈浮 ─── 風邪が体表に侵入した表証を意味する舌象と脈象である。

【治療原則】 調和営衛

桂枝湯 ·················· 調和営衛

```
┌ 桂枝 ──── 解表通陽（散－陽）
│ 芍薬 ──── 和営斂陰（収－陰）
│ 生姜 ──── 桂枝の解表作用を補佐
│ 大棗 ──── 芍薬の斂陰作用を補佐
└ 炙甘草 ── 諸薬を調和・陰津の保護
```

本方は虚弱体質の人が，風邪の侵入を受けたときに用いる処方である。桂枝（陽薬）と芍薬（陰薬）は一散一収の配合で，風邪を除去し，汗による陰津の消耗を保護する。本方は営衛不和の諸症状を治療する扶正去邪の処方である。

表証がなくても，虚弱体質で汗が出やすい，アレルギー性鼻炎，蕁麻疹など営衛不和の症状があれば用いてよい。風邪を追いはらう作用があるので，長期的な服用を避けたほうがよい。汗が多い場合には「桂枝加竜骨牡蛎湯」に変方する。

　半身出汗は半身不随にみられることが多く，後遺症の病因を治療する必要がある。汗が気虚血瘀によって出る場合は，「補中益気湯」と「冠元顆粒」を併用するとよいであろう。

桂枝加竜骨牡蛎湯　……………………調和衛営・鎮驚斂汗

```
桂枝湯─────────────調和営衛
竜骨・牡蛎────────重鎮安神・固渋斂汗
```

　本方は「桂枝湯」によって陰陽を調和し，重鎮安神薬の竜骨，牡蛎によって不安，動悸，不眠などの精神不安定の症状を治療する。竜骨，牡蛎の渋味は汗の流失を止める作用があり，精神症状をともなう発汗に適している。

3 ── 陰虚火旺

【症状】
◇盗汗────陰虚から生じた虚火が津液を体外へ追い出し汗がでる。主に夜間の汗がみられるが夕方の発汗もある。虚火が存在しているため熱汗のことが多い。
◇五心煩熱・微熱────陰虚火旺によっておこる全身症状。虚火が陰経（体表内側部）に鬱滞しているので，手掌部・足の裏・胸中に熱感がある。虚火の上炎により夕方に微熱が現れることがある。
◇口渇────体内の陰虚と，虚火による陰の消耗によって生じる症状である。
◇便秘────陰津が不足して腸燥便秘となる。
◇舌紅苔少────舌紅は虚火を意味し，苔少は陰虚を示す。
◇脈細数────細脈は陰虚を意味し，数脈は虚火を意味する。

【治療原則】滋陰降火

知柏地黄丸（瀉火補腎丸）　…………滋陰降火

```
六味地黄丸──────────────滋補腎陰
（熟地黄・山茱萸・山薬・沢瀉・牡丹皮・茯苓）
知母・黄柏────────────滋陰降火
```

　本方に汗を収斂する作用はないが，長期的に使用して陰虚火旺を治療し，虚火発汗を改善する。方中の「六味丸」は体内の陰を補い，清熱瀉火作用のある知母，黄柏は虚火を清する。特に黄柏の虚火を清する効能は強く，微熱に適している。臨床では，更年期症候群あるいは甲状腺機能亢進症の汗に用いることが多い。動悸，不安，心煩など心火の症状が強い場合は養血・清熱・安神作用のある「天王補心丹」「酸棗仁湯」などを併用するとよい。

当帰六黄湯　……………………………滋陰清熱・固表止汗

```
当帰3・熟地黄3・生地黄3　――――滋陰養血
黄芩3・黄連3・黄柏3　　　――――清熱瀉火
黄耆6　　　　　　　　　　――――益気固表
```

本方は陰虚火旺による盗汗に用いる名処方である。陰・血・気を補い，清熱瀉火できる「標本同治」の処方であるが，残念ながら日本にはない。

当帰，熟地黄，生地黄により，体内の陰血を滋補する。黄芩，黄連，黄柏の3黄によって体内の火旺症状を制する。黄連は心火を清し，黄柏は腎火を清し，いずれも微熱，盗汗など虚火の症状を治療する。発汗すると陰だけでなく気も消耗されるので，黄耆を倍量加えて益気固表の作用を強め，汗の出を調節する。

本方の滋陰降火作用は強いが，発汗が多いときは麻黄根，浮小麦，牡蛎など収斂薬を併用するとよい。

4 ── 湿熱鬱蒸

【症状】
◇熱汗蒸蒸───体内に湿熱が入りまじって停滞し，熱が湿を蒸し出して汗が出る。熱が湿より強いときは熱汗が出る。熱は上と外に向け発散するので頭汗，または手足だけの汗がみられることがある。
◇口苦・口臭・口粘───脾胃に湿熱が停滞している症状である。
◇舌質やや紅・舌苔黄膩───熱を示す紅舌と黄苔，湿を示す膩苔がみられる。舌象は湿熱を判別する大切なてがかりである。
◇脈滑数───湿を意味する滑脈と熱を意味する数脈がみられる。

【治療原則】清熱化湿

竜胆瀉肝湯　……………………………清熱利湿

```
竜胆草・黄芩・山梔子　――――清熱利湿
車前子・沢瀉・木通　　――――利水清熱
当帰・生地黄　　　　　――――養陰血
甘草　　　　　　　　　――――諸薬を調和・清熱
```

本方は清熱利湿に用いる主方で，主として肝胆の湿熱証を治療する。清熱利湿作用がすぐれ，黄疸にみられる黄汗や熱汗に用いる。竜胆草，黄芩，山梔子の清熱瀉火作用と，車前子，沢瀉，木通の利水滲湿作用はともに強く，湿熱証に適した方剤である。本方は苦味が強く寒性に属する薬物が多く，胃気を損傷しやすいため，食欲不振，下痢などの脾胃虚弱の場合には慎重に用いるべきである。

分類	症状	治療原則	方剤
肺気不足	自汗，寒がり，カゼをひきやすい，疲れやすい　顔色が白い，舌淡，脈細弱	益気固表	＊玉屏風散　＊牡蛎散　補中益気湯　人参養栄湯
衛営不和	自汗・寝汗ともに出やすい，半身（患側）に汗　舌苔薄白，脈浮	調和営衛	桂枝湯　桂枝加竜骨牡蛎湯
陰虚火旺	寝汗，五心煩熱，便秘，口渇，舌紅苔少，脈細数	滋陰降火	知柏地黄丸　＊当帰六黄丸
湿熱鬱蒸	汗が多い，熱感のある汗，頭汗や手足の汗，口苦　舌やや紅，苔黄膩，脈滑数	清熱化湿	竜胆瀉肝湯　茵陳五苓散

＊日本にない方剤

茵陳五苓散　…………………………滲湿清熱

```
茵陳蒿─────────────清熱利湿
茯苓（健脾）┐
沢瀉        │
猪苓        │  五苓散──通陽利水
白朮（健脾）│
桂枝（通陽）┘
```

本方は熱より湿の強い湿熱証に用いる方剤で，主に肝胆湿熱と脾胃湿熱に適した処方である。黄疸に用いるほか，口苦，下痢，食欲不振，舌苔黄膩など湿熱病証の改善に用いることが多い。方剤中の茵陳蒿は湿熱を除去し，湿熱発汗の要薬である。「五苓散」は薬性は温であるが，陰の湿邪を徐々に下へ導き排泄する基本方剤である。

本方剤の作用は「竜胆瀉肝湯」にくらべると弱いが，長期的な服用が可能である。

●民間療法●

①黄耆10g，大棗5個，浮小麦10gを煎じて，1日1回服用する。気虚自汗に用いる。
②烏梅6個，浮小麦10g，桑葉6g，大棗5個を煎じて，1日1回服用する。陰虚盗汗に用いる。
③明礬10g，葛根10gを煎じて1日1回手足を洗う。手足の汗に用いる。
④酸棗仁10g，五味子10g，枸杞子を煎じて，1日1回服用する。動悸，不眠をともなう汗に用いる。

血 証

　血証とは出血を主症状とする疾患の総称である。主に咳血，喀血，吐血，歯衄，鼻衄，便血，尿血，崩漏（子宮出血），紫斑（皮下出血）などが血証に含まれる。ただ，崩漏だけは婦人科の主病証であることから血証からは除外されて論じられることが多い。

血と五臓の関係

　血は脾において生成され，統摂される。そして，肝に貯蔵され，心に帰属し，肺により全身に分布される。さらに血は腎において精に変化する。このように五臓のすべてが血液となんらかの関係をもっているため，どの臓腑の機能が失調しても出血症状が現れる可能性がある。しかし，血証は五臓のなかでも脾・肝・心の3臓との関連が特に深く，次のようにいわれる。

◇「脾は統血を主る」。脾は経脈中の血液が順調に流れ，脈外へ溢れでないように統括，管理している。この脾の統血作用は，気の固摂作用に依拠しているが，気を生成するのは脾であることから，脾は虚証出血と密接な関係がある。

◇「肝は蔵血を主る」。肝は睡眠時や，休息時には血液を内に貯蔵し，活動時にはこれを全身に流布し，常に血量を調節している。

◇「心は血脈を主る」。血脈とは血液が運行する循環路であり，心は脈管中の血液を送り出し，身体各部を滋養する働きを担っている。心の血脈を主る機能は心気の作用に依拠している。

　この他，出血に関連して次のようなことを留意しておきたい。
　「脈は血の府（収める器）である」。血は脈中を流れているので，脈の損傷によって出血することがある。また血自身の問題によっても，出血症状をひきおこすことがある。
　「気能く血を生ず，気能く血を行らす，気能く血を統べる」。気と血の関係は極めて密接であり，血証の治療に気薬を多く併用するのはこのためである。
　中国では，慢性出血も急性出血も，中医理論によって治療する。一方，日本では慢性出血に対して中医治療をすることが多く，急性出血に対する治療は少ないように見受けられる。他の病証にくらべ，漢方方剤を用いた血証の臨床効果は高く，方剤も多いので大いに活用したいものである。
　また，血証治療の際には，出血部位を考慮することが重要である。出血する部位に

よって選ぶ薬物も異なってくるので，このことも注意しておこう。

病因病機

1 ── 外邪の侵入

　風・熱・燥などの外邪が，体表および肺を侵し肺絡が傷つくと，咳血・鼻衄など上部の出血症状がみられる。出血は急性で表証をともなうので，止血法ではなく解表法を用いて治療する。

　湿熱の邪気が下焦に侵入した場合は，急性の便血や尿血がみられる。これに対しては清熱利湿法を用いる。

2 ── 飲食の失調

　酒の過飲，辛い物や油っこい物の過食によって，脾胃が損傷し，脾気の力が弱まると，血を統括する機能が失調するため，慢性の出血がみられる。また，中焦に湿熱が生じ，長く蘊結すると胃絡を損傷して，出血の症状が現れる。

　暴飲暴食が原因となる出血は，吐血・便血など胃腸科疾患をともなうことが多い。場合によっては他の部位に出血することもある。急性の出血には清胃熱法を用い，慢性出血には健脾益気法を用いる。

3 ── 情緒の失調

　激しい怒りは肝の疏泄機能を乱し，肝気は鬱結し，あるいは急激に上昇する。肝気が肝火に変わり血絡を傷つけると，鼻衄・吐血・咳血などの上部出血がおこる。同時にほかの部位の出血がおこることもある。本血証に対しては疏肝清肝法を併用する。

4 ── 過度の疲労

　精神的な苦痛は心血を消耗する。また過度の労働は脾気を消耗する。このように過度の疲労によって気血が不足すると，心・脾の機能が失調し，虚性の出血疾患（慢性的な吐血，歯衄，便血，紫斑，尿血）が現れる。本血証に対しては補気養血法を併用する。

5 ── 久病瘀血

　慢性疾患は徐々に身体の気血を消耗させていく。血の流れは緩慢になり，滞って瘀血が生じる。瘀血はさらに脈絡中の血の流れを阻み瘀血が蓄積されていく。「病久しければ絡に入る」というように，慢性病には瘀血あるいは血絡の瘀阻がみられ，これらが出血の原因となる。

　出血がくりかえしておこり，経絡から離れてしまった血（離経の血）は，ふたたび脈管中に戻ることはできず，瘀血となって新たな出血をひきおこす。瘀血所見あるいは慢性出血症状に対しては活血化瘀法を併用する。

```
┌─────────────────────────────────────────────────────────────────────────┐
│  外邪侵入  ─→ 外邪犯肺 → 肺失宣粛 → 肺絡損傷 → 咳血・鼻衄      ┐        │
│                                                                          │
│                    ┌─ 脾気不足 ──→ 気不摂血 ──→ 肌衄・吐血・便血      │
│  飲食失調  ─→ 脾胃失運                                                   │
│                    └─ 胃熱傷絡 ──────────────→ 吐血・便血       │ 血証 │
│                                                                          │
│  情緒失調  ─→ 肝鬱化火 → 火傷血絡 → 鼻衄・吐血・咳血                    │
│                                                                          │
│  疲労過度  ─→ 耗傷心脾 → 気血不足 → 慢性的な出血                        │
│                                                                          │
│  久病瘀血  ─→ 久病消耗 → 久病入絡 → 瘀血内停 → 血不循経 → 各種出血  ┘ │
└─────────────────────────────────────────────────────────────────────────┘
```

●血証の治療原則●

治火：実火を清瀉する。
　　　虚火を滋陰降火する。
治気：気鬱を疏気する。
　　　気逆を降気する。
　　　気虚を補気する。
治血：血熱を涼血止血する。
　　　虚性慢性出血を斂血止血する。
　　　瘀血を活血止血する。

弁証論治

　出血疾患の分類は数多いが，病因の根本となるものを血中の熱と気血の虚の2つにしぼり治療法をまとめてみたい。臨床上の出血症状は多様であり，五臓の状態に応じて，具体的な治療を行う必要がある。

1 ── 血熱妄行

【症状】

◇急性出血・出血は多量で鮮血である───血中の熱邪が血行をはやめ，血は異常に循行して脈外に溢れる。急迫で多量の出血，鮮血は熱証を代表する症状である。

◇発熱───血中に熱邪が存在するため全身に発熱症状がみられる。出血局部に熱感を感じることもある。

◇口渇───熱邪が血と津液（津血同源）も消耗するため，口は潤いを失って渇く。

◇舌紅・苔黄───熱が盛んであることを示す舌象である。

◇脈数───熱の性質によって血の流れが早くなると脈拍も速くなる。

【治療原則】清熱涼血

三黄瀉心湯　……………………瀉火・解毒・通便

```
大黄（瀉下）
黄連        　瀉火・解毒・涼血
黄芩
```

本方は実熱に対する基本処方である。強い清熱瀉火作用によって、上部の火熱の邪気を下降・排泄させ、血中の熱をとる。主に熱盛の吐血・鼻衄など上部出血に用いる。血脈を主っている心の火を清することによって血熱を下げるので、「瀉心湯」と名づけられた。

黄連解毒湯　……………………瀉火解毒

```
黄連（心と中焦に）
黄芩（上焦に）      瀉火解毒
黄柏（下焦に）
山梔子（三焦に）
```

本方は三焦の実熱に対する基本方剤である。主薬の黄連は心熱・血熱を清し、血の妄行をおさえ出血症状をしずめる。本処方には止血作用がないので、出血よりむしろ熱盛の病証に用いることが多い。

犀角地黄丸　……………………清熱解毒・涼血散瘀

```
犀角  3 ─────── 涼血解毒
生地黄 30 ───── 清熱涼血・滋陰
芍薬  12 ────── 養血斂陰
牡丹皮 9 ────── 涼血散瘀
```

本方は血熱妄行による出血に用いる基本方剤である。熱病の後期にみられる鼻血、吐血、尿血、便血、紫斑（皮下出血）などに適している。

犀角は解熱効果が強い。しかし、入手困難なため水牛角を代用する。熱邪が盛んな場合は、金銀花、連翹、黄連などの清熱解毒薬を加える。生地黄、芍薬は熱によって消耗された陰血を補う。牡丹皮は活血作用があり、出血によって生じる瘀血の除去と予防に役立つ。

2 ── 脾不統血

【症状】

◇慢性出血・疲労時に出血しやすくなる──脾虚によっておこるもので、出血量は少ないが長く持続する。疲労時は脾気の消耗が著しいため、症状が悪化する。
◇出血の色が淡暗で、質は薄い──気血不足のため、血色は淡く、血質は薄い。
◇疲れやすい・めまい・動悸・顔面蒼白──気血不足のため全身の機能が失調した症状がみられる。
◇舌質淡──気血の不足を示す舌象である。
◇脈細弱──気血の不足を示す脈象である。

【治療原則】 健脾益気・統血

血　証

帰脾湯　……………………………………益気・養血・統血・安神

```
人参・黄耆・白朮・甘草————健脾益気
当帰・竜眼肉————————養血
酸棗仁・遠志・茯神・大棗——安神
木香・生姜————————理気和胃
```

　本方は益気健脾作用を主とし，養血安神作用を組み合わせた処方である。臨床では，反復性の便血・尿血・崩漏など下部出血に用いることが多い。脾の気血を補益してその統血機能を強めているが，止血薬の配合がないため，出血量が多い場合は，ほかの止血剤を併用する必要がある。

芎帰膠艾湯　………………………………和血止血

```
四物湯————————————養血和血
(川芎・当帰・生地黄・芍薬)
阿膠————————————養陰止血
艾葉————————————温経止血
炙甘草———————————調和
```

　本方は婦人科の不正出血に用いる処方で，「四物湯」と止血作用の強い阿膠，艾葉と炙甘草が配合されている。婦人科出血のほか，血便，血尿など下部出血にも用いる。疲労・息ぎれなどの気虚症状がみられるときは，補気薬がないため「補中益気湯」などの補気剤を併用する。

田三七（田七人参茶）——化瘀止血

　日本で市販されている田三七茶は，優れた止血作用と，活血散瘀の作用がある。各種の出血の症状が強いときに用いられる。頓服すれば速効がみられる。

3　出血部位によって方剤を使いわける

　出血部位の違いに応じた治療方剤をあげてみよう。もちろん出血以外の症状を合わせて弁証論治する必要がある。日本では止血剤が少ないため，中国で使用されている代表方剤も同時に紹介する。

鼻衄
「鼻は肺の竅である」。鼻血の病因は肺熱にあると考えて，肺を基本に治療する。

桑菊飲　……………………………………疏散風熱

```
桑葉・菊花・薄荷・連翹————疏散風熱
桔梗（宣肺）・杏仁（降肺）——止咳
芦根————————————清熱生津・止渇
甘草————————————調和諸薬・利咽
```

　本方は風熱の邪気を発散し，肺熱を清する処方である。強い燥邪や熱邪による季節的なカゼにともなう発熱，鼻衄，咳嗽の症状に用いる。本方のほか，「天津感冒片」「荊芥連翹湯」などを選んでもよい。熱の症状が強いときは「白虎湯」を用いる。

咳血

咳血は肺絡が熱邪によって損傷されたため，咳嗽，唾，痰とともに出血する症状である。咳血は肺を代表する症状である。

咳血方 ……………………………… 清火化痰・止咳止血

```
青黛6・山梔子9 ――――― 瀉火涼血
栝蔞仁9・海浮石9 ――――― 清熱化痰
訶子6 ――――――――― 止咳・斂肺・斂血
```

本方は肺熱および肝熱上昇による咳血の急性期に用いる方剤である。黄痰，咳嗽などの症状をともなう吐血に用いる。訶子は肺を収斂し，咳嗽をおさえ出血を止める。また訶子は青黛，山梔子の涼血作用を補佐し，止血作用を強める。

咳血症状が強いときは「十灰散」（後述）または「雲南白薬」を併用する。

吐血

吐血は多くの場合，消化器疾患にともなって現れる症状で，胃の盛熱を清瀉する治療法を用いる。吐血に対して血熱妄行の項でのべた「瀉心湯」あるいは「黄連解毒湯」を基本方剤として用いる。

十灰散 ……………………………… 涼血止血

```
大薊・小薊・荷葉・茜草
側柏葉・白茅根            ―― 涼血止血
棕櫚 ――――――――――――― 収斂止血
山梔子（利尿）
大黄（通便）             ―― 清熱瀉火
牡丹皮（涼血散瘀）
```

本方は血熱妄行に対する代表処方で，特に吐血・咳血など上部の出血に用いられる。出血の緊急処置に使用され，長期にわたる使用は好ましくない。出血が止まった後は，その根本原因の治療に力点をおく。本方は記載の10味を炭火で炒って（炒りすぎないように，外側がやや黒く，内側が茶色あるいは黄色くなるまで），藕（蓮根）汁または大根汁で服用する。処方名は十薬を灰にするという意をもつ。

便血

便血は胃腸科疾患にともなう病症で，原因によって次のような方剤を選ぶ。

痔による便血

槐角丸 ……………………………… 清熱涼血

```
槐角・地楡 ――――――― 清熱解毒
防風 ――――――――― 散風除湿
黄芩 ――――――――― 清熱燥湿
当帰 ――――――――― 和血止痛・通便
枳殻 ――――――――― 理気止痛
```

本方は痔を治療する専門薬である。槐角と地楡は腸の出血（痔も含める）を止める作用が強い。清熱薬の配合もあるので，血熱による急性痔出血に効果が高い。

乙字湯　………………………………緩急・清熱化湿

```
当帰─────────────────和血止血
黄芩（燥湿）・大黄（降火通便）──清熱燥湿
柴胡・升麻───────────────昇熱燥湿
甘草─────────────────調和
```

本方の主薬である当帰は和血活血作用により、局部の腫れ、疼痛を緩和する。黄芩と大黄は腸の湿熱を下から除去し、柴胡と升麻は清気を昇挙させる。「槐角丸」にくらべ、止血作用は弱いが、便秘あるいは脱肛傾向のある出血に適している。

胃腸疾患による便血

芎帰膠艾湯　………………………………脾不統血の項を参照する

脾胃虚寒による慢性の便血

黄土湯　………………………………温陽健脾・養血止血

```
竈心土（伏竜肝）60──────温中・収斂止血
白朮 9・附子 9────────温陽健脾
生地黄 9・阿膠 9───────養血止血
黄芩 9──────────────清熱止血
甘草 9──────────────調和緩急
```

本方は、顔面蒼白、冷え、出血色が暗淡の症状をともなう、脾胃虚寒の出血に用いる。主薬の竈心土は代表的な止血薬で、60gを先煎した汁で、他の生薬を煎じて服用する。臨床では、陽虚による持続的な便血・婦人科の崩漏など、下部の出血疾患に用いる。「帰脾湯」は脾気不足の虚性出血に、「黄土湯」は脾陽不足の虚寒性出血に用いる点が異なっている。

尿血

尿血の弁証は「淋証」に包括される。原因は複雑で、主に下焦の腎あるいは膀胱の治療を基本とする。

小薊飲子　………………………………涼血止血・利尿通淋

```
小薊 15・藕節 9　　　　　　　　　┐
蒲黄 9（化瘀）・生地黄 24　　　　┘涼血止血
木通 6・竹葉 6・滑石 12─────利尿通淋
山梔子 9──────────────清熱利尿
当帰 6───────────────養血和血
甘草 6───────────────緩急止痛
```

本方は急性炎症による血尿に用いる処方である。小薊、藕節、蒲黄は止血作用と化瘀作用があるので、止血と同時に出血による瘀血の発生を予防する。臨床では尿道に熱感があり、渋るような刺痛をともなう膀胱炎や腎盂腎炎などに用いる。

慢性的な尿血で、尿痛、頻尿、熱感などの熱証がみられない場合は、腎を基本とする治療をおこなう。「知柏地黄丸」類の処方を使用することが多い。

| 紫 斑 | 紫斑とはおもに皮下出血を指し，西洋医学の血小板減少性紫斑病などに相応する。

| 犀角地黄丸 | ……………………………………血熱妄行の項を参照する

　　本方は清熱解毒・涼血散瘀の作用が優れている。発熱，口渇，舌紅，苔黄，脈数などの熱証がある皮下出血に用いる。

| 帰脾湯 | ……………………………………脾不統血の項を参照する

　　紫斑の色が暗く淡い，疲労時に症状が現れやすい，眩暈，動悸，顔色白，舌淡，脈弱などの気血不足の症状がみられる場合に用いる。

◉止血の代表生薬◉

【収斂止血】白芨・仙鶴草・棕櫚・烏賊骨・蒲黄・竈心土
　　　　　収斂止血薬は出血量が多い場合に使用する。収斂薬の使用が早すぎると邪気を閉じ込め，瘀血を生じることがあるので，急性出血の初期および瘀血症状の治療には注意を要する。棕櫚の収斂性はとくに強い。

【化瘀止血】三七・血余炭・大薊・小薊
　　　　　瘀血をともなう出血症状に使用する。

【涼血止血】側柏葉・旱蓮草・茜草・地楡・槐角
　　　　　寒涼性の止血薬で，血熱を清して止血する。熱症状がみられるときに用いる。

◉止血の民間療法◉

①鼻衄：麦門冬10g，生地黄10g，藕10gを煎じ，1日2回服用する。
　　　　白茅根30gを煎じ，1日2回服用する。
②咳血：生大根，生藕（蓮根）各等分の絞り汁を1日2回，1回50ml服用する。
　　　　白茅根30gを煎じた液を1日2回服用する。
③吐血：白芨の粉末6gを1日2回服用する。
　　　　白芨3g，三七2g，雲南白薬0.5gの粉末を1日2回服用する。
　　　　白芨9g，大黄3g，三七6gを煎じ，1日2回服用する。
　　　　芦根60g，仙鶴草30gを煎じ，1日2回服用する。
④便血：仙鶴草30gを煎じ，1日2回服用する。
　　　　白芨3g，側柏葉3gの粉末を1日2回服用する。
　　　　白芨3g，烏賊骨3gの粉末を1日2回服用する。
⑤尿血：白茅根30gを煎じ，1日2回服用する。
　　　　車前草（おおばこ）60g，薊60g，藕60gの絞り汁を1日2回服用する。
　　　　赤小豆30g，薏苡仁30g，生甘草3gを煎じ，1日2回服用する。
⑥紫斑：紅棗20個を煎じ，1日1回服用する（棗も食べる）。
　　　　紅棗30g・藕節10gを煎じ，1日1回服用する（棗も食べる）。

血 証

分　類	症　　　　状	治　療　原　則	方　　剤
血熱妄行	急性出血・多量鮮血，発熱，口渇 舌紅，苔黄脈数	清熱涼血	三黄瀉心湯 黄連解毒湯 ＊犀角地黄丸
脾不統血	慢性出血・少量，疲労時に発症しやすい 出血色は淡暗で粘りはない，疲労感 眩暈，動悸，顔色蒼白，舌淡，脈細弱	健脾益気 統血	帰脾湯 芎帰膠艾湯 田三七人参茶
その他	鼻血	疏散風熱	桑菊飲
	咳血	止咳止血	＊咳血方
	吐血	涼血止血	＊十灰散
	便血	清熱涼血 緩急・清熱化湿 和血止血 養血止血	槐角丸 乙字湯 芎帰膠艾湯 ＊黄土湯
	尿血	涼血止血	＊小薊飲子
	皮下出血	清熱涼血	＊犀角地黄丸

＊日本にない方剤

生 理 痛

　　生理痛は中医学では「痛経」とよび，痛みのある月経という意味がある。生理痛はよくみられる疾病であるが，検査などを行っても何ら問題のないときも多い。しかし，患者の自覚症状は強く，日常生活にも支障があるため，治療が必要である。中医学の「痛経」には月経不順をともなう生理痛，重症の子宮内膜症の痛みなど痛みを主訴とするものが含まれている。「痛経」の症状を痛みの特徴によって病因病機を次の4つに要約して説明する。

病因病機

1 ── 気滞血瘀

　　生理痛全体のうちで，気滞血瘀によっておこる生理痛の割合は比較的高い。気滞血瘀は広範な部位で生じるが，生理痛は主に肝の気滞によっておこる。肝気が停滞する原因は主として，情緒不安定（ストレス，憂鬱，イライラ，怒りっぽい）にある。

　　肝の重要な生理機能は疏泄であり，肝は常に通じている状態を好む。気はときに滞りときに通じる特性があるため肝気鬱結による痛みは出たり消えたりする。「気は血の帥」であり，気は血を推動して流れさせている。気が長く滞り子宮部位（胞宮）の気血の流れが停滞すると「不通則痛」で痛みが現れる。検査によっては何の異常もみられない生理痛患者の大半は，この気滞血瘀タイプに属している。この型の生理痛は理気活血法による気血の調節と止痛の方法をとる。弁証と漢方薬が適合すれば，満足できる効果が得られる。

2 ── 寒凝胞中

　　胞宮の中に寒が停滞することによって生理痛がおこる。寒と湿はともに陰に属する病邪で，互いに深く結びつき，湿の粘稠な性質によって停滞したまま動かない。胞宮中には血脈が多く連なり，血脈中の血が寒邪によって凝固され（血遇寒則凝），気血の流れを塞ぐため痛みがおこる。

　　生来胃腸が弱い人は，食べ物が胃中に停滞すると湿が生じやすい。そして生理中は出血状態にあるため身体は虚しており，寒邪の侵入を受けると生理痛がおこる。生理中に冷たい雨にあったりすると痛みが強くなるのは，寒邪がさらにうちに入り込むた

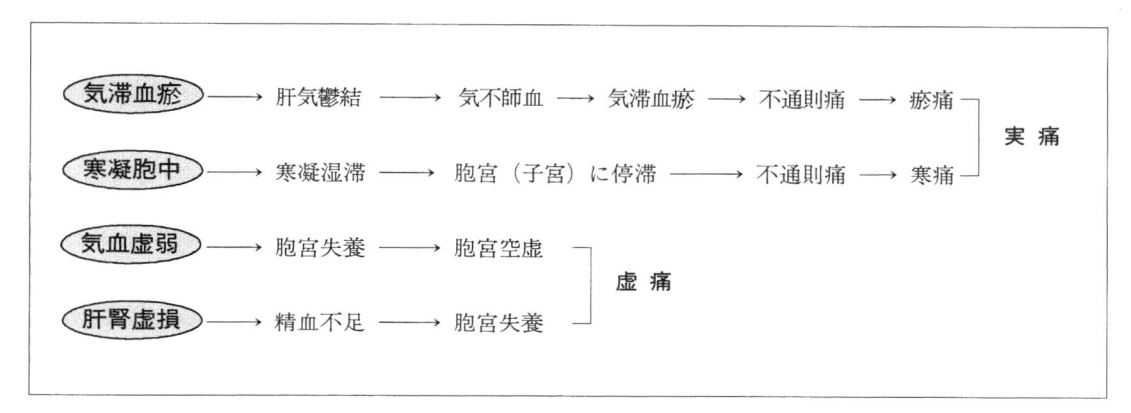

```
気滞血瘀 ─→ 肝気鬱結 ─→ 気不師血 ─→ 気滞血瘀 ─→ 不通則痛 ─→ 瘀痛 ┐
                                                                    ├ 実痛
寒凝胞中 ─→ 寒凝湿滞 ─→ 胞宮（子宮）に停滞 ─→ 不通則痛 ─→ 寒痛 ┘

気血虚弱 ─→ 胞宮失養 ─→ 胞宮空虚 ┐
                                  ├ 虚痛
肝腎虚損 ─→ 精血不足 ─→ 胞宮失養 ┘
```

めである。中国では産後あるいは生理中に，冷たい水を使わない，冷たいものは食べないことが習慣となっている。日本の気候は湿度が高く，食生活もまた寒冷のものをよく食べるが，生理痛がある患者は，こうした点も注意したほうがよい。治療は温薬を使って寒をとり除き，経脈を通じさせるようにする。

3 ── 気血虚弱

　胞宮は血の海である。生理によって大量の血を排出した後の胞宮は空虚となり，血の滋養が不足するため弱い痛みがおこる。気血虚弱による生理痛の発症率も比較的高い。生理痛の特徴は，生理期間の後半から生理の後2〜3日にわたって続く。この型の生理痛患者に対する活血法や理気法は，かえって不足している気血を弱める結果となるので用いてはならない。補法をとるべきである。

4 ── 肝腎虚損

　肝は血を貯蔵し，腎は精を貯蔵する。血は食物の運化によって得た後天の栄養物質であり，精は父母から受け継いだ先天のものである。そして，先天の精はたえず後天の生成物によって補給されている。このように，血と精，肝と腎は互いに依存しあっているため，肝血虚が長く続くと腎精虚になる。肝血虚と腎精虚，つまり精血不足になると子宮を滋養することができず痛みがおこる。特徴は腹痛のほかに腰がだるいという，腎の症状がみられることである。「女子は肝を先天とし，男子は腎を先天とする」といわれ，経血にともなって現われる女性特有の痛みは，肝の治療を最優先する。肝の病が長く続けば腎にも影響がおよぶので，腎の治療も必要となる。

　以上の4つのうち気滞血瘀と寒凝胞中は実証に属し，気血虚弱と肝腎虚損は虚証に属する。この4証を機械的に年齢によって区分することは不自然かも知れないが，若い女性の生理痛は，気血の鬱滞，生活上の不注意による寒湿の停滞など実証に属するものが多い。加齢するに従って，お産による出血，働きすぎによる気の消耗など，虚症の生理痛が多くなってくる。

●生理痛の痛みの違い●

時間による違い

① 生理の始まる3日ぐらい前から，胸部，腹部が脹るような症状が現われるものは実証に属している。補薬より通薬のほうを選ぶ。
② 生理後2～3日シクシクする痛みが残るものは虚証に属し，補薬を用いる。臨床では虚と実が同時にあらわれることがあるので注意が必要である。

痛みの性質による違い

① 刺痛───針で刺すようにズキズキ痛み，痛む場所が固定している。これは血瘀の停滞によっておこる。
② 脹痛───胃・腹部が脹るのは気の停滞によっておこる。痛みは気滞血瘀によって現れる。気滞と血滞の症状割合をくらべて，薬の配合をきめる。
③ 隠痛───強い痛みではなく，シクシクした痛みである。気血が不足して子宮を滋養できない虚証の痛みである。
④ 抽痛───抽は収縮の意味をもち，キューッとひきつれるような痛みである。収引を主る寒の存在によっておこる。

その他

① 暖めると軽減する痛みは寒が原因である。暖めても変化がない，あるいは増強する痛みは体内の熱が原因となっている。
② 腹部を按じて，気持ちよく感じる痛みは虚証であり，拒按の痛みは実証である。

弁証論治

1 ── 気滞血瘀

【症状】

◇生理前，あるいは生理中に下腹部が脹痛する───脹っている症状は気滞によって，痛みは血瘀によっておこる。ともに実の症状で，生理後ではなく生理前1～2日目に現われる。
◇拒按───血瘀は停滞して形をなし，抑えられると痛む。子宮筋腫（瘀血のかたまり）の患者は生理痛をともなうことがある。
◇生理の量が少ない───気が停滞して血を運ぶ力が弱いため（気滞不運血），経血がすっきり排出されない。
◇出血の色が暗い・血塊がある───経血が鬱滞して生じる。血瘀の塊は強い痛みをひきおこし，この塊が外に出れば痛みは消退する。
◇胸脇脹痛───肝の経絡は，上は胸脇を通り下は子宮を巡っている。肝の経絡に気滞が生じると，生理前，あるいは生理中に胸脇部の脹痛，乳房の脹りがおこる。
◇舌色紫暗───瘀血が存在することを示す舌象である。
◇脈沈弦渋───沈脈は裏証，深い部分の病を示す。弦脈は肝の脈，痛みがあるときにも現れる。渋脈は血瘀の停滞を意味する。

【治療原則】理気活血・化瘀止痛

四物湯 ……………………………………補血調血

```
熟地黄・白芍────────補陰血
当帰（補血）・川芎（理気）────活血止痛
```

本方は婦人科疾患に用いる活血養血薬で，血の万能方剤といわれる。補血作用のほうが強いが，活血の作用もある。

熟地黄は腎の精を補い，当帰，白芍は肝の血を補って肝腎の陰を強める。この3薬は補血作用が強く貧血の患者によく用いられる。また，同時に衝脈と任脈を調整する。衝・任の2経脈はともに子宮から始まる脈で，婦人科と関係が深く，衝脈は月経を主どり，任脈は妊娠を主る。針灸治療においても生理の疾病，妊娠の疾病には，必ずこの経絡上のツボを選穴する。白芍には止痛作用もある。また当帰は養血調血の王である。川芎は強い活血作用をもっており，瘀血やしこりに使う。

また，理気止痛の作用も優れ，頭痛の方剤「川芎茶調散」にも用いられている。地黄，白芍は補血薬であり，血中の血薬といわれる。当帰，川芎は動く力をもつ活血薬で，血中の気薬といわれる。「四物湯」は中に地黄，白芍，当帰など補血薬がそろっており，血虚を改善する方剤である。

気が不足すると血の流れは遅くなり停滞して血瘀が生じ，血の停滞が長びくと血は消耗され血虚となる。このように気滞血瘀の生理痛が何度も続くと，血虚の症状が生じる。「四物湯」は気滞血瘀に血虚も加わった生理痛にも適している。「四物湯」は血を貯蔵する肝を調整する生理作用があるので，月経不順，あるいは経血量の異常に対処することができる。

●生理痛にあわせて「四物湯」を変化させる●

①生薬配合の内容をかえる
　熟地黄を生地黄に変える（清熱作用が生じる）。
　白芍を赤芍に変える（清熱・活血作用がある）。
　当帰を当帰尾に変える（活血作用が強くなる）。
　川芎はそのまま（活血作用は残す）。
②量を変える
　熟地黄は塞ぐ性質があるので少量にする。
　川芎の量を増やして活血の作用を強める。

逍遥散 ……………………………………疏肝・健脾・補血

```
柴胡・薄荷────────疏肝理気
白朮・茯苓・炙甘草─────健脾
煨姜──────────温中散寒
当帰・芍薬────────養血・活血
```

本方は肝気鬱結に対する代表処方である。「逍」は気の停滞をとりのぞき，「遥」は血の停滞をとりのぞくという意味があり，疏肝理気の効能がある。「四物湯」には理気薬が少ないので，本方を加えるとよい。

桂枝茯苓丸　　……………………活血化瘀・消癥

```
桂枝 ──────── 温通血脈
茯苓 ──────── 滲湿下行
牡丹皮・赤芍・桃仁 ──── 活血化瘀
```

本方は婦人科の瘀血停滞による各種病証を治療する主方で，消癥（瘀血によって形成されたしこり）の特徴をもつので血塊が多い生理痛，生理不順に用いるほか，子宮筋腫，子宮内膜症を治療することができる。

ここで血瘀症状に対する代表方剤である逐瘀湯類について紹介しておこう。

「逐瘀湯」は血瘀症状に使用する処方である。本方は王清任が作ったもので，「血府逐瘀湯」「膈下逐瘀湯」「少腹逐瘀湯」などがあり，すべて生理痛に効能がある。傷寒方や温病方には少ない，活血薬が多く配合された方剤である。3方剤には共通して川芎，当帰，紅花（活血薬）が入っている。

血府逐瘀湯　　……………………活血祛瘀止痛

```
桃紅四物湯 ─────────── 養血活血
（川芎・当帰・生地黄・赤芍・桃仁・紅花）
四逆散 ──────────── 理気疏肝
（柴胡・枳殻・（赤芍）・甘草）
牛膝 ────────── 活血・下行
桔梗 ────────── 理気・上行
```

大量の活血薬を用いて体内の瘀血を除くと同時に，柴胡，枳殻，桔梗によって胸あるいは横膈膜の上部，あるいは胃の一部分の気滞を解決する。狭心症，肋間神経痛，胃痛腹痛などに使用する。活血作用が強く，瘀血の多い生理痛に用いる。

膈下逐瘀湯　　……………………活血理気止痛

```
川芎・当帰・赤芍・紅花
桃仁・五霊脂・延胡索　　 ─ 養血活血
香附子・烏薬・枳殻 ──── 理気・止痛
```

理気止痛薬が多く，上腹部の気滞をとりのぞき，止痛薬で生理痛をとめる。脹痛など気滞症状の強い生理痛に用いる。

少腹逐瘀湯　　……………………活血温経止痛

```
川芎・当帰・紅花
蒲黄・五霊脂・延胡索・没薬 ─ 養血活血止痛
小茴香・乾姜・桂枝 ──── 温経散寒
```

本方は下腹部に作用するため婦人科に使用されることが最も多い。温性が強いので寒凝胞中型の生理痛に適している。

2 ── 寒凝胞中

【症状】
◇生理前・生理時に下腹部が冷えて痛む ───「寒は痛みを主る」。寒の凝滞によって気血も停滞して痛みがおこる。
◇生理量が少ない・色暗 ─── 寒湿の邪が凝滞し，血脈が不通となり経血量は少なくなる。色暗は寒の性質により月経血の色は黒っぽくなる。（体内に熱のあるときは気血のめぐりがよいため経血量も多く，色も鮮明になる）
◇手足が冷える ─── 寒が体の陽気を傷つけ消耗し，全体を温められず手足の冷えが現れる。
◇舌苔白潤 ─── 寒湿を示す舌象である。
◇脈沈緊 ─── 沈脈は裏証，脈緊は寒の凝結を意味する。

【治療原則】散寒暖宮・温通血脈

当帰四逆加呉茱萸生姜湯 ……………温経散寒

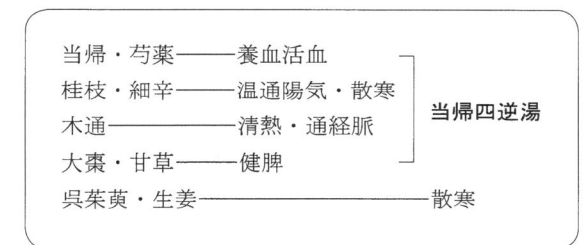

```
当帰・芍薬────養血活血
桂枝・細辛────温通陽気・散寒      ┐
木通────清熱・通経脈              ├ 当帰四逆湯
大棗・甘草────健脾                ┘
呉茱萸・生姜──────────散寒
```

本方は「当帰四逆湯」に散寒薬の呉茱萸，生姜を加えたもので，肝の寒凝をとり除く作用が強く，経血量が少ない，血色が暗い生理痛に効果がある。レイノー病にもよく用いられる。「四逆」とは手足の冷えのことで，気血のめぐりが悪いためにおこる。冷えの程度はそれほど強いものではない。

桂枝の温性によって体の陽気をめぐらせ，当帰によって血中の寒をとり除く。細辛は温性で通経作用が強く，腎に帰経して腎陽を温め手足の冷えを治療する。この処方中に淫羊藿，附子などの補腎陽薬を用いないのは，症状の本質が腎陽不足ではなく，腎陽の阻滞にあるとみるからで，桂枝，細辛などで温通することに力点がおかれている。木通は利水作用と苦味による清熱作用があり桂枝，細辛の温散性を抑制する。また，当帰，芍薬などの薬効を心に帰経させる作用がある。さらに脈管を通じる作用も持っている。木通は少量用いるほうが効果的である。呉茱萸は女子の先天である肝の寒を除去する作用があるため，婦人科疾患によく用いられる。生姜は散寒するとともに，嘔吐，悪心など胃の症状を改善する作用がある。

温経湯 ……………温経散寒・滋陰補血

```
当帰・芍薬・阿膠・麦門冬────養陰補血
川芎・牡丹皮────活血化瘀
桂枝・呉茱萸────温経散寒
人参・甘草────補気健脾
半夏・生姜────和胃化痰
```

本方は月経と妊娠を主る衝脈と任脈の虚証を治療する処方で，不妊症，流産，生理不順，生理痛，崩漏などに使用される。崩漏とは機能性の出血で，「崩」は大量の出血，「漏」は少量の長期的な出血症

状である。出血を人参によって補気固渋し，阿膠で止める作用があり，本方は崩漏によく用いられる。

当帰四逆湯加呉茱萸生姜湯と温経湯の違い

	当帰四逆湯加呉茱萸生姜湯		温経湯
散寒	桂枝・呉茱萸	＝	桂枝・呉茱萸
補益		＜	人参・阿膠・麦門冬
通経	細辛・木通	＞	
活血		＜	川芎・牡丹皮
止痛	当帰・芍薬	＝	当帰・芍薬

五積散 ……………………………………………… 理気化痰・活血散寒

```
白朮・厚朴・陳皮────────理気       （気積）
当帰・芍薬・川芎────────活血化瘀   （血積）
半夏・陳皮・茯苓・生姜・桔梗──化痰     （痰積）
麻黄・桂枝・白芷────────散寒       （寒積）
枳実・甘草・大棗────────消食和胃   （食積）
```

本方は気・血・痰・寒・食の五積を消散する方剤である。舌苔白厚，水を欲しがらない，体質的な肥満体といった寒湿タイプに使う。

作用を強い順から並べれば，化痰＞理気＞活血＞散寒＞消食となる。化湿作用が強く，散寒作用は先の2方にくらべて劣っているが，寒は湿と一緒に侵入することが多いので，湿を除く作用は利用できる。方中には「二陳湯」の他，「半夏厚朴湯」「平胃散」「四物湯」「桂枝湯」など沢山の方剤の意が含まれており，湿の停滞があり，胃腸虚弱の症状をともなう生理痛に使うことができる。

3 ── 気血虚弱

【症状】
◇経血量が少なく色が薄い ─── 血量が不足しており，そのため血は薄められ色は薄くなる。
◇生理の後半，あるいは生理後に痛みがある ─── 出血した後に気血の虚証は強くなり，子宮を滋養できないため痛みがおこる。
◇疲れやすい・顔が青白い ─── 気虚をあらわす代表的な症状。
◇顔につやがない・舌色薄い ─── 血の養分が不足した症状である。
◇舌淡 ─── 気血不足を示す舌象である。
◇脈細 ─── 気虚を示す脈象。
【治則】調補気血

十全大補湯　……………………温補気血

```
人参・甘草・白朮・茯苓・黄耆————補気
当帰・白芍・川芎・地黄————————補血
肉桂————————————————温腎陽
```

本方は気血双方を補う基本方剤である。やや温性で，五臓の虚弱，病後の回復に用いられ，補益の作用は強い。虚証の生理痛に適している。本方には補血の「四物湯」と補気の「四君子湯」が入っているほか，黄耆（補気）と肉桂（助陽補火）が配合されているため，気血両虚の生理痛に効果がある。

帰脾湯　……………………補気養血・健脾安神

```
人参・甘草・白朮・茯苓
黄耆・生姜・大棗　　　　｝補脾気
木香————————————理気健脾
当帰・竜眼肉・酸棗仁・遠志—補心血・安神
```

本方は補気作用が優れ，養心安神できる特徴があり，神経衰弱による不眠，動悸など心血虚の症状，および疲労，無力など脾気虚の症状をともなう生理痛に適用する。脾気の固摂作用によって月経の量が多く，色が淡く，あるいは出血が止まらない子宮出血に適する。

人参養栄湯　……………………栄気補血

本方は「十全大補湯」から川芎を除き，遠志（化痰・安神），陳皮（理気化痰），五味子（斂肺平喘）などを加えた処方である。気血両虚，特に肺脾気虚による息ぎれ，疲労，自汗，カラ咳，体重減少，食欲不振をともなう生理痛に適している。
（組成略）

婦宝当帰膠　……………………補気調経・益気補脾

```
当帰・川芎・白芍・熟地黄・阿膠—補血調経
党参・黄耆・茯苓・甘草————益気補脾
```

本方も補益気血の方剤である。補血作用のすぐれた当帰を主薬とし，同時に養血止血の阿膠を配合しているので，眩暈，顔色が白い，冷え，月経量が少ない，あるいは月経淋瀝，無月経の症状に適している。

当帰芍薬散　……………………養血柔肝・健脾利湿

```
当帰（活血）
白芍（緩急）　　｝養血柔肝・止痛
川芎（活血）
白朮・茯苓・沢瀉————健脾利湿
```

本方は血虚，脾虚湿盛に対する方剤である。血虚による妊娠腹痛，小便不利，浮腫に適している。

白朮，茯苓，沢瀉は健脾薬で気血生成の源である脾胃を強め，その運化機能を高めて水湿を除く。

当帰, 芍薬, 川芎は養血活血薬で, 痛みの原因である瘀血をとりのぞき, 新しい血を養う。

4 —— 肝腎虚損

【症状】
◇生理の後半にシクシクした痛み・喜按———痛みは精血が不足して子宮を滋養できないためにおきる。
◇経血量少・色薄———肝血の不足によって生じる。血は薄められ色も淡くなる。
◇腰がだるい———腎精不足の症状である。
◇耳鳴・眩暈・健忘———腎精が不足して脳髄を滋養できないために生じる症状である。
◇微熱・のぼせ———陰虚のため内熱が生じた症状である。
◇舌淡———虚証を示す舌象である。
◇脈沈———病位が深部にあることを示す。
◇尺脈弱———腎虚であることを示す。

【治療原則】　益腎養肝・止痛

六味地黄丸　……………………滋補肝腎

| 熟地黄・山薬・山茱萸 ———— 滋補腎陰 |
| 沢瀉・茯苓・牡丹皮 ———————— 利水涼血 |

本方は補腎陰の基本方剤であるが,「肝腎同源」といわれるように, 補肝の山茱萸と清肝活血の牡丹皮が配合されており, 肝腎不足に適応できる。婦人科の基本方剤ともされ, 長期的に使用して肝腎を補う。

「六味地黄丸」は調経の作用が弱く, 隠痛, 浮腫など血虚症状があれば「当帰芍薬散」を併用する。また, 気鬱, 気滞など気の停滞があるときは「加味逍遥散」を併用する。

八味地黄丸　……………………温補腎陽

| 六味地黄丸 ———————————— 滋補肝腎 |
| 附子・肉桂 ———————————— 温腎陽 |

「六味丸」に附子・肉桂を加えて温補の方剤となるので, 冷え, 不妊症など腎陽不足の症状に適している。

調肝湯　……………………………補血・養肝・益腎

| 阿膠・当帰・白芍 ———————— 補血 |
| 山薬・山茱萸・巴戟天 ——————— 温補肝腎 |

本方は婦人科専門の参考書『傅青主女科』にある処方で, 肝腎の精血を補い調整する方剤である。

分類	症状	治療原則	方剤
気滞血瘀	生理前あるいは生理中に脹痛 生理量は少ない，色暗，血塊，拒按 胸脇脹痛，ときに乳房が脹る 舌色紫暗，脈沈弦渋	理気活血 化瘀止痛	四物湯 逍遥散 桂枝茯苓丸 血府逐瘀湯 ＊膈下逐瘀湯
寒凝胞中	生理前あるいは生理中に冷痛 または抽痛，生理量は少ない，色暗 手足の冷え，舌苔白潤，脈沈緊	散寒暖宮 温通血脈	当帰四逆加呉茱萸生姜湯 温経湯 五積散
気血虚弱	生理の後半あるいは生理後に隠痛 生理量は少ない，色淡 疲れやすい，顔色白，つやがない 舌色淡，脈細	調補気血	十全大補湯 帰脾湯 人参栄養湯 婦宝当帰膠 当帰芍薬散 ＊少腹逐瘀湯
肝腎虚損	生理の後半に隠痛，喜按 生理量は少ない，色淡，足腰がだるい 耳鳴，眩暈，健忘，微熱，のぼせ 脈沈，尺脈弱	益腎養肝 止痛	六味地黄丸と当帰芍薬散 六味地黄丸と加味逍遥散 八味地黄丸 ＊調肝湯

＊日本にない方剤

●食事療法●
①益母草30gと赤砂糖を煎じて服用する。血瘀の生理痛に効果がある。
②艾葉20g，生姜5gと赤砂糖を煎じて服用する。寒凝胞中の生理痛に効果がある。

●薬を服用する時期●
①血瘀と寒凝による生理痛には，生理のはじまる1週間前から薬を服用する。
②肝腎虚損は一時的な病症ではないので，生理期間中は薬を服用せず生理が終わってから，ゆっくりと肝腎を調整する。

皮 膚 病

　皮膚疾患は中医外科の分野に属する。古代は皮膚科を「瘡瘍科」と呼び、「瘡者皮外也，瘍者皮内也」（瘡は皮膚外の病証で，瘍は皮膚内の病証である）というように皮膚疾患を瘡と瘍に大別して認識していた。

中医学の病名にそった皮膚疾患の分類

瘡（皮外に属するもの）

癬：形が不定で，比較的乾燥している，癬の境目がはっきりしている，搔痒感がある。乾癬・尋常性乾癬・神経性皮膚炎（牛皮癬）・湿疹（湿癬）・真菌感染などに相当する。

疥：搔痒感が強く，散在的に小さく発疹する。丘疹・湿疹・皮膚搔痒症などに相当する。

瘡：狭義の瘡で，皮膚が化膿して，痛痒の症状がある。膿疱瘡・慢性湿疹・しもやけなどに相当する。

風：遊走性を持ち，痒みが強い。アトピー性皮膚炎（肘・膝の裏に症状があらわれるものは四弯風という）・蕁麻疹・日光性皮膚炎・脂漏性皮膚炎・白斑病（白癜風）などに相当する。

丹：丹は赤色を意味し，皮膚の赤味が強く，痛みがある。丹毒・帯状疱疹などに相当する。

瘍（皮内に属するもの）

癰：癰は壅と同意で，急性化膿の症状である。局部が紅腫熱痛する特徴がある。体表の急性化膿性疾患・蜂窩織炎・急性淋巴腺炎などがこれに相当する。

疽：陰毒（熱をともなわない毒邪）により気血不通となった状態をいい，冷性膿瘍ともいう。骨髄炎などがこれに相当する。

疔：病変の型状は細い釘状で，深部に入りこむ。面疔・急性淋巴腺炎（紅絲疔）などに相当する。

節：疾患部は浅く，化膿しやすいが治りやすい特徴がある。にきび・吹き出物などに相当する。

瘰癧：頚部に多発する特徴がある。小さいものを瘰，大きいものを癧と呼ぶ。結核性淋巴腺炎などがこれに相当する。

　皮膚疾患の弁証は，皮膚局部の症状に重点をおいて観察し，その病因病機を把握する。

病因病機

1 —— 風

皮膚病の多くは風邪の原因によって発生する。

外風：自然界の風が腠理に侵入すると，体表の営気と衛気の機能が乱れ，筋肉・皮膚における気血の流れが悪くなるため皮膚の症状が現れる。

内風：主に体内の陰血不足が原因となって生じる（血虚生風）。血虚のため筋肉・皮膚の栄養が不足状態となり皮膚の症状が現れる。内風による皮膚疾患は外風による症状よりも慢性化しやすく，治りにくいことが多い。

【皮膚症状の特徴】

◇搔痒（風痒）———「痒自風来」（痒みは風から来る）ともいわれている。
◇乾燥———「風は燥を主る」ので，皮膚が乾燥し，ひびわれすることもある。
◇症状の変化が多い———風は動く性質があるので，発疹が出たり消えたりする。

2 —— 湿

気候・環境の影響をうけて外界から入りこんだ湿邪が，飲食の不節制あるいは脾の運化機能の低下によって生じた水湿が，これが停滞すると皮膚疾患がおこる。筋肉・皮膚に停滞した湿は取り除きにくく，皮膚の症状をひきおこすか，症状を悪化させる原因となる。湿邪が長期に内停すると熱化し，湿熱の状態になることもある。

【皮膚症状の特徴】

◇滲出物が多い———湿は滲潤を主っているため，局部がただれてジクジクする。
◇下半身の皮膚疾患が多い———湿が下へ流れるため，症状は下半身に集中することが多い。しかし，湿熱による皮膚疾患の症状は全身に広がることも少なくない。
◇搔痒感が強い（湿痒）———湿が四方へ流れ痒みを作る。
◇慢性化する———湿は陰邪で停滞て除去しにくいため，病気が長期化する。

3 —— 熱

夏季の高温，あるいは体内の熱が筋肉・皮膚に鬱滞することが，皮膚の症状をひきおこす，あるいは悪化させる病因となる。

【皮膚症状の特徴】

◇熱感———局部の熱感が強い。また火は上炎する性質があるため症状は上部に集中する。
◇皮膚潮紅———熱は陽邪であり，皮膚は赤味をおびる。
◇疼痛———「熱微則痒，熱甚則痛（熱が軽ければ痒みが出，熱が甚だしければ痛みが出る）」といわれるように，局部の疼痛が強い。
◇化膿———「熱盛則肉腐（熱が盛んであれば肉が腐乱する）」といわれるように，熱が強い場合は局部が化膿する。

4 ── 燥

気候の燥邪の侵入，あるいは体内の陰血不足によって皮膚が乾燥状態となり，潤いと栄養が欠乏すると，皮膚の症状が現れる。

【皮膚症状の特徴】

◇乾燥感───体内の潤いが足りないため，皮膚が乾燥しザラザラする。

◇搔痒（燥痒）───皮膚の栄養が足りないためにおこる症状である。この症状は風痒に似ているが，風痒は去風を中心とし，燥痒は潤燥を中心に治療する。

5 ── 瘀血

長期的な皮膚疾患は局部だけではなく全身の気血の流れに影響を与え，瘀血が生じる。また，長期化した皮膚症状は，患者に精神的苦痛をあたえ，肝鬱の原因となる。肝気の鬱結は体内の気滞血瘀の状態をさらに悪化させる。

【皮膚症状の特徴】

◇皮膚暗黒───局部の気血が停滞し皮膚の栄養が不足するため，皮膚が黒ずむ，しみができやすい，つやがない。

◇皮膚の肥厚───皮膚症状が長期にわたると，皮膚への栄養が低下するので，皮膚が分厚くなる。

6 ── 臓腑失調

皮膚疾患は皮膚の問題だけではなく，臓腑の機能失調，あるいは病気による気血の消耗が原因することも少なくない。五臓六腑の機能を整えながら，根本から皮膚の病症を治療する必要もある。

皮膚疾患の病因は複雑で，複数の病因が関係することがよくある。弁証論治は臨床で常見される証候を選んでまとめてみる。

弁証論治

1 ── 風寒証

【症状】

◇風・寒に遇うと発疹する─────風邪と寒邪の侵入によって，気血の流れが塞がれ鬱滞すると発疹する。寒冷性蕁麻疹がこれに相当する。

◇皮膚搔痒───「風は痒を主る」といわれ，風邪が強いと搔痒感がおこる。

◇カゼをひきやすい───体表を防御する衛気不足のため腠理は疎の状態となり，風邪・寒邪が侵入しやすくなる。

◇疲労感・冷え───体内の陽気不足のため温煦作用と推動作用が減退した症状である。風寒邪気の侵入を受けやすい人は，陽気不足に属することが多い。

```
┌─────────────────────────────────────────────────────────────────────┐
│  ┌風┐ ┌外風：外風侵入 → 腠理不疏 → 営衛失調 → 気血不暢┐             │
│        │                                              ├肌膚失養─┐    │
│        └内風：陰血不足 → 血虚生風 ─────────────────┘           │    │
│                                                                  │    │
│  ┌湿┐ ┌外湿：湿邪侵入┐                                          │    │
│        │              ├ 湿邪停滞 → 肌膚に鬱滞する                │    │
│        └内湿：脾胃湿滞┘                                          │    │
│                                                                  │    │
│  ┌熱┐ ┌外熱┐                                                    ├皮膚疾患
│        │    │ 熱極化火 → 火極化毒 → 毒が肌膚に鬱滞する          │    │
│        └内熱┘                                                    │    │
│                                                                  │    │
│  ┌燥┐ ┌外燥：燥邪侵入┐                                          │    │
│        │              ├→ 肌膚失潤                                │    │
│        └内燥：血虚生燥┘                                          │    │
│                                                                  │    │
│  ┌瘀血┐ 邪気停滞 ──→ 気滞血瘀 → 肌膚失養                        │    │
│                                                                  │    │
│  ┌臓臓失調┐ 臓腑機能減退 → 気血不和 → 肌膚失養 ─────────────┘    │
└─────────────────────────────────────────────────────────────────────┘
```

◇舌淡・苔薄白――淡舌は虚が強いこと，苔薄白は熱が存在しないことを示す。
◇脈浮緊――浮脈は病位が体表にあることを示し，緊脈は寒邪の存在を示す。
【治療原則】去風散寒固表

十味敗毒湯　　　　　　　　………………辛温解表・去風止痒

```
独活・防風・荊芥・柴胡・生姜――解表去風止痒
桔梗――――――――――――――排膿
川芎――――――――――――――去風活血
茯苓――――――――――――――滲湿健脾
樸樕・甘草――――――――――――解毒
```

本方は日本の処方である。中心の発散去風作用によって，肌膚に鬱滞する風邪・寒邪を取り除き，発疹症状を治療する。処方の中の防風・荊芥は皮膚の掻痒感を治療する主薬で，風寒掻痒に適する。樸樕は民間薬で，解毒作用があり，この作用は敗毒湯という処方名にとり入れられている。

本処方は皮膚の掻痒感がある湿疹の初期，寒冷性蕁麻疹の初期に用いる。このほか，去風解表薬が多いので，外感風寒の感冒にも用いられる。薬性は温に偏るので，皮膚の熱感が強い場合は用いてはならない。

② ―― 風熱型

【症状】
◇皮膚潮紅――風は陽邪で熱とまじわり，熱邪が強くなって現れる症状である。
◇皮膚掻痒――「風が盛んなれば，すなわち痒」というように風邪によっておこる

症状である。
◇皮膚乾燥―――「風が盛んなれば，すなわち燥す」というように風邪が津液を損傷するため，滲出物は少ない。
◇口渇―――風と熱の陽邪が津液を損傷したことによっておこる症状である。
◇舌尖紅・苔薄黄―――風熱が体表にあることを示す舌象である。
◇脈浮数あるいは弦数―――浮脈は病位が体表にあることを意味し，数脈は熱邪を意味する。風邪が強いときは弦脈をともなう。
【治療原則】清熱涼血・消風止痒

消風散　……………………………………去風養血・清熱除湿

防風・荊芥・牛蒡子・蟬退―――去風止痒
苦参・木通―――清熱利湿止痒
石膏・知母―――清熱瀉火
当帰・生地黄・胡麻―――養血潤燥
蒼朮―――燥湿去風
甘草―――清熱解毒・調和

本方は皮膚科の主要処方で，主に去風作用によって皮膚の掻痒感を治療する。利湿作用もあるので，湿邪による湿痒も治療できる。石膏と知母のすぐれた清熱作用により，皮膚の熱感を取り，皮膚潮紅を治療する。養血潤燥薬は皮膚の乾燥に対応する。皮膚疾患の各症状を治療できる基本方剤で，広範に用いられる。

防風通聖散　……………………………………疏風解表・瀉熱通便

防風・荊芥・連翹・麻黄・薄荷―――疏風散邪止痒
山梔子・石膏・黄芩―――清熱瀉火
大黄・芒硝―――瀉熱通便
滑石―――利水清熱
桔梗―――排膿
当帰・芍薬・川芎―――養血和血
白朮・甘草・生姜―――和胃

本方剤は表の風熱と裏の実熱を同時に治療する方剤である。二便を通じさせて熱邪を除去するので，便秘の傾向がある場合に使用しやすい。掻痒を止める作用が弱いが，特徴は清熱瀉火作用によって，皮膚の赤味を治療できることである。臨床では便秘をともなうにきび・湿疹・アトピー性皮膚炎に用いられる。

③　血熱型

【症状】
◇皮膚潮紅―――熱邪が深く血分に留まっているため，皮膚に赤味がみられ熱感がある。
◇舌紅絳・苔少―――熱邪が血分に存在すると，血脈が集まっている舌の色は濃い赤になり，血中の津液を損傷すると，苔が少なくなる。
◇脈細数―――細脈は陰血の損傷を意味し，数脈は熱を意味する。
【治療原則】涼血清熱

皮膚病

犀角地黄丸　　　　　　　　　　　　　　　　　清熱解毒・涼血散瘀

```
┌─────────────────────┐
│  犀角（解毒）        │
│  生地黄（滋陰）      ┐
│  芍薬（和血）        ├ 清熱涼血
│  牡丹皮（散瘀）      ┘
└─────────────────────┘
```

　本方は血熱を治療する主方である。清熱解毒薬の犀角を中心に用いて，熱毒邪気を除去しながら，涼性の血分薬を併用して，処方の作用を血分に導引する。血分に熱が存在する場合は「血熱妄行」して出血と瘀血が発症しやすいので，涼血活血薬（牡丹皮）が必要である。本処方は日本では入手できないが組成の意にそった製剤を選択応用することもできる。本方のかわりに「温清飲」を代用してもよい。

血熱に用いるエキス剤を区別してみよう。

効　能	温清飲	柴胡清肝湯	荊芥連翹湯	清上防風湯
養血活血	当帰，芍薬，地黄，川芎＝四物湯			川芎
清熱解毒	黄芩，黄連，黄柏，山梔子＝黄連解毒湯			黄芩，黄連，連翹，山梔子，甘草
		連翹，牛蒡子，甘草	連翹，甘草	
去風止痒		薄荷	防風，荊芥，薄荷，白芷	
疏肝理気		柴胡	柴胡，枳実	枳実
排　膿		桔梗，天花粉	桔梗	
共通効能	四方剤はともに養血活血・清熱解毒の作用があり，血熱による皮膚の赤味・熱感に用いられる。「黄連解毒湯」は清熱解毒のほか燥湿解毒作用もあるので，皮膚の赤味・ジクジクした糜爛症状にも効果がある。			
特異効能		清肝・解毒	疏風・清肺	疏風
主　治	血熱＋血虚	血熱＋肝鬱	血熱＋肺熱	血熱＋風盛
応用特徴	月経不順にともなう皮膚疾患	肝胆火旺による皮膚疾患 髪疽：髪の生え際のおでき 熱盛による頭痛・咽痛	肺熱による皮膚疾患 にきび・鼻の諸症状	上半身の皮膚疾患 搔痒が強い時

4 ── 湿滞型

【症状】

◇皮膚がジクジクして滲出物が多い ─── 湿邪が筋肉・皮膚に停滞することによっておこる症状。

◇皮膚症状が慢性化する ─── 湿は粘滞の性質があるので除去しにくく，病気がなかなか治癒しない。

◇食欲不振・軟便 ─── 湿邪が脾に停滞したため，水湿運化の機能が減退する症状である。

◇舌苔厚膩──中焦に湿濁が停滞していることを示す舌象である。
◇脈滑──痰湿の存在を示す脈象である。

【治療原則】 滲湿健脾・止痒

日本の気候や食事習慣は湿邪を生じやすく，疾病にもつながることが多い。湿邪が原因となる皮膚疾患は症状も複雑でわかりにくいが，湿の有無を判断することが治療の要である。

湿滞型に用いるエキス剤を区別しながら並べよう。

効　能	胃苓湯	柴苓湯	茵陳五苓散	竜胆瀉肝湯
滲湿利水	茯苓，猪苓，沢瀉，白朮，桂枝＝**五苓散**			沢瀉，車前子，木通
健脾理気	厚朴，蒼朮，陳皮，姜，草，棗，**平胃散**			
疏肝清肝		柴胡，黄芩，半夏，人参，姜，草，棗 **小柴胡湯**	茵陳蒿	竜胆草，黄芩，山梔子
養　血				当帰，地黄
共通効能	4方剤はともに滲湿利水作用を有し，湿邪停滞の症状に用いられる			
特異効能	健脾理気	疏肝清肝	清熱利湿	清肝瀉火
主　治	湿盛＋脾虚	湿盛＋肝鬱	湿盛＋熱鬱	湿盛＋肝火
応用特徴	脾湿による下痢をともなう皮膚疾患	肝鬱によるイライラ・胸脇苦満をともなう皮膚疾患	舌苔黄膩が見られる湿熱蘊結の皮膚疾患（アルコールによる皮膚疾患）	熱毒による皮膚潮紅・滲湿物が多い舌紅・苔黄・尿黄をともなう皮膚疾患

脾虚湿盛に起因することが多い子供のアトピー性皮膚炎には，「胃苓湯」を使用するほかに，「啓脾湯」か「参苓白朮散」を使用するとよい。

5 ── 血虚型

【症状】

◇皮膚が乾燥する──栄養作用のある陰血の不足による症状である。
◇搔痒感が強い──血虚によって風が生じ搔痒感が強くなる。老人性の皮膚搔痒症はこれに属する。
◇眩暈・疲労感──全身の血虚症状。
◇舌淡──血虚を意味する舌象である。
◇脈細──血虚を意味する脈象である。

【治療原則】 養血潤燥・熄風止痒

「治風先治血，血行風自滅」（風を治すにはまず血を治す，血行れば，風自ら滅ぶ）とあるように，慢性皮膚疾患は血虚によるものが多いので，血分薬を配合しなければならない。

皮 膚 病

当帰飲子 ……………………………………養血潤燥・熄風止痒

```
四物湯
(当帰・生地黄・芍薬・川芎)   ┐
何首烏                          ┘  養血潤燥活血
黄耆・甘草――――――――――益気・生肌
防風・荊芥・白蒺藜――――――散風止痒
```

本方剤は皮膚科の主方で，血分薬が多く配合され，主として皮膚乾燥，皮膚搔痒などに用いる。処方中の生何首烏は養血作用のほか，解毒通便作用を有し，皮膚疾患によく使われる生薬である。黄耆は益気のほかに，生肌機能によって皮膚の治癒をはかる。防風・荊芥・白蒺藜は搔痒感を治療するが，特に白蒺藜は血虚風盛の内風搔痒に適する。処方の薬性は温に偏るので，皮膚の熱感が強く，赤味がある時には不適当である。

6 ―― 肝腎不足型

【症状】
◇成長が遅い―――成長発育を主る腎精の不足によっておこる症状である。
◇眩暈・耳鳴―――肝腎の精血不足により髄海空虚となった症状である。
◇足腰が弱い―――骨を主る腎の機能が低下した症状である。
◇皮膚乾燥―――精血不足で，皮膚を潤養することができない症状である。
◇舌痰―――肝腎不足を意味する虚証の舌象である。
◇脈沈―――病位が深いことを意味する脈象である。

【治療原則】補養肝腎・益肺潤膚

　肝腎を補益して，疾病の根本を治療し，体質を改善する。肺は皮毛を主るので，皮膚疾患は肺の機能低下によっておこることも多い。このため肺気を益して，肌膚を潤すことも必要である。

六味地黄丸 ……………………………………滋補肝腎

```
熟地黄・山薬・山茱萸――滋補肝腎（三補）
牡丹皮・茯苓・沢瀉――利水清熱（三瀉）
```

本方は肝腎を補益する基本方剤である。三瀉の作用もあり，処方の性質はおだやかで，長期使用が可能なものである。肝腎虚弱の症状，虚弱体質，アトピー性皮膚炎の安定期に用いられる。皮膚症状を治療する作用がないので，皮膚症状が強い場合は不適当である。

麦味地黄丸（八仙丸）……………………………滋補肺腎

```
六味地黄丸＋麦門冬・五味子――潤肺滋膚
```

本方剤は日本の薬局で販売されている中成薬で，補腎の「六味丸」に肺の陰津を補益する麦門冬と五味子を加味した方剤である。肺が主っている皮膚の乾燥感を潤すこともでき，体質の改善も考えられる。

分類	症　　　　状	治療原則	方　剤
風寒	風・寒に遇うと発疹する，皮膚掻痒，カゼをひきやすい，疲労感，冷え，舌淡，苔薄白，脈浮緊	去風散寒 固表	十味敗毒湯
風熱	皮膚潮紅，皮膚掻痒，皮膚乾燥，口渇，舌尖紅 苔薄黄，脈浮数或いは弦数	清熱涼血 消風止痒	消風散 防風通聖散
血熱	皮膚潮紅，皮膚の熱感，舌紅絳，苔少，脈細数	涼血清熱	*犀角地黄丸 温清飲 柴胡清肝湯 荊芥連翹湯 清上防風湯
湿滞	皮膚がジュクジュクと滲出物が多い 皮膚症状が慢性化，食欲不振，軟便 舌苔厚膩，脈滑	滲湿健脾 止痒	胃苓湯 柴苓湯 茵陳五苓湯 竜胆瀉肝湯
血虚	皮膚乾燥，掻痒感が強い，眩暈，疲労感，舌淡 脈細	養血潤燥 熄風止痒	当帰飲子
肝腎不足	成長が遅い，眩暈，耳鳴，足腰が弱い，皮膚乾燥，脈沈	補養肝腎 益肺潤膚	六味地黄丸 麦味地黄丸

＊日本にない方剤

　皮膚疾患に対して，以上の弁証のほかに，瘀血に対しては活血剤（市販されている「冠元顆粒」など）を併用したり，脾気不足に対しては補益脾気剤（例えば「補中益気湯」）を併用する。中国では益気固表の「玉屏風散」を使用して，表衛を増強し，邪気の侵入を防ぎ体質の改善をはかる。脾胃虚弱に対しては調和脾胃剤（例えば「小建中湯」）を併用する方法もある。

●民間療法●
①はとむぎ茶――湿疹，アトピー性皮膚炎，あせも，いぼの治療と予防に。
②白木くらげ（銀耳）――軟らかくお湯で戻してから，煮て食べる（1回30g）。
　皮膚の乾燥，皮膚の美容に効果がある。

冷え症

　冷え症は中医の病名ではなく，症状名である。臨床においてしばしば登場する症状であり，弁証をする際に重要なヒントを提供してくれる症状でもある。

　冷え症は体表の病証というよりは，体内の気血津液および五臓六腑の機能失調のあらわれであることが多い。このため治療においてはその根本的な病因を追求しなければならない。

　中医学には，冷えや寒さに関する用語は多くあり，それぞれ微妙な違いを含んでいるので，これらを比較してみよう。

悪寒──ぞくぞくした強い寒気を感じる症状。厚着をしても暖房を強めても寒さは緩和しない。

微悪寒──微かに感じる寒気で，発熱に較べて悪寒が軽い。

寒慄（または寒戦）──悪寒によって身体が震える症状で，寒さの程度は悪寒よりも強い。

憎寒──外に悪寒がおこり，内に煩熱がおこる症状。熱邪は内伏し陽気が阻まれて体表に十分に行きわたらないために生じる。

畏寒──寒気をきらう症状で，程度は悪寒より軽い。厚着や暖房によって軽減する。

怕冷──寒さに弱い症状で，程度が軽いものである。畏寒と同義。

悪風──軽い悪寒。ただし室内や無風の場所では悪寒を感じない。

手足不温──手足が温かくない症状である。

手足厥寒──手足が寒い症状で，手足不温より重い症状である。

手足厥冷──手足が冷たい症状で，程度は手足厥寒よりも重い。寒さの及ぶ範囲は手足の指先から手首・足首までである。

手足厥逆──手足がひどく冷たい症状で，程度は手足厥冷よりも重い。寒さは手足の先から肘，膝にまで達する。

　＊悪寒・寒慄はおもに外邪が侵入することによって生じた表証で，解表法によって治療する。これらは今回の冷え症の範囲に入っていない。

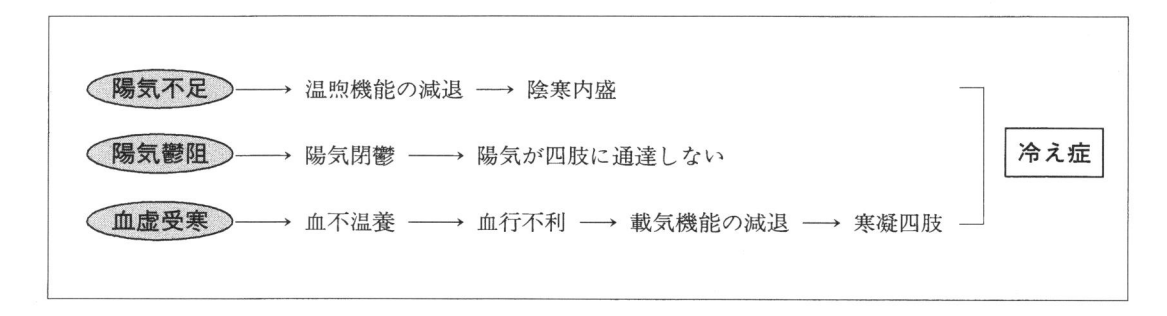

```
陽気不足 ──→ 温煦機能の減退 ──→ 陰寒内盛        ┐
陽気鬱阻 ──→ 陽気閉鬱 ──→ 陽気が四肢に通達しない  ├─ 冷え症
血虚受寒 ──→ 血不温養 ──→ 血行不利 ──→ 載気機能の減退 ──→ 寒凝四肢 ┘
```

病因病理

1 ── 陽気不足（寒厥）

陽気不足は冷え症の病因として最初にあげられるものである。生来陽虚体質の人や病気などで体内の陽気を損なった人は、陽が虚すと外寒が侵入しやすくなり、内寒も生じやすくなる（陽虚生寒）ため、冷えを強く感じるようになる。陽虚の前段階である陽気不足の状態でも、温煦機能が減退するため冷え症があらわれる。治療は陽気そのものを補益するか、あるいは陽気の温煦機能を増強する方法をとる。

2 ── 陽気鬱阻（熱厥）

陽気の流れが悪くなり、身体の末端まで陽気が分布しないため手足の冷えがおこる。陽気鬱阻の病因は2つ考えられる。1つは情緒失調、ストレスなどによって、肝気の疏泄機能が阻げられることである。例えば自律神経失調症患者（中医学では鬱証に属する場合が多い）が訴える冷えは、だいたい肝気鬱結によるものである。2つめは邪気（特に熱邪）が体内に鬱滞して、陽気の分布をさまたげることである。「熱深厥深」といわれるように、熱邪が深く重ければ冷えの症状は強くなる。陽気鬱阻による冷え症の治法は通陽である。

3 ── 血虚受寒（寒厥）

血虚体質や、慢性疾患および消耗性疾患により血量が少なくなれば、血の温養機能が減退するため、寒邪を受けやすくなる。寒邪が四肢に凝滞するため、手足に冷えを感じる。また、凝滞を主る寒は、気血の流れを阻害し血瘀を生じさせる。温陽作用をもつ血が停滞すると、冷えの症状はさらに悪化する。血虚寒凝・血瘀による冷え症の治法は養血散寒・活血である。

このほか冷え症をひきおこす病因として痰濁内阻があるが、主要な病因ではないので省略する。痰濁内阻による冷えは化痰通陽法を用いて治療する。

弁証論治

1 ── 陽気不足

【症状】
◇手足厥冷（はなはだしいときは手足厥逆）────陽虚あるいは陽気不足で，全身を温める機能が減退すると，寒が生じ手足の冷えがおこる。極端に陽気が衰弱した場合は手足厥逆（肘・膝まで冷える）がみられるが，重症のときだけである。
◇顔色が白い────「気は血を生ず」といわれ，陽気が不足すると，血も不足して，血色のない顔色となる。
◇浮腫────陽気不足になると，水湿は推動されず停滞して浮腫がおこる。
◇下痢────脾気が不足したため，昇清機能は低下し，清気が下降する症状である。
◇カゼをひきやすい────陽気不足のため体表を防御する機能が減退し，外邪が容易に侵入しやすくなる。
◇自汗────陽気の体表を固摂する機能が減退した症状である。
◇舌質淡・舌苔白潤────陽虚を意味する淡舌と，寒を示す白潤苔がみられる。
◇脈微細────虚を意味する微細脈がみられる。陽気衰微の場合は脈微欲絶（脈が弱く触知しにくい）となる。

【治療原則】補気・温陽・散寒
　陽気を温補する治法と寒邪を除去する治法を同時に用い，冷えの症状を改善する。

補中益気湯 ······················· 補中益気

```
黄耆・人参・白朮・生姜・大棗・炙甘草──補気健脾
当帰────────────────補血
陳皮────────────────行気和胃
升麻・柴胡──────────────昇提陽気
```

　本方は気虚を治療する主方である。「脾は気血を生む源」であり，脾気を補益して体内の気虚症状を治療する。処方は主として補気健脾の生薬で構成されているが，陽気を昇提させる升麻・柴胡の配合によって陽気を全身に分布させることができる。本方剤は食欲不振，疲労倦怠，下痢をしやすいなど脾胃虚弱の症状をともなう冷え症に適しているが，温陽散寒の作用はないので，冷えの強い場合は別の処方を考える。

四逆湯 ······················· 回陽救逆

```
附子12（補腎陽）  ┐
乾姜9（助脾陽）   ┘ 温裏散寒
炙甘草12 ──────── 温脾益気・調和
```

　本方は陽虚による四逆（四肢厥冷）を治療する主方であり，陽気衰微の冷えに用いられる。大辛大熱の附子が主薬であり，弱りきった陽気を戻らせる。乾姜は附子の温陽作用を増強しながら，裏寒を除去する。「附子は乾姜がなければ熱くならない」

といわれ，附子と生姜を同時に使用すると散寒作用が強くなる。甘草は附子，乾姜の辛燥をおさえ，体内の陰を保護しており，重要な存在である。本方は温陽と散寒の効能をもつ優れた方剤で，陽衰陰盛の病症に適しており，中国では緊急処方としてよく使用される。日本では入手できないので次の「桂枝加朮附湯」で代用してもよい。

桂枝加朮附湯 ……………………………散寒・通陽・止痛

```
桂枝（温通）・芍薬（緩急） ┐
生姜・大棗・甘草          ┘ 調和営衛
蒼朮──────────────燥湿去風
附子──────────────散寒温陽止痛
```

本方は日本の経験方であり，「桂枝湯」に蒼朮，附子を加えた処方である。本来寒盛の関節痛（寒痺）を治療する処方であり，冷え症をともなう関節痛・筋肉痛に適している。「桂枝湯」は衛気と営気を調和させて正気を強め，寒気の侵入を防ぐ。桂枝は主薬であり，経脈を温めて冷えの症状を治療する。蒼朮は燥性が強く，寒湿によって生じる冷えに効能がある。温陽散寒の附子も配合されているので，陽気不足の冷え症に適している。

2 ── 陽気鬱阻

【症状】
◇手足厥寒───陽気が停滞して局部に行きとどかないため冷えが生じる。陽気不足の冷え症にくらべ，冷えの程度は軽く，症状は回復しやすい。
◇口渇心煩───口渇は陽気あるいは熱邪によって体内の津液が損傷されて生じる症状である。肝鬱が強い場合にはイライラする心煩の症状をともなう。
◇胸脇苦満───肝気鬱結によって生じた肝経気滞の症状である。
◇発熱───熱邪が深く潜伏している場合は，手足は冷たいにもかかわらず発熱することがある。必ず発熱するとはかぎらない。
◇腹痛───邪気の停滞が強い場合は，「不通則痛」で腹痛が現れることもある。
◇舌紅───陽気の鬱滞あるいは熱邪の停滞を示す舌象である。
◇脈数弦───数脈は病因が熱であることを意味し，弦脈は肝気鬱結を意味する。

【治療原則】疏鬱通陽・宣達気機
鬱滞している陽気の疏通と，気機（気の運動）の通達をはかる。

四逆散 ……………………………疏肝理気・透解鬱熱

```
柴胡──────────────疏肝解鬱
白芍薬─────────────養肝和裏・止痛
枳実──────────────理気通滞
甘草──────────────調和
```

本方は四逆（四肢の冷え）を治療する処方である。作用は補陽ではなく，陽気（特に肝気）を通じさせることに重点がおかれている。主薬の柴胡は疏肝作用に優れ，斂陰養肝の白芍薬との組み合わせによって一散一収する。肝気の疏泄機能の回復と肝の蔵血機能を保護する。枳実は強

い理気作用によって停滞している陽気を通じさせ，柴胡とともに気鬱を解除する。方中には「芍薬甘草湯」の意もあり，腹痛，胸痛，脇痛，胃痛など疼痛症状をともなう冷え症に適している。

3 ── 血虚受寒

【症状】
◇手足厥冷 ─── 血脈の血が虚して血の温養作用が低下し，血脈中に寒邪が凝滞するため手足が冷える。
◇顔色萎黄あるいは蒼白 ─── 血の栄養機能が減退するため，顔色につやがなく萎黄色となる。寒邪が強いときは蒼白色となる。
◇唇淡 ─── 血虚のため淡色を呈することが多い。
◇生理不順・生理痛 ─── 血虚のため衝任経脈が空虚となり，ここに寒邪が侵入して血のめぐりが悪くなると，生理不順あるいは生理痛がおこる。
◇舌質淡あるいは暗・苔白 ─── 淡舌は血虚を，暗舌は瘀血を意味し，白苔は寒凝を意味する。
◇脈沈細 ─── 病位が裏であるため沈脈が現れ，血脈空虚であるため細脈が現れる。

【治療原則】養血・温経・散寒・化瘀
　養血法を中心に，温性の生薬を配合して散寒する。

当帰四逆加呉茱萸生姜湯　……………温経散寒・養血通脈

```
当帰・白芍薬 ──────── 温補陰血
桂枝・細辛 ───────── 温通血脈
木通 ──────────── 通利血脈
甘草・大棗 ───────── 調和脾胃
呉茱萸・生姜 ──────── 温裏散寒
```

本方は温補陰血の当帰，芍薬を中心に陰血の不足を補い，温通の桂枝で陽気を通じさせる。細辛，呉茱萸，生姜など温性の生薬が多く配合されているので，冷えの症状に対する効果は強い。木通は心に帰経し血脈を通じさせ，苦寒の性質によって桂枝・細辛・呉茱萸などの温燥を抑制する。本方は温補の作用があり血虚と寒盛による冷え症に適している。特に女性によくみられる血虚の症状に使用することが多い。臨床では血虚寒凝の生理痛，腹痛，手足のしもやけなどに用いる。

温経湯　……………………………………温経散寒・養血化瘀

```
呉茱萸・桂枝 ──────── 温経散寒
阿膠・白芍薬・麦門冬 ─── 養血調肝
当帰・川芎・牡丹皮 ──── 活血化瘀
人参・甘草 ───────── 益気健脾
生姜・半夏 ───────── 和胃化痰
```

本方剤は温経散寒，養血化瘀の効能をもち，主に衝任経脈の病証を治し生理不順，生理痛など婦人科疾患に用いることが多い。多数の養血薬を基本に散寒薬が配合されているため，冷え症にも用いることができる。活血作用のある当

帰，川芎，牡丹皮は，痛みがある，顔色が暗い，舌質暗など寒凝による血瘀症状にも効果がある。本方は「当帰四逆加呉茱萸生姜湯」とくらべると，散寒通脈の作用はやや弱いが，補益気血の機能が優れているため，虚証の症状に適している。また，活血化瘀の作用も強く，瘀血の状態にも対応できる。

婦宝当帰膠 ……………………………………補益気血

```
四物湯
（当帰・熟地黄・白芍薬・川芎）  ┐
                              ├ 滋陰補血
阿膠                          ┘

四君子湯－白朮
（党参・茯苓・甘草）            ┐
                              ├ 益気昇陽
黄耆                          ┘
```

本方は日本で市販されている中成薬で，気血の不足を治療する処方である。「八珍湯」（四物湯＋四君子湯）に阿膠（補血）と黄耆（温補陽気）が増強されている。疲労，息ぎれ，動悸，眩暈，生理の量が少ない，あるいは無月経など虚証の症状をともなう冷え症に長期間服用することができる。

先日，仕事で海女さんが多い漁村を尋ねた。当地の薬局の先生が語るところによれば，一年中冷たい海中に潜っている海女さんの大半は冷え症であるという。彼女達には「婦宝当帰膠」をよく使用するが，効果は顕著で，ほとんどの海女さん達が長く服用しているということだった。

●冷え症によく用いる生薬●

桂　枝──辛温散寒，温通経脈薬。寒邪侵入，経脈不通による冷え症に適する。

附　子──温裏散寒，補陽薬。主として陽虚寒盛による重症の冷え症に用いる。附子は止痛作用も優れ，寒凝による関節痛，筋肉痛をともなう冷え症に適する。

肉　桂──温裏散寒，止痛薬。胃痛，腹痛，生理痛をともなう陽虚の冷え症に適する。肉桂は調味料でもあり，冷え症の食事療法に利用してもよい。

乾　姜──温中散寒薬。主に中焦脾胃の虚寒による腹冷喜暖，嘔吐，下痢などをともなう冷え症に適する。

呉茱萸──疏肝温裏，散寒薬。熱性が強いので，寒盛による頭痛，胃痛，生理痛をともなう冷え症に適する。

艾　葉──散寒温経薬。気血を温運させることができ，気血不通による冷え症に適する。本生薬は薬浴にもよく用いられる。

当　帰──補血活血薬。眩暈，動悸，顔面萎黄，生理不順，生理痛など血虚血瘀をともなう冷え症に適する。

紅　花──活血通経薬。生理痛，経血中に血塊が多い，関節痛など瘀血症状をともなう冷え症に適する。薬浴にも用いられる。

分　類	症　　　状	治療原則	方　　　剤
陽気不足	手足の冷え，顔色蒼白，浮腫，下痢 カゼをひきやすい，自汗 舌淡，苔白潤，脈微細	補気温陽 散寒	補中益気湯 ＊四逆湯 桂枝加朮附湯
陽気鬱阻	手足の冷え，口渇，心煩，発熱 胸脇脹満，腹痛，舌紅，脈数弦	疏肝通陽 理気開鬱	四逆散
血虚受寒	手足の冷え，顔色萎黄，唇色淡，生理痛 生理不順，舌淡，苔白，脈沈細	養血温経 散寒	当帰四逆加呉茱萸生姜湯 温経湯 婦宝当帰膠

＊日本にない方剤

● 症　例 ●

女性，32歳，初診日，平成6年4月。

主訴：冷え・疲労無力感が9年続いている。

現病歴：冷房の強い職場に勤めていたためか，約10年前から手足の冷えが生じはじめた。冷えの症状はだんだん強まり，腹部も冷えてくるようになった。朝，通勤電車の中では肩から上肢までがしびれて，手が冷たくなる。5年前から月経不順となり，現在は無月経である。

望診：痩せ型で，顔色が白くつやがない。

舌診：舌質がやや暗で，舌苔薄白。

聞診：（－）

問診：冷えが強い。満員電車に乗って身体が圧迫されると，主に上肢が痺れ，冷えて痛む。しかも一旦冷えてしまうとなかなか温かくならない。指先が紫色になることもある。夜は靴下を履かなければ足が冷たくて眠れない。体力がなく，疲れやすい。1週間続けて仕事をすることは苦痛なため水曜日に休みをとっている。夏になると冷えの症状は緩解するはずだが，職場の冷房が強いためいっこうに改善されない。冷え症のほか，ときどき肩から上肢にかけて痛む。浮腫みも出る。食欲はあるが熱いものを好む。軟便と便秘をくりかえし現在は軟便である。睡眠は正常，月経は現在もない。

切診：脈細弦。

中医弁証：気血不足・寒湿血滞

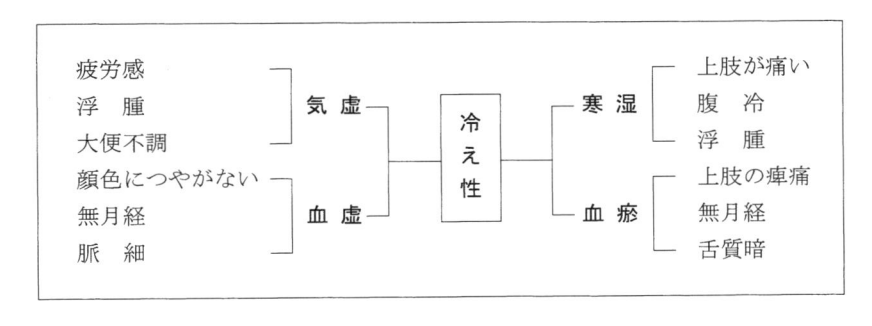

中医論治：補益気血・散寒活血・利水
中医参考方剤：「桂枝加朮附湯」＋「五苓散」＋「温経湯」
　　　　まず「桂枝加朮附湯」で冷え症を治療し，「五苓散」を併用して浮腫（現症状の中で最も苦痛な症状）を治療する。両処方はともに血分薬が少ないので，「温経湯」で養血活血，益気温経をはかる。
処方：党参4，黄耆5，白朮4，茯苓6，赤白芍各3，当帰4，香附子3，川芎2，薏苡仁6，車前子6（包煎），沢瀉4，防已3，桂枝3，蓮子肉3，夜交藤3，炒麦芽2，陳皮2（単位g）
処方理由：
　　　益気健脾――党参・黄耆・白朮・茯苓
　　　滲湿利水――白朮・茯苓・薏苡仁・車前子・沢瀉・防已
　　　養血調経――赤芍薬・当帰・香附子・川芎
　　　温経通脈――桂枝
　　　養心安神――蓮子肉・夜交藤
　　　健脾和胃――炒麦芽・陳皮
①浮腫があると陽気がなかなか回復しないため，浮腫の治療を優先するようにし利水薬を多く配合した。
②補気薬も利水作用のあるものを選んだ。
③血分薬は養血活血薬を中心に選ぶが，月経のことも考える必要がある。
④気血を補益（本治）した後で，冷え症治療の代表薬である桂枝を併用した。
⑤心神不安の症状に少量の養心安神薬を併用した。
経過：浮腫の症状が徐々に改善されてきたので，利水薬の車前子，沢瀉を除く。軟便の症状に山薬4，便秘の症状に麻子仁5，憂鬱の症状に柴胡3，不安が強い症状に小麦3・竹葉3，上肢の疼痛が強い症状に秦艽4，肩こりの症状に葛根3，無月経の症状に益母草4・丹参3などを加えた。現在，冷えはまだ残っているが，初診時にくらべて，ずいぶん軽減しており，靴下を履かなくても眠れるようになった。疲労感もなくなり，毎日仕事に従事し，残業さえできるようになった。月経は依然としてないため，今後は婦人科の治療を中心に進めていきたい。

●民間療法●

①虚弱体質の冷え症に，黄耆30g，大棗20個，黒砂糖30g（5日分）を軟らかく煮こんで大棗を食べ汁を飲む。
②月経不順などの瘀血症状をともなう冷え症に，紅花10g，よもぎ10g，桂枝10gを風呂に入れ薬浴する。

陽 痿

インポテンツは中医学では「陽痿」あるいは「陽事不挙」（陰茎の勃起不能）といわれる。病因が腎陽の虚衰に属することが多いことから，「陽痿」と名づけられているが，「陰萎」（陰茎が萎える）とよばれる場合もある。男性性器の機能障害の中でも，インポテンツは治療しにくい病症の1つである。

病因病機

1 ── 腎陽不足（元陽不足）

腎は精を蔵する臓腑であり，人体の生長，発育，および生殖を主っている。このため男女の生殖器の発育熟成と生殖能力は腎陽の充実によって可能となる。腎精は幼年期より次第に充満しはじめ，青年期にピークに達し，その後次第に衰退してゆく。したがって性機能と生殖能力は，腎の蔵精機能によって大きく影響されている。腎精が流失したり，腎陽（元陽）が虚衰すると「陽痿」の症状が現れる。

腎精不足は次のような原因によっておこる。

先天的に腎精が不足している。

手淫によって腎気を損傷する。

房事過多によって腎精を消耗する。

老齢となって精が衰退する。

慢性疾病のため精を消耗する。

驚恐の情志が腎を損傷する。

この原因の中で，少数の発育不良による先天的な腎虚を除けば，未成年者の手淫による腎気（腎の機能）の損傷と，不節制な性生活による腎精の消耗による腎精の不足が比較的多いであろう。もちろん「齢（よわい），60にして陰萎える」と『内経』に書かれているように，年を重ねるに従って腎精は自然に減少してくる。

腎精は，先天の精（生殖の精）と後天の精（臓腑の精）によって成り立っている。腎精は陰に属しているが，腎は陰と陽が同居する宅（すみか）とされ，腎精（陰）が慢性的に消耗されると，陰陽互根*の法則により，腎陽も次第に不足していくこととなる。

「恐驚は腎の志」とされ，強い恐怖感（恐）や，思わぬことでショックをうけて動揺する（驚）と，腎気は損傷されてしまうことがある。特に最初の性交に失敗した経

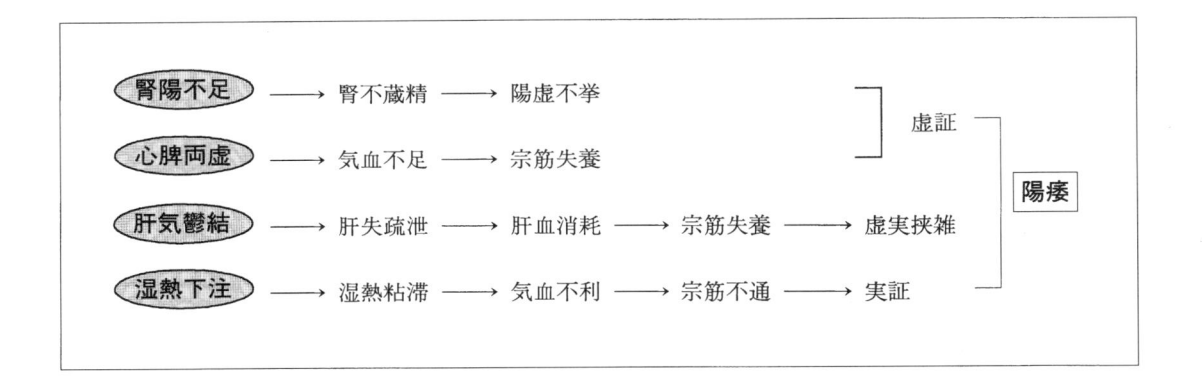

```
腎陽不足 → 腎不蔵精 → 陽虚不挙                    ┐
心脾両虚 → 気血不足 → 宗筋失養         ┐ 虚証    │
                                                  ├ 陽痿
肝気鬱結 → 肝失疏泄 → 肝血消耗 → 宗筋失養 → 虚実挟雑 │
湿熱下注 → 湿熱粘滞 → 気血不利 → 宗筋不通 → 実証    ┘
```

験や，性に対する不安感などが「陽痿」を誘発する原因となることもある。

＊陰陽互根：陰と陽は互いに依存しあい，また転化しあう。孤陰や独陽では生化生長することはできない。

2 ── 心脾両虚

心脾両虚とは心血虚と脾気虚の2証が合併した状態であり，気血不足といってもよい。脾は水穀を運化して，気血を生化する源であるから，脾気が虚すと気血が不足し，全身に栄養がゆきとどかなくなる。気血が「宗筋」（男性生殖器）に到達して養うことができなければ，インポテンツが生じる。

心脾両虚の原因には次のことが考えられる。

憂鬱や考えすぎによって，心・脾を損傷する。

脾胃虚弱のため，生成される気血が不足する。

慢性疾患によって気血が消耗される。

「脾は思を主り」「心は神明を主る」臓腑である。精神，意識，思惟活動などを主る脾と心は強いつながりをもっている。憂鬱，考えすぎなどの精神的な苦痛は，脾気や心血を大きく損傷してしまう。また，脾胃がもともと虚弱な人は，気血の生成が足りないため，気血は常に虚の状態になる。さらに，慢性疾患の消耗によって気血が減少することもある。これらの原因によって，気血が不足（心脾両虚）すると「陽痿」が現れる。

3 ── 肝気鬱結

肝は疏泄を主っており，陽気を昇発させる機能をもっている。激しい怒りは肝の昇発機能を亢進させ，「怒が肝を傷める」結果となる。また怒り，イライラ，憂鬱など情緒の変動によって，肝の疏泄機能は失調して肝気は鬱結する。肝の経絡は陰部をめぐっており，肝気鬱結によって肝の蔵する血が消耗されると，宗筋（男性生殖器）を養うことができず萎縮する。

4 ── 湿熱下注

湿は粘滞性があり，体内に停滞すると気機の働きを阻害する。また湿は下方へ流動

して人体下部を侵すことが多い。長く停滞して熱化した湿が下に降りて集中すると，水腫，淋証，帯下，脚気など下焦の湿熱症状が現れる。「陽痿」も湿熱が陰部に注ぐことによって宗筋の機能が衰え，萎えてしまう症状である。

湿熱下注による「陽痿」は比較的少ないが，治療は難しい。脂っこい物・甘い物・特に酒の摂取は湿を生み，徐々に熱に変化し，湿熱証となる。食事の不節制によって湿熱証になることはは意外に多い。

弁証論治

1 —— 腎陽不足（元陽不足）

【症状】
◇陰茎が勃起しない，あるいは勃起しても堅くならない——元陽が不足して，陰茎を支えることができない症状，腎陽虚の代表症状である。
◇精液が薄く，冷たい——腎陽不足によって腎精が減少する。
◇眩暈・耳鳴・健忘——腎に貯蔵されている精が不足しているので，精から生まれる髄も減少し，髄海（頭）は栄養不足の状態となる。
◇面色㿠白——顔がむくんだような白さを呈する。陽気不足および腎精虚で，顔に栄養を供給することができない。
◇足腰がだるい，痛い——「腎は骨を主り」「腰は腎の府」である。腎精の不足で，骨髄が減少して骨を養うことができないため，腰の症状が多くみられる。
◇手足が冷えやすい——腎陽が不足して，全身を暖めることができない症状。
◇脱毛——「腎の華は髪にある」。髪は腎精の状態を表している。
◇歯が弱い——「歯は骨の余り」とあるように，腎精虚で骨を主ることができないときに現れることが多い。
◇舌淡苔白——淡舌は精虚を意味し，白苔は病気の性質が陽気不足の寒証に属することを意味する。
◇脈沈細——沈脈は病位が裏の腎にあることを示し，細脈は精血の不足を示す。

【治療原則】温補元陽（温性の補薬を用いて，腎の元陽を強壮する）

八味地黄丸　……………………………温補腎陽

本方剤は「六味地黄丸」に，内寒を除去する附子，肉桂を加味した処方である。腎は陰陽の宅であるから，腎陽を補いたいときは腎陰を補う必要があるため，腎陰を補う「六味地黄丸」を基本に用いながら腎陽を補うようにする。これは「陰陽互根」の理論にもとづいた治療法である。元陽不足の「陽痿」は慢性化しやすく，腎の陽虚と陰虚が同時に存在することが多く，本方剤のように陰陽双補の方剤が適している。また，補腎する際は，同時に「水を主る」機能を整える必要がある。本処方には利水清熱作用のある三瀉薬が配合されている。

本方剤は穏やかに腎の陰陽を調補する処方で，長期にわたって服用することができ

```
六味地黄丸────────滋補腎陰
熟地黄──補腎滋精  ┐
山茱萸──補肝渋精  ├温補腎精（三補）
山薬  ──健脾益精  ┘
沢瀉  ──泄腎濁    ┐
牡丹皮──清肝火    ├清瀉腎濁（三瀉）
茯苓  ──滲脾湿    ┘
附子  ──補陽散寒  ┐
肉桂  ──通陽散寒  ┴温補腎陽
```

る。もし，効果がみられない場合は，下に述べる方剤に変方してみるとよい。

海馬補腎丸　　……………………強精補腎

```
海馬・鹿茸・蛤蚧・鮮対蝦   ┐
海狗腎・鹿腎・驢腎・鹿筋   ┴補腎益精
熟地黄・山茱萸・枸杞子・当帰──滋補陰血
補骨脂・人参・黄耆・茯苓────温補陽気
竜骨──────────────収斂固精
桃仁──────────────活血化瘀
丁子──────────────温裏散寒
```

本方剤は中成薬で，大量の動物薬が配合されており，腎精を補う効果が特に優れている。主に精液が薄い，精子数が少ない，腰痛，冷えなどの腎精虚および腎陽虚の傾向が強い患者に適している。

本方を長期にわたって服用して，胃もたれ，のぼせなど熱っぽい症状が生じた場合は，健脾和胃作用のある「六君子湯」，あるいは舒肝清熱健脾作用のある「加味逍遥散」を併用する。

至宝三鞭丸　　……………………補精益腎・健脳強身・温補気血

```
海狗腎・梅花鞭・広狗鞭─────────強精補腎
鹿茸・蛤蚧・海馬・杜仲・巴戟天       ┐
淫羊藿・補骨脂・菟絲子・肉蓯蓉・陽起石 ┴温補腎陽・強精
六味地黄丸
（熟地黄・山茱萸・山薬・沢瀉・牡丹皮・茯苓）┐
何首烏・枸杞子・当帰・芍薬           ┴滋陰養血
桑螵蛸・覆盆子・竜骨──────────収斂固精
人参・黄耆・白朮────────────益気健脾
小茴香・山椒・肉桂・沈香────────温裏散寒
菖蒲・甘松香・遠志─────────開竅安神
牛膝─────────────────補肝腎・強筋骨・活血通経
黄柏─────────────────清熱降火
```

本方は腎精を補益する効能が優れている。動物の陰茎を使用して腎精を補益し，不妊症，精子減少，精力減退などの精の病証に用いる。この他，痴呆症，腰痛，尿失禁，体力減退など腎陽虚の症状がみられるときにも適している。

五子衍宗丸 ……………………………… 補腎渋精

```
枸杞子 12    （補血）    ┐
車前子 3     （利水）    │
菟絲子 12    （補陽）    ├ 補益腎精
覆盆子 6・五味子 2（収斂精液）┘
```

本方は5種類の種子によって組成されており，いずれも腎精を補益する作用をもっている。腎陰を補う枸杞子と腎陽を補う菟絲子を併用して，腎の陰陽を調整し，車前子の利水作用によって，腎の水を主る機能を整える。覆盆子と五味子の優れた収斂作用によって腎精の流失（遺精・早泄）を固渋できる。

本方は穏やかな補腎剤で，長期にわたる服用も可能である。その特長は収斂作用が強いことで，早漏および尿の淋瀝症状の治療に効果がある。しかし，補腎作用は弱いため，インポテンツには，「八味地黄丸」を併用して腎精を補強したい。

2 ── 心脾両虚

【症状】
◇陰茎が勃起しない──脾気虚および心血虚で，「陰茎」を養うことができずに萎える。
◇顔面萎黄──気血，特に血が虚して顔の栄養が不足してつやがない。
◇動悸──心血虚によって，心の血脈を主る機能が低下した症状である。
◇不安・不眠──心の神明を主る機能の低下によっておこる症状である。
◇疲労感──脾気虚のため，脾の主っている筋肉・手足の栄養が不足して，行動が鈍くなる。
◇食欲不振──脾気が虚して，運化機能が低下する。
◇舌質淡──気血不足を示す舌象である。
◇脈細弱──細脈は血虚，弱脈は気虚を示す。

【治療原則】 補益心脾（心血と脾気を補益する）

帰脾湯 ……………………………… 補益気血

```
人参・黄耆・炙甘草・白朮──────補益脾気
当帰・竜眼肉・大棗（補血）       ┐
酸棗仁（養血）・遠志・茯神（安神）├ 養心安神
木香──────────────理気
生姜──────────────和胃
```

本方には補気・補血・安神の作用があるが，特に補血に重点がおかれた処方である。補気作用によって，脾気の運化機能が増強され気血がさかんに生化されると，気血不足の症状が改善される。血が充

足すれば，心の蔵神機能は安定し，精神状態も落ち着いてくる。

　気血不足の陽痿に用いるときは，腎精を強壮する菟絲子，補骨脂，山茱萸，あるいは「八味地黄丸」を併用することが考えられる。

桂枝加竜骨牡蛎湯　……………………調和陰陽・収斂固渋

```
桂枝湯────────────────調和陰陽
（桂枝・白芍薬・炙甘草・大棗・生姜）
竜骨・牡蛎────────────収斂渋精
```

　精液が流失し陰液不足の状態が長期化すると，腎陽も不足しはじめる。このため，陰部の寒冷など陽気不足の症状が現れる。本方には気血を補益する作用はないが，「桂枝湯」には穏やかに陰陽（気血）を調和する作用がある。竜骨と牡蛎は，精液の流失を固渋させる作用と，不安，動悸など精神的な症状をしずめる作用をもっている。

五子地黄湯　……………………気血双補

```
五子衍宗丸─────────────補腎渋精
六味地黄丸─山茱萸──────────補腎滋陰
（生地黄9・山薬12・牡丹皮9・茯苓9・沢瀉9）
党参9・甘草4.5─────────────補気
当帰9・白芍薬9────────────補血
```

　本方剤は補腎精作用のある「五子衍宗丸」「六味地黄丸」に，補益作用のある党参，当帰，芍薬などを加えた処方である。腎脾両臓の精・血・気を強壮する作用があり，臨床でもインポテンツおよび発育不全症によく用いられる。

③ ── 肝気鬱結

【症状】
◇陰茎が勃起しない──情緒の変動で肝の疏泄機能が乱れ，肝気が鬱して肝血を消耗し，肝に属する前陰部の筋肉を養うことができなくなるため陰茎が萎える。
◇イライラ・怒りっぽい──肝の疏泄機能の失調による症状である。
◇胸脇脹満──胸・脇部に分布している肝の経脈の気滞症状である。
◇下腹部が脹る──肝の経脈が走行する下腹部および陰部に肝気が鬱結し気滞した症状である。
◇舌質やや紅──肝気が鬱して熱があることを示す舌象である。
◇脈弦細──肝を代表する弦脈と肝の血虚を代表する細脈がみられる。
【治療原則】 疏肝解鬱

加味逍遥散 ……………………………… 疏肝解鬱・養血

```
柴胡・薄荷 ――――――――――― 疏肝解鬱
白朮・茯苓・生姜・甘草 ――――― 健脾益気
当帰・白芍薬 ――――――――― 補益肝血
牡丹皮 ―――――――――――― 涼血活血
山梔子 ―――――――――――― 清熱瀉火
```

「逍遥散」は疏肝解鬱に用いる基本方剤である。

熱症状をともなうときはこれに牡丹皮，山梔子を加えた「加味逍遥散」を選ぶ。

頭痛，眩暈，口が苦いなど肝火旺盛の症状をともなう場合は，清肝作用のある「抑肝散」を併用する。

不眠・動悸など精神不安の症状が強い場合は，疏肝，清熱，安神作用のある「酸棗仁湯」を併用する。

夢精など精液の流失症状をともなうときは，清肝渋精作用のある「柴胡加竜骨牡蛎湯」を併用する。

達鬱湯 ……………………………… 疏肝解鬱

```
柴胡9（清肝）・川芎9・香附子9（活血理気） ┐
白蒺藜9（散風）・橘葉9（理気）          ┘ 疏肝解鬱
升麻9 ―――――――――――――― 昇陽気
桑白皮9 ―――――――――――― 清熱降気
```

本方は理気・活血の効能があり，肝の鬱結症状を治療する（鬱を通達する）ので，「達鬱湯」と名付けられた。疏肝作用ばかりでなく，陽気を上昇させる柴胡，升麻が配合されているため，勃起不能に対する効果が期待される。

弁証によって，補腎益精作用のある菟絲子，金桜子，韭菜子（韭の種子），枸杞子，車前子などを併用すれば，さらに効果を高めることができる。

4 —— 湿熱下注

【症状】
◇インポテンツ —— 湿熱邪気の下注によって気血の流れが塞がれ，生殖器の機能が衰えた症状である。
◇陰嚢湿痒 —— 湿邪が下に流注したため陰器が湿っぽくなり，湿が化熱すると瘙痒が生じる。重度の場合は，痛痒い症状を呈することもある。
◇尿黄 —— 湿熱の邪気が下焦の膀胱に停滞すると，尿の色が濃くなり，悪臭をともなう。
◇下肢沈重 —— 湿は重濁の性質があるため，下半身が重だるく感じる。
◇舌苔黄膩 —— 湿を示す膩苔と熱を示す黄苔がみられる。
◇脈弦滑 —— 肝の経脈に湿熱の邪気が侵入したため弦脈がみられ，湿邪の停滞を示す滑脈がみられる。
【治療原則】清熱利湿

分類	症状	治療原則	方剤
腎陽不足	勃起不能，精液が薄く冷たい，眩暈，耳鳴，健忘 顔がむくんで白い，足腰がだるい，手足の冷え 脱毛，歯が弱くなる，舌淡苔白，脈沈細	温補腎陽	八味地黄丸 海馬補腎丸 至宝三鞭丸 *五子衍宗丸
心脾両虚	勃起不能，顔面萎黄，動悸，不安，不眠，疲労感 食欲不振，舌質淡，脈細弱	補益心脾	帰脾湯 桂枝加竜骨牡蛎湯 *五子地黄湯
肝気鬱結	勃起不能，イライラ，怒りっぽい，胸脇脹満 下腹部が脹る，舌質やや紅，脈弦細	疏肝解鬱	加味逍遥散 *達鬱湯
湿熱下注	勃起不能，陰嚢湿痒，尿黄，下半身が重だるい 舌苔黄膩，脈弦滑	清熱利湿	竜胆瀉肝湯 知柏地黄丸

＊日本にない方剤

竜胆瀉肝湯　　　　　　　　　　　　清熱利湿

竜胆草・黄芩・山梔子―――――清熱瀉火利湿
車前子・木通・沢瀉―――――――利水清熱
生地黄・当帰―――――――――――養血柔肝
炙甘草―――――――――――――――諸薬を調和

本方は肝胆経脈の湿熱を除去する代表処方である。強力な清熱作用と利水作用があり，湿熱によるインポテンツ治療に適している。また生地黄，当帰の配合によって肝の蔵血機能を調節し，清熱薬および利水薬による陰の損傷をカバーしている。

知柏地黄丸　　　　　　　　　　　　補腎滋陰・降火利湿

六味地黄丸―――――――――――滋陰補腎
知母・黄柏―――――――――――滋陰清熱

本方は補腎の「六味地黄丸」に，清熱降火の知母と，清熱燥湿の黄柏を加味した処方である。特に黄柏の清熱燥湿効能は優れており，陰嚢の湿痒，尿黄など下焦湿熱の諸症状に効能がある。「六味地黄丸」には，利水作用のある茯苓，沢瀉，清熱作用のある牡丹皮が配合されているので，腎虚をともなう湿熱下注の陽痿に適している。

「竜胆瀉肝湯」は清熱利湿作用が強く，肝経の湿熱証を治療する方剤であり，「知柏地黄丸」は補腎作用があり腎経の湿熱証を治療する方剤である。

●陽痿に効く薬膳●

山薬の団子
材料：山薬150，砂糖150，糯米粉250（単位g）

蒸した山薬をつぶして砂糖を加えて混ぜ，小さい団子状に丸めておく。糯米粉をお湯で軟らかく練って小さく分け，麺棒で丸く延ばし山薬の団子を包む。これをお湯でゆでる。

＊山薬は補腎固精の良薬で，長く食べ続けて「腎蔵精」の機能を強めれば，インポテンツ，遺精に効果がある。穏やかな薬なので，各種の陽痿に応用できる。

韭の餃子
材料：餃子の皮，韭750，ラムの挽き肉200，黒きくらげ15，金針菜30，（単位g），醬油，黄酒，塩，おろし生姜（適量）

韭，黒きくらげ，金針菜を細かく切って，挽き肉，調味料とよく混ぜ，餃子の皮で包んで，沸騰したお湯に入れる。沸騰したら水を差す。これを3回繰り返す。

＊韭，ラムには補腎作用と温熱性があり，手足や腰の冷えがみられる腎陽虚の陽痿に適している。

すっぽんのスープ
材料：すっぽん1匹，黄酒，葱，生姜，胡椒粉，塩（適量）

塩を加えた黄酒（老酒）に，腹部を除去したすっぽんを30分ぐらいひたしておき，黄酒ですっぽんが軟らかくなるまで煮込む。葱のみじん切り，おろし生姜，胡椒粉で調味して食べる。

＊すっぽんは「血肉の品」と呼ばれ，精血を補う力がすぐれ，眩暈，面色萎黄，寝汗，微熱など，陰血不足の症状がみられる陽痿に適している。

陽痿に適する食物
肉　類：羊肉・牛腎・豚腎など
魚介類：鰻・蝦・鯉・あなごなど
木の実：栗・蓮子・胡桃・胡麻など

肥　満

　中国では肥満症のことを「肥胖症」という。古くは肥満した人を「肥貴人」と呼んだ。肥満体は富貴な生活を送る人々の象徴であり、病気とみなされていなかったため、古代の文献にも肥満症についての記載は少ない。

　今や肥満症にみられる体重の増加は、心臓に負担をかけ、もろもろの成人病の引金になり、糖尿病、痛風、皮膚病、脂肪肝、さらには癌とも密接な関係をもつと考えられている。

病因病機

1 ── 痰湿内蘊

　痰湿は油っこいもの、甘いものの飲食や酒の呑み過ぎにより生じる。痰湿が長期にわたって体内に停滞し、筋肉と皮下に蓄積すると肥満となる。肥満の主な原因は痰湿である。

　古代の文献にも「肥貴なる人は、すなわち高粱（食物）の疾なり。多痰多湿」とあり、多湿多痰の食物を常食していると肥満になることを指摘している。

2 ── 脾気虚弱

　脾胃虚弱の体質、あるいは病後や手術などにより脾胃の気が不足すると、脾の運化機能が減退するため体内に水湿が停滞して肥満となる。さらに水湿は痰湿を形成し痰湿内蘊の肥満になる。当然「穀気、元気に勝れば、その人肥満して寿しからず」とあるように、食べすぎ、飲みすぎは肥満の原因となる。

3 ── 血瘀

　瘀血は現代病の原因の1つである。瘀血の中には脂肪が含まれており、瘀血が蓄積するといわゆる脂肪太りとなる。肥満症に合併して高脂血症、狭心症、高血圧、脳卒中後遺症などがみられるときは、いずれも瘀血が存在しているとみるべきである。

4 ── 肝気鬱結

　ストレスは万病の本である。精神的な刺激を受け情緒不安定の状態が続くと、肝気

肥満

```
痰湿内蘊 ──→ 痰湿が肌膚に流注する
脾気虚弱 ──→ 運化機能の減退 ──→ 痰湿内生
血　瘀 ──→ 血行不暢 ──→ 瘀血阻脈 ──→ 瘀滞痰凝      肥満症
肝気鬱結 ┬→ 気滞血瘀
         └→ 肝胃不和 ──→ 胃火旺盛
肝胆湿熱 ──→ 湿滞熱盛 ──→ 肝鬱胆熱
腎　虚 ──→ 脾腎陽虚 ──→ 水湿内停
```

は暢びやかにめぐらず滞る。肝気鬱結が長びくと血の流れも滞るため血瘀が生じ肥満症になる。また長期的な肝気鬱結から生じた熱が脾胃に影響すると（木克土），胃熱が旺盛になり食欲が異常に亢進するため，過食が続いて肥満となる。肥満体であることを過剰に意識することも，ストレスを生む原因の１つとなり，肥満の解消には好ましくない。

5 ── 肝胆湿熱

飲酒と飲食の失調により痰湿が生じ，これが長期に停滞すると化熱して湿熱の症状が現われる。湿熱邪気は一般に脾胃に停滞しやすいが，肝胆にも停滞する。湿熱によって肝胆の疏泄機能は減退し，肝鬱胆熱の症状が生まれる。臨床では脂肪肝をともなう肥満症がみられる。

6 ── 腎虚

腎は水を主る「水臓」である。腎の精気が不足すると，水液を気化する機能が低下するため，全身に水が滞り浮腫んだような肥満体となる。遺伝的な肥満，薬物の副作用による肥満，高齢者の肥満などは，腎虚を原因として考えなければならない。肥満の治療は後天の本である脾とともに，先天の本である腎を考慮する必要がある。

弁証論治

1 ── 痰湿内蘊

【肥満に随伴する症状】
◇痰が多い──痰湿が停滞した症状である。

◇胸腹部の脹満感———痰湿が停滞して気のめぐりが悪くなった症状である。
◇悪心———胃に停滞している痰湿と胃気が,一緒になって上逆する症状である。
◇食欲亢進———体内にこもった痰湿が熱に変化して胃熱が盛んになると,一時的に食欲が亢進する。
◇身体が重い———痰湿が四肢に流れ込み留滞した症状である。
◇舌苔厚膩・脈滑———痰湿の存在を示す舌象と脈象である。

【治療原則】化痰利湿・減肥

二陳湯 ……………………………燥湿化痰

```
半夏・陳皮（理気）
茯苓（健脾）          ┐
生姜                  ┘ 燥湿化痰
甘草————————————調和
```

本方は燥湿化痰の基本処方である。上焦肺の痰湿を除去することによって,水分の吸収,排泄の障害をうながし,肥満を改善する。

平胃散 ……………………………理気化痰・和胃

```
蒼朮（健脾）・厚朴（除満）・陳皮————理気化痰
生姜・大棗・炙甘草————————————和胃
```

本方は温燥の性質により中焦の痰湿を乾燥させる作用があり,悪心,口が粘るなど胃湿が多い症状をともなう肥満に適している。

胃苓湯 ……………………………化痰理気・利水

```
平胃散————————————————理気化痰
五苓散————————————————利水健脾
（猪苓・沢瀉・白朮・茯苓・桂枝）
```

本方は「平胃散」と「五苓散」を合わせた方剤であり,体内の痰湿と下焦の薄い水湿を除去する作用がある。浮腫,下痢することの多い水湿症状をともなう肥満に適している。舌苔が黄色く,口臭が強いなど痰湿が化熱傾向のみられる肥満には,「茵陳五苓散」（清熱化湿）を使用する。

●痰湿型の肥満に用いる生薬●

半　夏（燥湿化痰）———痰が多い
陳　皮（理気化痰）———胸悶・胃脹
茯　苓（滲湿健脾）———疲労および浮腫み
車前子（清熱利水）———浮腫み
薏苡仁（利水滲湿）———湿疹・にきびなどの皮膚症状
荷　葉（解暑・利尿）———頭痛および夏まけ

決明子（潤腸通便）――― 便秘
莱菔子（理気・消食・化痰）――― 腹脹・痰が多い

2 ――― 脾気虚弱

【肥満に随伴する症状】
◇疲労感――― 脾の四肢・筋肉を主る機能が低下した症状である。
◇食欲不振――― 脾の運化機能が低下した症状である。
◇息ぎれ――― 脾気虚弱が肺に影響し，肺気不足の症状が現れる。
◇汗が出やすい――― 肺気不足による固摂機能の減退症状である。
◇カゼをひきやすい――― 肺の体表を防御する機能が減退した症状である。
◇嗜眠――― 陽気が湿邪に阻害されて，全身に分布できないためにおこる。
◇身体が重い――― 湿邪（陰邪）が停滞するため，体が重く感じられる。
◇舌体胖・舌質淡・苔白――― 胖淡舌は脾虚を意味し，白苔は寒性の痰湿停滞を示す。
◇脈細弱――― 気虚を意味する脈象である。

【治療原則】健脾益気・減肥

六君子湯　……………………………… 益気健脾・化痰理気

四君子湯 ――――――――――― 健脾
（人参・白朮・茯苓・生姜・大棗・甘草）
半夏 ――――――――――――― 化痰
陳皮 ――――――――――――― 理気

本方は，益気健脾の基本方剤である「四君子湯」と，化痰の基本方剤である「二陳湯」を合方した処方である。食欲不振，疲れやすいなどの脾虚症状と，痰が多い，舌苔膩などの痰湿症状を治療できる。脾の運化機能は活発になり，湿の発生を予防する穏やかな方剤で，長期間服用してもさしつかえない。下痢の傾向がある場合は「啓脾湯」あるいは「香砂六君子湯」を用いる。

防已黄耆湯　……………………………… 益気去風・健脾利水

黄耆・白朮（燥湿）――――――― 益気固表
防已 ――――――――――――― 利水去風
甘草 ――――――――――――― 調和・健脾
生姜・大棗 ――――――――――― 調和営衛

本方は体表に侵入した風水・風湿の邪気を除去する処方である。利水作用と益気作用が併合されているため，脾虚水盛の肥満症に用いられる。特に黄耆は肺気を補益する作用が優れているので，汗をかきやすい，カゼをひきやすい体質の肥満に適している。本方は黄耆と白朮によって健脾益気をはかり，防已と白朮によって水湿を除去する扶正去邪の処方である。

●脾気虚弱型の肥満に用いる生薬●

黄耆（益気・固表止汗）――――息ぎれ・汗が出やすい
人参（補気健脾）―――――――疲労感が強い
白朮（健脾燥湿）―――――――食欲不振
蒼朮（燥湿健脾）―――――――下痢，苔厚
山薬・扁豆（補脾胃）――――下痢

3 ── 血瘀

【肥満に随伴する症状】

◇顔色がどす黒い――――全身に血瘀が存在するときの顔色。
◇月経不順・無月経・あるいは不妊――――肝気鬱結によって血のめぐりが悪化した症状である。
◇舌暗あるいは瘀斑・瘀点がある――――瘀血の存在を示す舌象である。
◇脈渋――――滑らかに血が流れないことを示す脈象である。

【治療原則】活血化瘀・減肥

冠元顆粒 ……………………………活血化瘀

```
丹参・川芎・赤芍薬・紅花――――活血化瘀
香附子・木香――――――――――理気
```

本方は狭心症治療の名方である。活血薬を中心に理気薬も配合され，気滞血瘀の諸症状を治療でき，現代病の治療に広く使える。特に高脂血症，心・脳・血管などの傷害をともなう肥満に適している。

桃核承気湯 ……………………………破血去瘀

```
桃仁（破血）・桂枝（温経）――――活血通経
大黄（清熱）・芒硝（散結）――――通便
甘草――――――――――――――調和
```

本方は「調胃承気湯」（清熱通便）に桃仁（活血化瘀）と桂枝（通血脈）を加えた処方で，活血作用が強い。承気湯の成分が入っているので，特に下焦の瘀血（月経不順，無月経，便秘など）に用いることが多い。攻下作用が強いので，瘀血がないときや正気が不足して疲労感が強いときは用いないようにする。

●瘀血型の肥満に用いる生薬●

丹　参（活血去瘀）――――全身の瘀血の症状，とくに心・脳の疾患
川　芎（活血行気）――――頭痛
赤芍薬（活血去瘀）――――疼痛
牡丹皮（涼血活血）――――舌紅・心煩などの熱症状
桃　仁（破血去瘀・通便）――――便秘
当　帰（補血・行血）――――眩暈・月経不順

大　黄（去瘀通経）―――瘀血の症状が強い・便秘
山楂子（去瘀行滞）―――高脂血症

4 ── 肝気鬱結

【肥満に随伴する症状】
◇イライラ―――肝の疏泄機能の失調による症状である。
◇胸脇脹痛―――胸脇部を走行している肝経に気が滞った症状である。
◇不眠―――肝火が上昇して，心の蔵神機能を乱した症状である。
◇過食気味―――肝鬱化熱が胃に影響し胃熱が生じると，食欲が異常に亢進する。
◇月経不順―――血を蔵する肝の疏泄機能と蔵血機能が失調して，月経を調節する機能が乱れる。
◇便秘―――胃熱が腸に移ると，腸燥便秘がみられる。
◇舌質やや紅―――肝鬱化熱の舌象である。
◇脈弦―――病位が肝にあることを示す脈象である。

【治療原則】疏肝理気・清熱通腑・減肥

加味逍遥散 ……………………………疏肝理気・清熱

```
柴胡・薄荷――――――――疏肝解鬱　┐
芍薬・当帰――――――――養血柔肝　│ 逍遥散
茯苓・白朮・炙甘草・生姜―健脾調中　┘
牡丹皮（活血）・山梔子――清熱涼血
```

疏肝解鬱の基本方剤である「逍遥散」に，山梔子（清熱）と牡丹皮（清熱活血）を加えた処方である。イライラ，怒りっぽい，頭痛，脇痛など肝鬱症状が強く，心煩，微熱，口渇などの化熱の傾向がみられる肥満に適している。

開気丸 ……………………………疏肝理気・止痛

本方は理気薬を重点的に配合した疏肝剤で，強い肝気鬱結の症状（特に胸脇部の疼痛）に使用する。理気薬は乾燥性が強いため，舌紅，口渇などの化熱の傾向があるときには慎重に用いなければならない。（組成略）

大柴胡湯 ……………………………疏肝理気・清熱瀉下

```
小柴胡湯－人参・甘草――――――疏肝清肝理気
（柴胡・黄芩・半夏・生姜・大棗）
小承気湯－厚朴――――――――――清熱瀉下
（大黄・枳実）
白芍薬――――――――――――――養陰緩急止痛
```

本方は，「小柴胡湯」によって疏肝清肝し，「小承気湯」によって胃熱を瀉する。心煩，脇痛，便秘，苔黄などの熱症状が強い肥満に適している。特に肝胆の疾患をともなうときに用いることが多い。

防風通聖散 …………………………… 疏肝理気・解表通裏

```
防風・荊芥・麻黄・薄荷・連翹────散風解表
連翹・石膏・山梔子・黄芩──────清裏熱
大黄・芒硝（通便）・滑石（利水）──泄熱
桔梗────────────────排膿
川芎・当帰・白芍薬────────活血理気
白朮・生姜・甘草──────────健脾和胃
```

　本方は実熱の邪気が体表および体内に充満する病証を治療するもので，実証の肥満症に対する主方とも考えられている。本処方は特に皮膚に熱がこもった発疹症状（にきび，湿疹，化膿しやすい皮膚病）に使用することが多い。また，体温上昇による腸燥便秘，尿量減少にも用いられる。

●肝気鬱結型の肥満に用いる生薬●

　柴　胡（疏肝清肝）──鬱症状・緊張状態
　黄　芩（清熱燥湿）──胸悶・腹満・尿量減少
　黄　連（瀉火解毒）──過食，特に甘い物を異常に好む
　桑　葉（疏散風熱）──頭痛・高血圧
　菊　花（疏散風熱）──頭痛・目の充血
　大　黄（通腑泄熱）──胃腸熱結・便秘
　番瀉葉（瀉熱通便）──がんこな便秘
　山梔子（清熱除煩）──心煩・口渇
　茵陳蒿（清熱化湿）──肝，胆の炎症

5 ── 肝胆湿熱

【肥満に随伴する症状】
◇口苦・口粘──湿熱に燻蒸されて，胆汁が上昇する症状である。
◇赤ら顔・目の充血──肝胆の熱盛によって，気血が上逆した症状である。
◇軟便──湿熱が下焦に影響することによって現われる症状。
◇舌紅・苔黄膩──舌紅と黄苔は熱の存在を示し，膩苔は湿の存在を示す。
◇脈滑数──滑脈は湿の存在を，数脈は熱の存在を示す。
【治療原則】清熱利湿・疏肝利胆・減肥

茵陳蒿湯 …………………………… 清熱利湿

```
茵陳蒿─────────────清熱利湿
山梔子─────────────清熱瀉火・利尿
大黄──────────────瀉火通便
```

　本方は湿熱黄疸を治療する主方で，湿より熱に対する効能が強い。茵陳蒿の肝胆湿熱を除去する効能が優れているので，口苦，口乾，舌紅，苔黄，強い便秘傾向をともなう肥満症（脂肪肝）に適している。山梔子の清熱利尿，大

黄の瀉火通便作用によって，体内の湿熱邪を二便から排泄する。

茵陳五苓散　……………………利湿清熱

```
茵陳蒿────────────清熱利湿
五苓散────────────利水滲湿
（茯苓・沢瀉・猪苓・白朮・桂枝）
```

本方は熱より湿の症状が強い黄疸治療に用いられる。利水滲湿の主方である「五苓散」は，小便不利，軟便，身重，頭重，舌苔厚膩など湿の症状が強い肥満（脂肪肝）に適している。

6 ── 腎虚

【肥満に随伴する症状】
◇腰痛──腎虚のため腎の府である腰の症状が生じる。ときには腰がだるい症状も生じる。
◇手足の冷え──腎陽不足のため全身を温めることができない症状である。
◇夜間の頻尿──腎気の気化作用が失調することによっておこる。
◇浮腫──腎の水を主る機能が減退して，体内に水湿が停滞する。
◇不妊症──腎の蔵精機能が失調しておこる症状である。
◇舌淡・苔白──腎虚を意味する淡舌と寒盛を意味する白苔がみられる。
◇脈沈弱──沈脈は病位が体内深部にあることを示す。

【治療原則】補腎・利水・減肥

八味地黄丸　……………………温補腎陽

```
六味地黄丸────────────滋補腎陰
（熟地黄・山茱萸・山薬・沢瀉・茯苓・牡丹皮）
附子・桂枝────────────温補腎陽
```

本方は補陽散寒の作用が優れ，手足の冷え，腰痛，浮腫などの寒湿停滞の症状に用いられる。腎陽の気化作用失調による水湿代謝障害に効果がある。

知柏地黄丸（瀉火補腎丸）　……………滋補肝腎・瀉虚火

```
六味地黄丸────────────滋補腎陰
知母・黄柏────────────滋陰降火
```

本方は補腎の「六味地黄丸」に虚火を清する知母，黄柏を配合したものである。陰虚火旺による微熱，寝汗，口渇などの症状をともなう肥満に用いられる。糖尿病にともなう肥満に使用することが多い。

分類	症状	治療原則	方剤
痰湿内蘊	肥満，痰が多い，胸腹部の脹満感，悪心 身体が重い，舌苔厚膩，脈滑	化痰利湿 減肥	二陳湯 平胃散 胃苓湯
脾気虚弱	疲労感，食欲不振，息ぎれ，自汗，嗜眠 カゼをひきやすい，身体が重い， 舌胖淡，苔白，脈細弱	健脾益気 減肥	六君子湯 防已黄耆湯
血瘀	顔色暗黒，月経不順，舌暗または瘀斑，脈渋	活血化瘀 減肥	冠元顆粒 桃核承気湯
肝気鬱結	イライラする，胸脇脹満，不眠，過食 月経不順，便秘，舌やや紅，脈弦	通腑減肥	加味逍遥散 開気丸 大柴胡湯 防風通聖散
肝胆湿熱	口苦，口粘，面紅・目の充血，軟便 舌紅，苔黄膩，脈滑数	清熱利湿 疏肝利胆減肥	茵陳蒿湯 茵陳五苓散
腎虚	腰痛，手足の冷え，夜間の頻尿，浮腫 不妊症，舌淡，苔白，脈沈弱	補腎利水 減肥	八味地黄丸 知柏地黄丸 海馬補腎丸 首烏延寿片

海馬補腎丸　………………………温陽益精

本方は方中に動物性の補腎薬が多く含まれる。腎精が不足するため排卵がない不妊症にともなう肥満を治療することができる。(組成略)

首烏延寿片

| 何首烏————————養血順調通便 |

本方は養血作用と補腎作用をもつ何首烏のみで組成されている。白髪，眩暈など精血不足の症状がみられる肥満に使用する。生の何首烏には強い通便作用があり，血虚便秘にも用いられる。

●腎虚型の肥満に用いる生薬●

何首烏（潤腸通便）————便秘
生地黄（清熱滋陰）————口渇・舌紅・苔少
山　薬（補腎益精）————腰痛・頻尿
女貞子（補腎滋陰）————眩暈・白髪・耳鳴
旱蓮草（滋陰補腎）————微熱・熱い汗をかく

枸杞子（補腎明目）―――視力減退・眩暈
益智仁（温腎縮尿）―――下痢・頻尿
杜　仲（補肝腎・強筋骨）―――腰痛
菟絲子（補腎益精）―――不妊
桑寄生（補肝腎・強筋骨）―――腰がだるい・不妊

●減肥方●

① 降脂湯（何首烏，枸杞子，決明子）
② 降脂片（何首烏，桑寄生，黄精）
③ 降脂霊剤（茵陳蒿，山梔子，蒼朮，黄柏）
④ 減肥湯（半夏，蒼朮，茯苓，山楂子，鶏内金，厚朴，薏苡仁，荷葉，陳皮）

　肥満の治療は漢方薬に頼るだけでなく，総合的に食事療法，運動療法，民間療法，針治療などを取り入れることが必要である。特に食事療法はいろいろな工夫をこらし，変化をつけて気長に実行したいものである。痩せるお茶として烏竜茶，普耳茶はよく知られており，耳針も肥満の治療に効果があると聞く。このような方法も試してみてはいかがだろうか。

●民間療法●

①山楂子茶：脂肪の多い肥満症に，1日10gを煎じてお茶がわりに。
②荷葉茶：水ぶとりの肥満症に，1日10gを煎じてお茶がわりに。
③健康茶：浮みと便秘気味の肥満症に，草決明（ハブ）10g，薏苡仁（ハトムギ）10gを煎じてお茶がわりに。

延 緩 衰 老

　延緩衰老という言葉は，これまで耳にすることの少なかった用語である。人は歳を重ねるにしたがって，記憶力の低下や動作の鈍化などがみられ，これは避けることのできない老化現象である。この老化の進行をゆるやかに延ばそう，あるいは症状が現れる前に不足を補おうとするのが延緩衰老の意である。延緩衰老とは老化を防止するのではなく，老化を予防，あるいは進行を遅延することであり，その基礎は養生医学にあると考えてよい。

　古今，養生医学には多くの流派があるが，大きくは「静」の流派と「動」の流派に分けられる。
- 【静】少欲（自分の欲望を抑える），抑目（知らなくてもよいことをむやみに追求しない），静耳（聴力の衰えた耳で無理にものを聞こうとしてイライラしない），静神（心をしずめイライラしたり怒ったりしない），静功（呼吸法によって精神状態を安定させる）などである。
- 【動】運動・舞踊・散歩・導引（古くから伝わっている呼吸と運動を結合した健身法），按摩などがあげられる。有名な五禽戯は華佗の創出した動の養生法のひとつである。5匹の動物（虎・鹿・熊・猿・鳥）の動きを模倣した動作を取り入れた気功法で，現在でも多くの愛好家によって受け継がれている。

　静の養生と動の養生はどちらが優れているだろうか？　中国では「動の中に静を入れ，静の中に動を入れる」という。静もあり，動もある生活が理想的であり，長寿が保たれるというわけである。

発育と老化の過程
　歳とともに人の老化は進む。では，人間の老化，老衰は何歳ごろ始まるのだろうか。老化は人が考えているよりはるかに若いころから，少しずつ始まっているのである。
　次表は古人が人体の盛衰を眺めた経過である。現代とは年代にいくらかの誤差があるが，中医学では人の精気は肝──心──脾──肺──腎と，順を追って衰弱していくと考えている。この考えに従えば，延緩老衰は70～80歳代になって，体に不調を覚える頃から手当てをすればよいのではなく，老化の始まる50歳代から対処していかなければならないことがわかる。

人の成長と老衰

10歳	五臓の生理機能が安定し始める。気血は流れ通じている。精子，卵子の排出がある。喜んで走る。
20歳	気血は充満し，流れに勢いがある。筋肉は隆々とし，元気である。性急に行動する。
30歳	五臓の生理機能は安定している。血脈の機能も盛んである。動作が落ちついている。
40歳	臓腑，経脈の流れは安定している。立つことより座ることを好む。老化が始まりかける。
50歳	肝臓が弱り始める。視力が減退し始める，老化が始まる。
60歳	心気が衰弱し始める。心配ごとが増えはじめ，横になりたがる。動くことがおっくうになる。
70歳	脾胃の機能が低下し始める。筋肉が衰え，皮膚のつやがなくなる。
80歳	肺が弱くなる。言葉をよく間違える。頭が少しボケる。
90歳	腎の機能が低下する。経脈の中が空虚になる。前記の症状が悪化する。
100歳	五臓が全て虚の状態となる。気力，体力ともに衰え，基本的な物質は全て減少してくる。

病因病機

老化現象は歳とともに顕著になってくるが，それは臓腑の働きと深く関係している。

1 ── 脾胃の虚衰

脾胃は食べ物（水穀）を消化して，栄養物質（精微）に変える機能があり，「水穀の海」といわれる。また，脾胃は生成された水穀の精微を，全身の各組織に運んで，その成長と発育を促している。水穀の精微を主る脾は「後天の本」といわれ，生まれながらにして父母より授かった精気を主る腎＝「先天の本」に対している。胃腸が弱い，食欲がない，疲れやすいといった脾胃虚弱の人は発育成長が遅れ，老衰現象も早くから現れる。

2 ── 腎気の虚衰

脾の虚証は老化の進行を早めるが，「五臓の本」または「先天の本」である腎が虚証である場合は，老化現象そのものが現れる。

頭がぼんやりする，物忘れが多いといった老化現象が現れたら，まず補腎が必要である。主に，「六味地黄丸」「八味地黄丸」「海馬補腎丸」などを用いる。

腎は「精を蔵する」といわれるが，腎精は脳の働きを活発にし，体の成長を促す基本的な物質であり，腎精は腎陰と腎陽の本でもある。

陰陽学説における陰陽互根の考えでは，陰は陽に根ざし陽は陰に根ざすというように，陰陽は相互に依存しあい，からみ合っている。この考えにしたがえば，補腎とは

腎陽を補うばかりでなく，腎陰も補わなければならない。このことを忘れて温性の補腎陽薬ばかりを用いると，弊害が生じてくる。「水中の火，陰中の陽」というように，陰陽は常につながっていることを忘れてはならない。

3 ── 五臓六腑の虚衰と老化

老化に関係の深い臓腑は脾胃と腎であるが，5つの臓腑が虚衰した場合，どのような老化現象が現れるだろうか？

【肝】肝の衰弱は50歳頃から始まる。五臓のうちで一番早く衰弱するのは肝である。肝は「血を蔵し」「筋を主り」，その経脈は目を走行している。このため，肝が衰弱すると視力減退や白内障など目の症状が現れる。また「筋」の余りである爪に変化がおこる。健常者の爪は赤みを帯びてつやがあり，しなやかで折れにくいが，肝が衰えると爪は薄くなる，あるいは異常に厚くなる，脆くなる，爪の色は暗くつやがない，爪甲に縦しまの線が出るなどの変化が生じる。爪の状態の変化を観察することによって，肝の健康状態を知ることができる。

【肺】肺は「全身の気を主って」おり，肺気を体表に行きわたらせ，外邪の侵入を防いでいる。肺気が衰弱すると，肺活量が少なくなり，皮膚の老化，呼吸器の異常，外邪に対する抵抗力の低下がみられるようになる。

肺は「潤いを好む」臓腑であり，栄養のある津液を皮膚に分布し皮膚をみずみずしく保つが，津液が不足すると皮膚は乾燥し，皺がふえ，色素沈着（シミ）や，血管がもり上がった赤い疣（中国ではこれを寿斑とよび長寿の現れ）が出る。体表の衛気が少なくなり，皮膚の抵抗力が衰えるとカゼをひきやすくなり，暑さ寒さに対する適応力も衰えてくる。また肺は「呼吸を主る」ので，肺気が虚すと肺活量も少なくなり息ぎれ，咳，声に力がないなどの症状が現れる。

【心】心の衰弱は60歳頃から始まる。心は全身の「血脈を主る」ので，心が衰弱すると脈の症状，すなわち不整脈，頻脈あるいは徐脈，動脈硬化，高血圧，狭心症などが現れる。さらに心は「神を蔵し」，思惟，意識活動を統轄しているので，心の衰弱によって物事の判断がつかない，思考力の減退など脳の症状が現れる。脳の機能は精を蔵している腎とも関係があり，腎の機能が衰弱すると，物忘れが多くなってくる。

【腎】腎は「耳に開竅する」ので，腎が衰弱すると耳が遠くなる。髪が白くなる，脱毛，あるいは毛髪が細くなってつやがなくなる。腎は「骨を主り」「歯は骨の余り」なので，歯が弱くなり抜けやすくなる。腎は「精を蔵す」ので性欲が減退し，物忘れが多くなる。記憶力に低下がみられるようになったら，腎精と心血を同時に補うようにする。

【脾】脾は「後天の本」であり，食物を消化して栄養物質にかえる。脾の衰弱は各臓腑の栄養を失調させ機能を低下させるため，上記に述べた諸症状が現れる。また脾は「筋肉を主る」ので，脾が衰弱すると筋肉の弾力は失われ，肉づきが落ちてくる。

4 ── 陰陽の失調

　健常者は，体内の陰陽が過不足なく存在し協調関係を保っているが，歳とともに陰陽を調節する能力が低下する。このため体温の調節が難しくなり，冬の寒さや夏の暑さが体にこたえるようになる，カゼをひきやすくなる，頭がのぼせ足部は冷えるなどの老化現象が現れる。こうした症状に対しては，陰陽を補うより，むしろ陰陽のバランスを調整する方法を用いるほうが適切である。

5 ── 血の流通障害

　気血の流れが塞がれることによってさまざまな老人性疾患がおこる。老年になると体内の気が不足して血液の流れも遅くなるため，高血圧，動脈硬化，狭心症，脳血管障害，出血症状など血瘀の症状が現れる。

　以上が老化をひきおこす病因である。主な治療は，五臓腑の虚証には補法を用い，陰陽の平衡失調にはこれを調整し，瘀血の症状には活血理気法を用いる。治療の中心は補腎・健脾・活血である。

弁証論治

1 ── 陰陽不調

　陰陽を調整する際念頭におくべきことは，中医学の特徴である整体観である。
　整体観にはおおまかに2つの概念がある。1つは，身体の局所はどれも独立したものではなく，全体が関連しあっていることである。例えば目の疾患を肝から治療するのも，目の疾患が単独で現れるものでなく，肝の病変に付随しておこると考えるからである。もう1つは，人の体は自然現象の影響の中に存在しており，人は四季の変化に応じて生活すべきだとしていることである。例をあげると，穀物は春に発芽し，夏に成長し，秋に収穫され，冬に貯蔵される。人も四季の温度に合わせて，涼しいもの，冷たいもの，温かいもの，熱いものを体内に摂り入れて自らを養う。自然界の陽が最も盛んになる夏に，赤小豆，薏苡仁，緑豆，西瓜など寒涼性のものを食べるのは，陰によって陽を養うという考えにもとづくものであり，秋冬期に胡桃，胡麻，棗など温熱性の食物を摂るのも，陽によって陰を養うことに重点がおかれている。これらの中には陰陽互根の考えが生かされている。
　老化の原因が基本的に腎精の虚衰にあると考えれば，延緩老衰の治療は腎精を補うに適した秋と冬に行なうの一番よいといえる。

【治療原則】陰陽の調整
　臓腑の根本，陰陽の本である腎の治療を基本におく。方剤は腎虚を参照する。

2 ── 腎陰虛

老化の治療は地黄丸類を基本にして，陰陽の本である腎精を補うようにする。しかし，腎陽，腎陰の平均化はなかなか難しく，どうしても偏りがおこるので，腎陰虛と腎陽虛の区分が必要である。

腎陰虛

【症状】　腰痛・のぼせ・微熱・口渇・痩せた体型
【治療原則】　滋補腎陰

六味地黄丸 ……………………………滋補腎陰

```
熟地黄──滋腎陰  ┐
山茱萸──渋肝精  ├ 補腎陰（三補）
山薬──補脾    ┘
沢瀉──泄腎水  ┐
牡丹皮──清肝熱  ├ 瀉腎濁（三瀉）
茯苓──滲脾湿  ┘
```

本方は腎陰不足を治療する基本方剤である。足腰の無力，眩暈，耳鳴，聴力の低下，健忘など腎陰不足の症状に用いる。組成は三補三瀉と明解で，他の地黄丸類にくらべ服用しやすく，長期に使用できる。寒熱症状がはっきりしない老年性の腎臓疾患，糖尿病などにも適している。

杞菊地黄丸 ……………………………滋陰明目

```
六味地黄丸──────滋補腎陰
枸杞子─────── 養血明目
菊花──────── 清肝明目
```

本方は滋補腎陰の「六味地黄丸」に枸杞子と菊花を加えたものである。肝は目に開竅するといわれるが，枸杞子は肝血を養い目を明るくし，菊花は肝熱を清し目を養う作用がある。肝腎不足による疲れ目，視力の低下，白内障など目の症状に適している。特に老年性の白内障に長期的に使用して効果の高いものである。

麦味地黄丸（八仙丸） ………………滋補肺腎

```
六味地黄丸──────滋補腎陰
麦門冬・五味子────潤肺止咳
```

本方は六味地黄丸を基礎とし，肺の陰津を滋潤する麦門冬と五味子が配合されているので，腎虛にともなうカラ咳，喘息，口渇，舌乾など肺陰津の不足症状に用いる。酸味がある五味子は咳，喘，汗を収斂する作用があり，長期的な使用が可能である。老年性の慢性咳嗽，慢性喘息，汗が多い，糖尿病などの治療に適する。

知柏地黄丸（瀉火補腎丸）　　………………滋陰降火

```
六味地黄丸─────────滋補腎陰
知母・黄柏─────────滋陰降火
```

本方は「六味地黄丸」に虚火を清する知母・黄柏を加えた方剤である。腎陰虚，虚火上炎による微熱，口乾，舌紅，苔少の症状に用いる。高血圧，老年性の糖尿病に適している。

腎陽虚
【症状】腰冷・腰痛・手足の冷え・頻尿・精力減退・浮腫やすい
【治療原則】温腎壮陽

八味地黄丸　　………………………温補腎陽

```
六味地黄丸─────────滋補腎陰
附子・桂枝─────────温陽散寒
```

本方は滋補腎陰の「六味地黄丸」に，温陽散寒の附子，桂枝を加えたもので，腎の陰陽を補益する基本方剤である。腎は陰陽の本であるため，長期的な腎虚は陰陽両虚に変化する。腎陽を補うときは，まず腎陰を補益して（水から火を補う），腰痛，腰冷，手足の冷え，眩暈，耳鳴，健忘，頻尿，脈沈などの症状を治療する。老人性の精力減退，頻尿，浮腫，腎臓疾患に適している。

牛車腎気丸　　………………………補腎活血利水

```
八味地黄丸──── 温補腎陽
牛膝──────── 補肝腎・強筋骨・活血通絡
車前子────── 利水補腎
```

本方は温補腎陽の「八味地黄丸」を基礎に，牛膝，車前子を加えたものである。牛膝は瘀血による腰痛，膝痛などに作用し，車前子は腎水の運行を増強し，浮腫を改善する。例えば，老年性の関節痛，神経痛，前立腺炎，腎炎などに適している。

海馬補腎丸　　………………………温補腎陽・滋養強壮・益精健脳

```
海馬・鹿茸・蛤蚧・蝦　　┐ 補腎益精
海狗腎・鹿筋・驢腎・鹿腎 ┘（動物薬）
熟地黄・山茱萸・枸杞子・当帰──── 滋補陰血
補骨脂・人参・黄耆・茯苓──── 温補陽気
竜骨──────────── 収斂固精
桃仁──────────── 活血化瘀
丁子──────────── 温裏散寒
```

本方は日本で市販されている中成薬で，動物薬が多量に配合されており，腎精を補益する作用が強い。腰痛，眩暈，耳鳴，健忘，インポテンツ，遺精，不妊症，冷えなど陽虚傾向のある腎精不足の症状に用いる。特に老年性認知症の治療と予防に対する効果が期待される。

3 ── 脾胃虚弱

「後天の本」である脾は老人にとって最も大切な臓腑である。脾胃の虚弱は「補中益気湯」を基本にして補益するが，治療にあたるには，まず脾の特徴を知ることが必要である。

◇脾は乾燥を好み，湿を嫌う ── まず茯苓，薏苡仁，山薬，蓮子肉，白扁豆などを用いて湿を除去し，つぎにゆっくり脾を補う。ただし，人参，黄耆などは補う作用は強いが，湿邪を停滞させるので注意しなければならない。

湿証がないとき 「補中益気湯」

湿証があるとき 「啓脾湯」

◇脾は昇清し，胃は降濁する ── 脾が虚して昇清機能が低下すると，内臓下垂，脱肛，慢性の下痢，疲れやすいなどの中気下陥の症状が現れる。青皮，黄連など苦味があって下降作用がある薬物を使用することは避けるようにする。

◇脾は塞がれることを嫌う ── 大棗や甘草など，粘りや甘味のあるものを大量に用いると，気滞がおこり，腹脹や食欲不振の症状が現れることがある。

【治療原則】補脾益胃

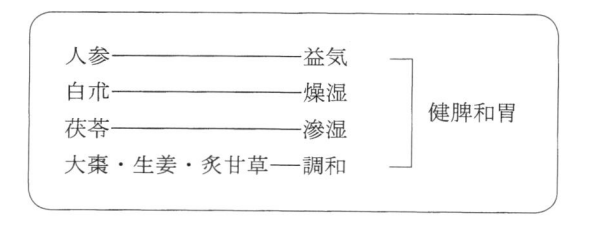

四君子湯 ……………………… 益気補中・健脾養胃

```
人参 ──────── 益気
白朮 ──────── 燥湿        ┐
茯苓 ──────── 滲湿        ├ 健脾和胃
大棗・生姜・炙甘草 ── 調和 ┘
```

本方は補気健脾の基本方剤である。脾胃は後天の気を生む源であり，脾胃が虚弱になると，運化機能が減退して食欲不振，清陽不昇による下痢，濁気不降による嘔吐などの中焦の症状がみられる。同時に気血不足による眩暈，顔色が白い，疲労，脈弱などの虚証が現れる。

人参は本方の主薬で，優れた益気作用がある。脾虚のため，水湿運化の機能が失調して現れる下痢に対して，燥湿健脾の白朮と滲湿健脾の茯苓を併用する。同時に人参の補気健脾作用も増強する。脾土は肺金の母にあたり，脾が強められれば，一身の気を主る肺気も充満し，全身の気虚症状が改善される。脾胃虚弱に対して長期的に用いてよいが，補気作用はあまり強くないので，気虚症状がひどいときは「補中益気湯」を使用する。

六君子湯 ……………………… 益気健脾・行気化痰

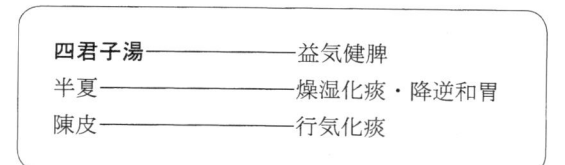

```
四君子湯 ──────── 益気健脾
半夏   ──────── 燥湿化痰・降逆和胃
陳皮   ──────── 行気化痰
```

本方は健脾益気の「四君子湯」に半夏と陳皮を加えたもので，化痰作用が増強されている。脾胃虚弱による咳嗽，痰が多い，胃痞，嘔吐，下痢，苔膩などの症状に用いる。特に半夏は止嘔作用が強く，胃のムカムカする症状に効果がある。

老年になると胃が弱くなり痰湿が多くなってくる。本方は燥湿作用があるので，舌紅，口渇など熱症状がみられるときは用いないようにする。

香砂六君子湯 ……………………………… 益気補中・化痰理気

```
六君子湯 ──────── 益気健脾・行気化痰
木香・縮砂 ──────── 理気和胃
```

本方は「六君子湯」に木香と縮砂を加えた方剤で，優れた理気作用が特徴である。特に木香の行気止痢作用は胃痛，下痢に効果がある。芳香気の強い縮砂は開胃消食作用があり，老人の胃もたれ，下痢しやすいといった症状に効果がある。

補中益気湯 ……………………………… 補中益気

```
黄耆・人参・白朮
生姜・大棗・炙甘草 ┐ 補中益気
当帰 ──────── 養血和血
柴胡・升麻 ──────── 昇挙陽気
陳皮 ──────── 理気和胃
```

本方は中焦脾胃の気虚を治療する有名処方で，速やかに気虚を補益する働きがある。また，黄耆，柴胡，升麻など昇陽薬が配合されているので，眩暈，疲労，息ぎれ，自汗，脱肛，胃下垂，子宮下垂などの症状に効果がある。動悸，顔色が悪いなど血虚症状がみられる場合は，補血作用の強い「十全大補湯」のほうが適している。

啓脾湯 ……………………………… 健脾調胃・化湿和中

```
人参・山薬（止瀉）
白朮（燥湿）・茯苓（滲湿） ┐ 健脾調胃
蓮子肉（止瀉）・甘草
沢瀉 ──────── 利水滲湿
陳皮 ──────── 理気和胃
山楂子 ──────── 消食開胃
```

本方は湿邪を除去する補脾気薬を中心に組成されており，吐き気，下痢，苔膩など湿濁をともなう脾胃虚弱症状に用いる。消導薬の山楂子は老年性の消化不良に効果がある。

十全大補湯 ……………………………… 補気養血

本方は気と血を同時に補益する基本方剤である。温陽散寒の肉桂の配合があるので，手足の冷え，顔色が白いなど陽気不足の傾向に適している。老年性の一般的な疲労，皮膚につやがない，眩暈，冷え症，舌質淡など気血不足の症状を治療する。慢性疾患の回復期，手術後の体力回復にも用いられる。本方の薬性は温に偏るので，高血圧に用いるときは注意が必要である。

```
┌─────────────────────────────────────────┐
│  四君子湯                                │
│  （人参・白朮・茯苓・甘草） ┐── 補益脾気  │
│  黄耆            ┘                      │
│  四物湯 ──────────────── 補益陰血        │
│  （熟地黄・当帰・白芍薬・川芎）          │
│  肉桂 ─────────────────── 温陽散寒       │
└─────────────────────────────────────────┘
```

●症　例●

老年の婦人

喘息の持病があり，少し動くとゼーゼーする（気虚）。痰があって切れにくい（津液不足）。これに「生脈散」（人参＝補気，麦門冬・五味子＝益津）を使って症状は少しずつ改善されてきた。

このとき大量の人参と鶏肉を煮込んで食べたところ，痰がゴロゴロして喉を塞ぎ，症状が悪化してしまった。脾胃の治療には，粘りのないさっぱりした薬物を気長に用いて，ゆっくり回復をはかることが大切である。あせりは禁物である。

4 ── 瘀血内停

年齢の増加とともに気は減少して，気血の運行は悪くなり，瘀血が発生することが多い。瘀血には3つの意味がある。①血行が悪いこと。②血の質が悪いこと（例，コレステロール，中性脂肪が多いなど）。③血脈が悪いこと（例，動脈硬化など）である。心臓疾患，脳血管性疾患，癌，動脈硬化症など成人病には，必ず血の病変が存在すると考えて，瘀血を改善することが必要である。

また，活血化瘀法は現在最大の関心事である認知症の治療と予防にも役立つ。認知症は大きくはアルツハイマー病と脳血管性認知症に分けられている。アルツハイマー病の脳の空洞は，中医学の腎精虚に類似しており，主として補腎薬を用いて治療する。日本で多発する脳血管認知症には，脳の血管の治療，すなわち瘀血の治療を施す。実際に認知症を完全に治癒することは難しく，症状進展の抑制と予防に重点がおかれる。瘀血の発生を予防する，瘀血が発生したら速やかに除去するなど，瘀血の前兆の症状に積極的に対処することが大切である。

瘀血が存在すると次のような症状が現れる。気血の流れが滞り，「不通則痛」で疼痛症状（頭痛，胸痛，胃痛，腹痛，関節痛，筋肉痛）が現れる。また血の凝固によって，しこりの症状（乳腺炎，肝脾肥大，子宮筋腫，癌）や，手足の痺れ，舌暗，紫点・紫斑，脈渋がみられる。

【治療原則】活血化瘀

分　類	症　　　　状	治療原則	方　　剤
陰陽不調		陰陽の調整	
腎陰虚	腰痛，のぼせ，微熱，口渇，身体が痩せてくる 舌紅少苔，脈細数	補益腎陰	六味地黄丸 杞菊地黄丸 麦味地黄丸 知柏地黄丸
腎陽虚	手足の冷え，腰冷，腰痛，小便不利 夜間の頻尿，遺尿，舌胖大，苔白，尺脈沈弱	温腎壮陽	八味地黄丸 牛車腎気丸 海馬補腎丸
脾胃虚弱	疲労倦怠，内臓下垂，脱肛，下痢 腹脹，食欲不振，舌淡，脈細弱	補脾益胃	四君子湯 六君子湯 香砂六君子湯 補中益気湯 啓脾湯 十全大補湯
瘀血内停	痛み（頭痛，胸痛など）が多い 顔色暗黒，舌暗，紫斑，脈渋	活血通瘀	冠元顆粒

冠元顆粒　……………………………活血化瘀

```
丹参・赤芍薬・川芎・紅花―――――活血化瘀
香附子・木香―――――――――――理気止痛
```

　本方の主薬は丹参で，補血活血の代表薬である。特に心と脳の疾患に用薬されることが多い。川芎は「血中の気薬」と呼ばれ，活血理気作用によって気滞血瘀を改善する。頭痛の専門薬でもある。赤芍薬は止痛し，紅花は通絡する作用がある。全薬で全身の血瘀症状を取り除く。香附子と木香は芳香があり，おだやかな理気作用がある。疼痛を治療する作用をもっている。

　冠元顆粒に，瘀血の存在する病位，疾患の違いに応じて，次の方剤を併用する。

心臓疾患の随伴症状
　　　動悸，不安，不眠　　　　＋天王補心丹（養血安神）
　　　息ぎれ，疲労，汗が出る　＋生脈散＝麦味参顆粒（益気生津）
　　　胸悶，苔膩，痰が多い　　＋柴陥湯（清熱化痰開胸）
　　　　　　　　　　　　　　　＋温胆湯（清熱化痰開胸）

脳疾患の回復期（脳卒中，脳梗塞など）
　　疲労，自汗，カゼをひきやすい　　＋補中益気湯
　　肥満，眩暈，苔膩，痰が多い　　　＋半夏白朮天麻湯
認知症の予防と治療
　　腰痛，眩暈，耳鳴，健忘　　　　　＋海馬補腎丸
　　眩暈，面白，疲労，食欲不振　　　＋十全大補湯
（1日1袋程度から少しずつ増量して長期に使用してよい）

◉延緩衰老に食用される補薬◉

【補気類】

人参：補気薬として第1に用いられる生薬である。単味で用いるときは少量ずつ服用するようにする。血圧が高いとき，カゼぎみのときは控えたほうがよい。
　　紅参（熱性）：陽気不足（冷え，顔色が白い，浮腫，舌淡，舌苔白）に用いる。
　　白参・党参（温性）：補気作用は紅参より弱い。
　　西洋参（涼性）：気陰両虚（疾病の回復期，咽乾，微熱，疲労）に用いる。
① 人参1〜3gを軟らかくするため1晩水に漬けておき，これに大棗2, 3個を加えて30〜60分間蒸し，蒸汁だけを服用する。2日目，前日の人参，大棗をもう1度蒸して蒸汁だけを服用する。3日目，さらに前日の人参，大棗を蒸し，今度は蒸汁と人参，大棗をともに食べる。
② 切片した人参を30〜60分水に漬けておき，煎じた液を服用する。同じ人参を3回煎じて，3回目には人参も食べてしまう。
③ 水に漬けておいた人参と鶏肉を煮込んで食べる。
④ 小さく切片にした人参2〜3片を，よく噛んでそのまま飲み込む。
⑤ 人参粉1gをそのまま服用する。1日1回。
⑥ 切片した人参1〜2gに沸騰した湯を注ぎ，お茶として飲む。色がなくなるまで何度も熱湯にひたして飲み，最後は食べる。

黄精：甘味は人参より強く，昔は食物であった。黄精は気と同時に津液も補う作用があるので人参より使いやすい。糖尿病，カラ咳，不眠症に用いることが多い。水分の停滞がみられるときは控える。
① 黄精15gと鶏肉300gに調味料（生姜，葱，塩，黄酒，各少々）を加え，煮込んで食べる。
② そのまま煎じて服用する。
③ 熱湯をそそいでお茶代わりにして毎日飲む。

黄耆：補気・補陽の薬である。単味を用いて虚弱体質の改善・疲労回復をはかる。
① 鶏肉と一緒に煮込んで食べる。
② 大棗と一緒に煎じて服用する。大棗は甘味があり食べやすいもので，補血作用が強い。昔から元気をつけるための食養の1品で抵抗力がつく。黄耆30gと大棗10個を煮込んで冷蔵庫に保存しておき1週間の間に食べる。
③ 黄耆30gと鯉を煮込んで食べる。食べるのは1週間に一度程度でよい。黄

耆と鯉には利水作用もあり，虚弱体質の浮腫に効果がある。

【補血類】

何首烏：髪を黒くする，不妊症を治療する，コレステロールをさげるなどの作用もある。補気剤とちがって，肉と煮込むようなことはしないほうがよい。

何首烏，決明子，山楂子，沢瀉各10gを煎じて服用する処方もある。

枸杞子：別名，明目子ともいわれ，視力の衰えに用いる。
① 毎日1つまみずつ食べる。甘味があって，おいしい。
② お粥に煮込んで食べる。
③ 枸杞子に人参，霊芝を加え10倍量の酒に漬け込み枸杞酒にする。1日5～10ccを飲用する。

桑椹：桑の実で，治療よりも病後の回復期に用いることが多い。甘味が強い。
① 桑椹，枸杞子，大棗各9gを煎じて服用する。体全体の陰血を補う効果がある。

【補陰類】

冬虫夏草：冬は虫となって土中の栄養分を吸収しながら過ごし，春になると地上に出て草になる薬物である。肺と腎を補い，喘息など呼吸器疾患や，疲れやすい，汗をかきやすい（肺の症状），インポテンツ（腎の症状）に使われる。
① 冬虫夏草と鶏肉（できればあひる肉）を一緒にスープにした薬膳が一般的である。あひるは水中に生活しており，その肉は体内の陰を補う作用があり，喘息に効くといわれる。

霊芝：「続けて食べれば，身は軽く老いることなし」といわれ，中国でも不老長寿薬の筆頭にあげられる。自律神経失調症，不眠症，神経衰弱，不整脈，狭心症など心の症状に使うことが多い。
① 3～5gを煎じて服用する。
② 粉末に酒を加え，霊芝酒として服用する。
③ 霊芝30g，丹参15g，三七6gを粉末にして1日1gずつ服用する。狭心症，中風後遺症などに効果がある。補血だけでなく血行も改善される処方である。

【補陽類】

五加皮：五加皮茶あるいは五加皮酒として市販されている。補肝腎の作用があるので，手足に力が入らない，足腰が弱い，リウマチなどに効果がある。

鹿茸：若い鹿の角で，梅花の模様が入ったものが最も良質とされる。滋養強壮薬で，婦人の不妊症，発育不全，男性のインポテンツなどに用いる。薬用酒にして服用してもよい。

◉老化現象を治療する際の注意点◉

【扶正去邪】　体内の正気を助けて邪気を除く治療法で，基本的には気血陰陽を補う。

　　　補気―――補中益気湯，四君子湯
　　　補血―――四物湯
　　　補陰―――六味地黄丸

　　　　補陽━━━━八味地黄丸
【温薬傷陰】　歳とともに陽気が不足し体の冷えが現れてくるので，温薬を用いる。しかし，附子，肉桂などの温薬は使い過ぎると陰を消耗するため，控え目に用いることがのぞましい。おだやかな人参，党参，白朮，甘草，あるいは「四君子湯」「補中益気湯」などの健脾益気剤を少量ずつ使用する。
【清薬傷陽】　口内炎，歯ぐきの腫れ，舌紅などの熱証は，実火ではなく虚火によっておこる場合もある。このときは潤性の薬物を使用する。「黄連解毒湯」「竜胆瀉肝湯」などは瀉火作用が強く，体内の陽気を損傷するので慎重に用いなければならない。虚火に対しては清熱生津の麦門冬，石斛，芦根，玄参などが適当である。方剤は「知柏地黄丸」「滋陰降火湯」などの滋陰清火剤が適当である。
【攻薬傷正】　浮腫，瘀血あるいは便秘などの症状には，一般的に瀉薬（攻薬）を使う。しかし，攻薬の使いすぎは正気を消耗させ，体の抵抗力を低下させるので気をつけなければならない。これらの症状にはつぎのようなものを用いるとよい。
浮腫：利水作用が穏やかな「五苓散」などが適当である。牽牛子，甘遂，芫花などの逐水薬は使わないようにする。
瘀血：若い人であれば水蛭（ひる）や虻虫（あぶ）のような動物薬を使ってもよいが，老人には植物薬の川芎，丹参，赤芍などを用いる。
便秘：老人性の便秘には熟大黄を用いるほうが無難である。「大黄甘草湯」や「大承気湯」より，「麻子仁丸」や「潤腸湯」のほうが補薬も多く配合されており，長く用いても害がない。
【健脾和胃】　脾胃が虚弱となって胃腸症状が多くみられるようになるので湿をとる，上昇機能を強める，消化力をつけるなどの治療方法が必要である。消化剤として神曲，麦芽などの消導薬を加えると効果が違ってくる。
【滋陰潜陽】　頭痛，高血圧など陰虚陽亢の症状に対して，上昇性の強い麻黄，細辛，柴胡などは使わないほうがよい。釣藤，菊花，桑葉，草決明，白芍といったものを用いるようにする。エキス剤では「釣藤散」が適正である。

　先日，「逍遥散を使用していたら血圧が上がってしまったが，そういうこともあるでしょうか」と質問された。「逍遥散」が血圧を上げるという記述はみたことがないが，考えてみると方中の柴胡は上昇性があるので，もし，敏感な人であれば血圧が上るのかも知れない。高血圧に対して柴胡は用いないほうが無難であろう。

◉自然療法◉

　自然環境の特徴を取り入れた養生法で，自然と親しみ心身をリラックスさせるようにする。
温泉療法：温泉にはいって体をリラックスさせる。温泉水を飲むこともある。
岩洞療法：夏は涼しく冬は温かい洞窟で精神の集中と安定をはかる。陰土の環境は脾胃を養うことができる。
高山療法：高山の冷気によって陽気の発散を抑制し，体内に気が収斂されてくる。

	温　　性	平　　性	寒　　性
穀物	そら豆, コウリャン	米, もち米, 黒豆, 大豆 小麦, えんどう, 小豆	粟, 蕎麦, 緑豆, 豆腐 豆乳, はとむぎ
野菜	生姜, ネギ, ニンニク, ニラ 紫蘇, カブ, ラッキョウ カボチャ	ナガイモ, ほうれん草, 玉葱 しいたけ, キャベツ, 人参 ジャガイモ, サトイモ, ナス	白菜, チンゲン菜, 胡瓜 竹の子, 蓮根, 菊花 セロリ, 大根, トマト
果物	ナツメ, 葡萄, 蜂蜜, クルミ 梅, ミカン 栗, 桃, サクランボ	ギンナン, 黒麻胡, キンカン リンゴ, 青梅, アンズ, ビワ イチゴ, イチジク, ハスの実 白キクラゲ, 黒キクラゲ	梨, ユリ, 柿, キウイ スイカ, 桑の実, バナナ サトウキビ
肉類	羊肉, 牛肉, 鶏肉 狗(犬)肉	豚肉, あひる肉, 牛乳	兎肉
魚類	マグロ, エビ, サバ, カツオ サケ	イカ, コイ, スッポン 白身の魚	カニ, カキ, カエル アサリ, シジミ

森林療法：日本でもおなじみの健康法である。とくに虚弱体質の人，目の疾患がある人に効果がある。

香花療法：花の香りは精神状態を改善するとされ，鬱病の治療に採用される。例えば，梅花や菊花の香りは目に効くとされる。選ばれる花は漢方薬に採用される植物群が多い。

熱砂療法：熱い砂で患部を暖める。リウマチの治療によく採用する。

日光療法：全身の気が集まる背中（太陽膀胱経が走る）に太陽の光をあてる健康法である。陽虚証の人，冷え症や皮膚病に効果がある。

◉情緒療法◉

精神療法の一種で，快い刺激によって鬱の発散をうながすものである。反対の情緒によって現在の状態を改善しようとするものもある。喜療，怒療，恐療，悲療，思療，意療などがある。現在使われる方法は，喜療（喜ばせて鬱を改善する），思療（座禅を組む），意療（暗示療法）などが中心である。

◉食事療法◉

最も一般的な養生法で，誰もが日常生活の中に取り入れているものである。食物は味や性質によって効能が異なり，病に害になることさえあるので，その性質を考えて献立を作る必要がある。辛味は気を発散させる，肉は体内の熱を助長させる，甘味は痰湿を生成させる，なまものは気の流れを塞ぐ，などなど。しかし，「辛味は気を発散させるから，絶対食べてはいけない」というものではない。あくまで過食すれば悪い結果を生むということである。

エイズ

　エイズが世相を賑わし始めてから，すでに13年が経過している。しかし現時点では，まだエイズの治療が可能になるような特効薬は開発されていない。エイズを治癒させるためには，HIVウィルスを除去するのが最も望ましい。しかし，西洋医薬の投与によってそれを成しとげるのは困難である———この現状認識は多くの識者によって指摘されるところである。そこでクローズアップされるのが，中医学である。
　本稿では，中医学の雑誌・書籍に発表されたエイス関連の資料を参照しながら，私自身の見解を含めてエイズの弁証論治を，具体的に検討してみたい。

　エイズ発症の機序について考察してみると，これが中医病因学でいう「邪気の侵入」の機序と多くの共通点をもっていることに気づかされる。エイズの弁証は，まずこの点から検討してみる必要がある。
　エイズの主症状のなかでも特徴的なものは発熱である。これを中医学的にみると，温熱の邪気が体内に侵入することによってひきおこされた症状と解釈できる。また，エイズにはHIV感染直後には発症せず，長期間の潜伏期を経た後に発症するという特徴がある。これらの特徴は，温病学説における「伏邪温病」のそれと酷似している。「伏邪温病」とは，温熱の邪気が体内深く侵入し，一定の潜伏期間を経た後，発熱をはじめとする温病の諸症状が現れる病証である。エイズと「伏邪温病」———両者の共通点は明白であり，エイズ発症の機序を「温熱の邪気の侵入」としてとらえることの根拠は，ここに求められる。

　次に，エイズの諸症状について検討してみる。これを中医学の弁証方法を用いて分類してみると，次のようになる。
◇発熱・悪寒———体表部に風熱の邪気を外感しておこる。治療は辛涼解表法を用いる。発症初期の発熱・悪寒に用いられる。
◇高熱———熱毒が血分に停滞しておこる。治療は清熱涼血・解毒法を用いる。
◇関節痛———湿熱の邪気が筋肉・経絡に侵入し，気血の流れが塞がれるためにおこる。治療は清絡利湿・通痺止痛法を用いる。
◇リンパ節の腫れ———痰湿が皮下に集まって核となったものと考えられる。治療は化痰通絡法を用いる。
◇発疹———熱毒が血分に内蘊することにより，絡脈を損傷して発症する。治療は涼

```
血 熱 ─→ 熱毒が深く血分に蘊結する ─→ 心竅が熱毒に蒙蔽される ─┐
                                                              ├ 毒盛入血 ─→ 実
湿 熱 ─→ 湿鬱化熱 ─→ 湿熱互結 ─→ 全身にひろがる        ─┘

気 虚 ─→ 邪気過盛 ─→ 正気損傷 ─→ 正不勝邪 ─→ 正虚邪盛 ─→ 虚実挾雑
```

血清熱法を用いる。
◇カリニ肺炎──肺に熱が存在する,あるいは肺陰が不足することによっておこる。治療は清肺熱・化痰止咳法および潤肺止咳法を用いる。
◇下痢──湿熱によって脾胃の運化機能が傷害されるためにおこる。治療は利湿清熱法および健脾利湿・止痢法を用いる。
◇口内炎──湿熱が内結することと,胃陰の不足によっておこる。治療は滋陰降火法を用いる。
◇痩せる──脾胃が虚して,運化機能が低下したためにおこる。治療は益気健脾法を用いる。

エイズは上記の症状のいくつかが同時に現れることが多いので,部分的にではなく総合的に対処することが必要である。

エイズの3つの証型

次にエイズを,血熱型,湿熱型,気虚型に分けて,その対処法を考察する。

1 ── 血熱型

本証の主症状は発熱である。発熱の特徴は,初めに高熱が続いてなかなか下がらず,高熱がおさまった後も微熱が長く続くことである。この特徴から,熱邪が体表部ではなく,身体深部の血分に存在していることがわかる。この熱証は温病学の衛気営血弁証の中の「営血熱証」に相当する。血熱を判断するもう1つの重要なポイントは,舌質の色である。温熱の邪気が営分および血分に侵入すると,舌はほとんどの場合,紅絳(濃い紅)色を呈する。発熱以外にも血熱証と診断できる症状として,皮下出血の症状がある。出血症状は血が熱を帯びることによって流れが速くなり,妄行して絡脈を損傷するためにおこる。中医学ではこれを「斑疹」と呼ぶ。さらに,血熱型が亢進して極期にいたると,血脈中の温熱の邪気が心に入りこみ,心の蔵神機能を乱すために,意識が朦朧とし,うわごとを言う,痙攣をおこすといった症状が現れることがある。

【治療原則】 清熱涼血・解毒

熱毒の存在に対して,一般的な清熱涼血法だけでは力が弱いので,より強力な清熱解毒法を併用しなければならない。未発症の段階においても,解毒療法は必要不可欠である。

エイズのような難病に対しては生薬を用いるのが望ましいが,漢方エキス製剤を補

助的に使用することを考慮して，以下いくつかエキス製剤も紹介しておく。

清営湯　　　　　　　　　　　　　　　　　　清営解毒・透熱養陰

```
犀角 2 ─────────────── 清心解毒
玄参 9・生地黄 15・麦門冬 9 ── 養陰清熱
黄連 5 ──────── 解毒
竹葉 3 （清心） ┐
連翹 6 （解毒） ├ 清熱透気
金銀花 9　　　 ┘
丹参 6 ─────────────── 活血化瘀
```

本方は，営血熱証を治療する重要処方の1つである。

犀角は清熱涼血の主薬であり，特に心に帰経するので，心の熱毒を清するのに適している。犀角は「ワシントン条約」のため入手不可能となっているが，代用品としては水牛角を用いればよい。または中国で市販されている中成薬の「西黄丸」（犀角，牛黄，乳香，没薬）を用いてもよい。黄連は犀角の清熱解毒の作用を増強する。生地黄，玄参，麦門冬は陰血に入り，血熱を清しながら，熱邪による陰血の消耗を防止する。清熱発散の作用がある竹葉，連翹，金銀花は深部の血分にある熱邪を気分を通して外へひき出す役割を果たす。丹参は涼血活血化瘀の作用があり，斑疹など皮下出血を治療する。

本方剤は主にエイズ感染による発熱，斑疹，舌紅絳などの症状に適応する処方として最優先で使用すべきである。

黄連解毒湯　　　　　　　　　　　　　　　　　　清熱解毒

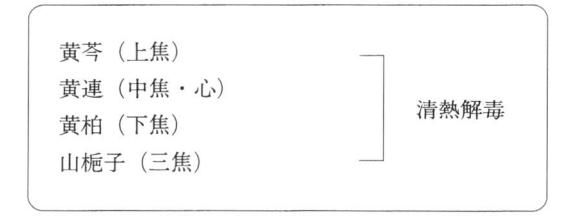

```
黄芩（上焦）　　┐
黄連（中焦・心）├ 清熱解毒
黄柏（下焦）　　│
山梔子（三焦）　┘
```

本方は清熱解毒の代表方剤である。特に黄連は血脈を主る心の熱を清することができるので，臨床においては血熱治療の重要な薬物とされている。本方剤は清熱解毒の効能は優れているが，燥性が強いため，使用していて口が渇く，舌苔が少ない，痩せるなど陰血不足の症状が現れるようになったときは使用を中止した方がよい。血熱の症状が現れる前から，本方を長期的に投与しておけば，発症をある程度抑え，遅らせることも可能だろう。

2 ── 湿熱型

湿熱型の症状は，温病の湿熱証に大変類似している。湿邪と熱邪がいっしょに体内に侵入するため，病状は複雑な様相を呈する。この場合は，清熱法と利湿法を併用しなければならない。

粘滞性の強い湿邪と熱邪が入りまじると，除去が困難となり，病気の期間は長期化する。エイズが長期にわたる疾患であること，また発熱とともに下痢や軟便（湿が下行する）をともなうことからも，湿と熱がつよく絡んでいることがうかがわれる。他に全身性の倦怠感（＝湿は重を主る）が顕著に現れるのも，この型の特徴である。湿

熱の存在を示唆するもう1つの所見は舌。湿熱型の舌苔は黄（＝熱），膩（＝湿）を呈する。

【治療原則】 清熱涼血・解毒利湿

清熱法と利湿法を同時に用いるが，病の部位が血分にあることから，先の血熱型の治療原則を考慮して，清熱涼血・解毒法・利湿法を併用する。

三仁湯と甘露消毒丹を併用する

三仁湯 ……………………………………利湿・理気・清熱

```
杏仁6　　（上焦）　　　┐
白豆蔲3　（中焦）　　　├─三焦の湿邪を除去する
薏苡仁　　（下焦）　　　┘
滑石9・通草3・竹葉3──滲湿清熱
半夏6・厚朴3────除痞散満・理気化湿
```

本方は，日本の高温多湿の環境のもとで発症する諸疾患にふさわしい方剤である。利湿作用が優れ，頭痛，身重，胸悶，悪心，食欲不振，微熱など湿熱症状を治療する。清熱作用は弱いので，毒邪の存在が考えられるエイズには「甘露消毒丹」を併用するとよい。

甘露消毒丹 ……………………………………清熱・化濁・解毒

```
黄芩6・射干3　（化痰利咽）┐
貝母3　（化痰）　　　　　├─清肺熱
連翹3（解毒）・薄荷3────疏散風熱
滑石9・木通3・茵蔯蒿6──清熱滲湿
白豆蔲3・藿香3・菖蒲4──芳香化濁去湿
```

本方は清熱解毒作用が優れ，湿温時疫（湿邪と温邪による伝染性の強い疾患）に用いる方剤である。黄芩，連翹，薄荷など清熱解毒薬と，滑石，茵蔯蒿，木通など清熱滲湿薬を用いて，上部に存在する熱毒を下から除去する。射干，貝母なと利咽薬は，咽喉部の腫れ，疼痛など扁桃腺炎に効果がある。芳香化湿薬の藿香，菖蒲，白豆蔲は湿濁を取り除く。湿熱邪に対する作用が効果的で慢性肝炎にもよく用いる。

「三仁湯」と「甘露消毒丹」はともに湿熱治療の主方である。エイズの湿熱邪と熱毒邪の治療に基本的に使用できる。両処方とも穏やかな清熱利湿剤なので，長期間服用してもさしつかえない。咳嗽，咽痛などの症状がないときは射干，貝母を除いてよい。

竜胆瀉肝湯 ……………………………………清熱利湿

本方剤は肝胆の湿熱証および実火証を治療する処方である。方剤の中に大量の清熱薬と利湿薬が用いられているので，発熱と同時に黄膩苔がみられる状態，すなわち熱と湿がともに亢進した場合に適している。しかし，薬性が苦寒の性質であるため，胃弱の人には不適当である。

```
竜胆草・黄芩・山梔子─────清熱利湿
車前子・沢瀉・木通──────利水清熱
当帰・生地黄（涼血）─────養陰血
甘草────────────調和・清熱
```

舌苔黄膩，食欲不振，胃脘痞満，悪心などの症状をともない，下痢または軟便が続くときは，清熱作用より利湿作用が強い「柴苓湯」または「茵陳五苓散」を選ぶようにする。

舌苔薄黄，発熱，胃脘痞満，悪心，腹鳴などの症状を伴っている寒熱挟雑の下痢が見られるときは，「半夏瀉心湯」または「黄連湯」を選ぶことも考えられる。

③ 気虚型

エイズは免疫不全の疾患である。中国の中医専門雑誌では免疫力を高める中薬として，益気薬をよく用いる。エイズ患者に対しては，初期の段階から益気薬を用いた「扶正法」を併用することが特に大切である。末期段階になってから益気薬を使用してもあまり効果はない。「虚不受補」といわれるように，虚の状態が極限に達してしまうと，補益を受けつけなくなるのである。

気虚型の主な症状は，体がだるく疲れやすい（気の推動作用の低下），痩せる（脾の筋肉を主る機能の低下），抵抗力が低下して感染症に罹りやすい（気の防御作用の低下），下痢をする（脾の水湿運化機能の低下），食欲がない（脾の飲食を運化する機能の低下），脈沈細などがある。

【治療原則】益気健脾・疏肝理気

気虚の症状は，気を生む源であり，後天の本である脾気を補益する。補気と同時に補ったものが停滞しないように脾の運化機能の調節をはかり，健脾薬を併用しなければならない。なお，中医学では胃気の保護を重視し，しばしば和胃薬を併用する。

補中益気湯 ──────────────補中益気

```
黄耆（昇陽）
人参・白朮（燥湿）       ┐
炙甘草・生姜・大棗（調和） ┘─益気健脾
当帰─────────────和血補血
陳皮─────────────理気和胃
升麻・柴胡──────────昇挙陽気
```

本方剤は各種の補気剤の中でも補気作用が最も強い方剤であり，脾気虚を治療する常用剤とされている。本剤は長期的に服用してもよい。

方中の，黄耆，人参，白朮，甘草は脾気を補益すると同時に，肺衛の気を補って気の防衛機能を増強し邪気の侵入を防ぐ。さらに升麻，柴胡の昇陽作用によって清陽を全身に分布させ，補気効果を高める。

本方は気虚発熱を治療する処方でもあり，微熱の症状にも用いることができる。おだやかな処方であるが，温性に偏るので，発熱，舌紅，苔黄など熱盛の症状がみられるときは，使用しないほうがよい。

食欲不振の場合は，脾気を補うよりむしろ，胃気の調節を優先すべきである。この場合は「香砂六君子湯」あるいは「啓脾湯」を使用するほうがよい。脾虚水盛の水様

便には，利水健脾剤の「胃苓湯」を用いるようにする。

十全大補湯　……………………………温補気血

```
四君子
（人参・白朮・茯苓・甘草）     ┐
                              │ 益気健脾
黄耆                          ┘

四物湯─────────────────補血調血
（熟地黄・白芍薬・当帰・川芎）

肉桂─────────────────────温陽散寒
```

本方剤は気血両虚を治療する名方である。「補中益気湯」より補血作用が強く，眩暈，動悸，息ぎれ，顔面が白っぽい，舌質が淡白などの症状に用いられる。

人参養栄湯　……………………………益気補血

```
黄耆（固表）・人参・白朮（燥湿）・炙甘草──益気健脾
白芍薬（斂陰）・当帰・熟地黄─────────滋陰補血
五味子（斂汗）・茯苓（滲湿）・遠志（化痰）──安神
桂枝───────────────────────通行血脈
陳皮───────────────────────理気和胃
```

本方は「十全大補湯」と同様に，気血不足を治療する処方であるが，特に養血安神作用が優れ，血虚による心神不安の症状が顕著なときに適している。

以上，エイズを3つの証型に分型し，その症状にしたがって弁証論治をまとめてみた。エイズは現在のところ完全治癒を望めない難病であるが，臨床症状の軽重および主要なものと主要でないものとの区別を明確にした上で，「急なればその標を治し，緩なればその本を治す」「扶正去邪」などの治療原則にもとづいて適切な治療方法をとれば，症状の改善は充分に期待できるはずである。

エイズ患者は，周囲から冷たい扱いを受けたり，治療の前途に悲観したりしていて，たえず精神的な苦痛をかかえこんでいるので，処方の中に鬱を発散させる「加味逍遥散」，あるいは生薬の柴胡，合歓皮，香附子，欝金，酸棗仁などの疏肝解鬱薬の配合も考慮する必要があろう。

分類	症　　　　　状	治療原則	方　剤
血熱	発熱，皮下出血，心煩，意識朦朧，うわ言 舌紅絳紅，脈数	清熱涼血　解毒	＊清営湯 黄連解毒湯
湿熱	病が長期化する，発熱，下痢，軟便，全身の倦怠感 舌苔黄膩，脈滑数	清熱涼血 解毒利湿	＊三仁湯 ＊甘露消毒丹 竜胆瀉肝湯
気虚	疲労倦怠感が強い，痩せる，抵抗力の低下 下痢，食欲不振，舌淡，脈沈細	益気健脾 疏肝理気	補中益気湯 十全大補湯 人参養栄湯

＊日本にない方剤

●血熱型に用いる生薬●
【清熱涼血】

犀　角———解毒。高熱症状に用いる。
生地黄———滋陰。陰血不足症状に用いる。
牡丹皮———活血。瘀血症状に用いる。
赤芍薬———活血止痛。疼痛症状に用いる。
紫　根———解毒透疹。斑疹症状に用いる。
地骨皮———清虚熱。微熱・寝汗症状に用いる。

【清熱解毒】

板藍根———清熱解毒の常用薬である。
金銀花———清熱発散。発熱症状に用いる。
連　翹———消腫散結。しこりの症状に用いる。
大青葉（青黛）———解毒涼血。口内炎に用いる。
山豆根———利咽消腫。咽痛の症状に用いる。
土茯苓———除湿解毒。苔膩・関節痛症状に用いる。
半枝蓮———抗癌・利水。浮腫みの症状に用いる。
白花蛇舌草———抗癌作用がある。
山慈姑———抗癌・散結。しこりの症状に用いる。
虎杖（いたどり）———清熱解毒。エイズに効果があるという報告がある。

●湿熱型に用いる生薬●
【清熱化湿】

黄　連———清熱解毒止痢。舌紅・発熱・下痢の症状に用いる。
黄　芩———清肺熱。咳嗽・発熱の症状に用いる。
竜胆草———瀉肝利湿。発熱・痙攣の症状に用いる。
薏苡仁———利湿健脾。浮腫・下痢の症状に用いる。

滑　　石――清熱解暑。発熱・小便不利の症状に用いる。
木　　通――瀉火利尿。口内炎・関節痛の症状に用いる。
通　　草――通気利水。苔膩・尿黄の症状に用いる。
茵陳蒿――利湿・清熱。湿熱証を治療する基本薬である。
淡竹葉――清心除煩。心煩・口内炎の症状に用いる。
菖　　蒲――化湿開胃。苔膩・胃痞・食欲不振の症状に用いる。
佩　　蘭――芳香・清熱化湿。口粘・苔黄膩厚の症状に用いる。
藿　　香――芳香化湿。苔白膩・悪心・下痢の症状に用いる。
青　　蒿――清虚熱・涼血。発熱あるは微熱の症状に用いる。

●気虚型に用いる生薬●
【補中益気】
黄　　耆――30g まで使用できる補気昇陽薬。
　　　　　　衛気を補うので，風邪を引きやすいときに用いる。
人　　参――「大補元気」の補気薬。気虚の症状が強いときに用いる。
党　　参――平性の補脾益気薬で，人参より作用が弱く，気虚の軽症に用いる。
太子参――微寒の清補薬。食欲不振・多汗・口渇など気陰両虚の症状に用いる。
西洋参――寒性の補気薬。補気生津・清熱するので，虚労・微熱・口渇・瘀血・無
　　　　　　苔・舌に裂紋が見られるときに用いる。
白　　朮――健脾燥湿。下痢・苔膩の症状に用いる。
山　　薬――補脾止瀉。下痢，食欲不振の症状に用いる。
黄　　精――潤肺。咳嗽症状に用いる。
白扁豆――補脾化湿。下痢・苔膩・倦怠感が強い症状に用いる。
大　　棗――養血。痩せる・顔色が白っぽい・動悸の症状に用いる。
甘　　草――緩和な調和薬。腹痛症状に用いる。

方剤索引

ア行

安中散	114
一貫煎	132
胃苓湯	35, 122, 140, 147, 228, 250, 277
茵蔯蒿湯	133, 254
茵蔯五苓散	43, 56, 134, 183, 202, 228, 250, 255, 276
温経湯	217, 235
温清飲	177, 227
温胆湯	267
雲南白薬	118
越鞠丸	106
越婢加朮湯	166, 181
黄耆建中湯	120
黄耆湯	154
黄土湯	209
黄竜湯	154
黄連阿膠湯	100
黄連解毒湯	42, 141, 174, 177, 206, 274
黄連湯	122, 141, 276
乙字湯	209

カ行

快胃片	118
槐角丸	208
開気丸	117, 129, 253
咳血方	208
海馬補腎丸	9, 19, 67, 242, 256, 263, 268
膈下逐瘀湯	216
藿香正気散	6
葛根加黄芩黄連湯	141
葛根湯	7, 161
葛根湯加川芎辛夷	48
藿胆丸	55
加味帰脾湯	98
加味逍遥散	12, 23, 78, 106, 111, 116, 117, 127, 245, 253
栝樓薤白半夏湯	87
冠元顆粒	12, 23, 77, 90, 91, 130, 176, 184, 200, 230, 252, 267
甘麦大棗湯	93, 98, 109
甘露消毒丹	275
菊花茶調散	5
帰脾湯	20, 31, 72, 98, 109, 207, 210, 219, 243
芎帰膠艾湯	207, 209
羌活勝湿湯	6
玉屏風散	49, 198, 230
銀翹散	41
荊芥連翹湯	5, 55, 227
桂枝加朮附湯	163, 234
桂枝加竜骨牡蛎湯	76, 99, 109, 199, 200, 244
桂枝芍薬知母湯	167
桂枝湯	199
桂枝茯苓丸	12, 23, 91, 118, 129, 176, 184, 216
啓脾湯	35, 144, 185, 228, 251, 265, 276
血府逐瘀湯	24, 89, 216
蠲痺湯	162
減肥湯	257
香砂六君子湯	35, 65, 121, 144, 251, 265
香蘇散	139
交泰丸	100
杞菊地黄丸	32, 131, 176, 177, 262
五虎湯	62
五子衍宗丸	243
五子地黄湯	244
五積散	218
牛車腎気丸	33, 176, 186, 194, 263

サ行

呉茱萸湯	7, 120
五仁湯	156, 157
五皮飲	183
五淋散	191
五苓散	22, 147, 183
犀角地黄丸	206, 210, 227
柴陥湯	79, 108, 267
柴胡加竜骨牡蛎湯	110, 199
柴胡清肝湯	55, 177, 227
柴胡疏肝散	127
済川丸	155
柴朴湯	64, 107
柴苓湯	37, 117, 142, 184, 228, 276
三黄瀉心湯	206
三子養親湯	64
酸棗仁湯	91, 100, 101, 109, 200
三仁湯	43, 275
滋陰降火湯	66, 92
四逆散	106, 115, 127, 234
四逆湯	233
四君子湯	120, 264
梔子柏皮湯	134
四神丸	146
滋水清肝飲	132
七物降下湯	20
失笑散	118
至宝三鞭丸	242
四物湯	30, 215
四物湯加味	8
炙甘草湯	72
芍薬甘草湯	120
首烏延寿片	156, 256
十全大補湯	19, 30, 219, 265, 268, 277
十味敗毒湯	225
朱砂安神丸	74

十灰散 …… 208	194, 200, 246, 255, 263	鼻炎丸Ⅰ号 …… 54
潤腸湯 …… 156	調胃承気湯 …… 102, 152, 173	萆薢分清飲 …… 193
小陥胸湯 …… 88	調肝湯 …… 220	白虎加人参湯 …… 172, 173
障眼明片 …… 34	釣藤散 …… 10, 17, 36	白虎湯 …… 41, 167
小薊飲子 …… 209	猪苓湯 …… 191	復元活血湯 …… 130
小建中湯 …… 119, 230	猪苓湯合四物湯 …… 192	複方丹参片 …… 90
小柴胡湯 …… 7, 116, 127	通竅活血湯 …… 12	茯苓飲 …… 145
焦三仙 …… 102	痛瀉要方 …… 146	婦宝当帰膠 …… 8, 20, 219, 236
小承気湯 …… 151	通導散 …… 153	平胃散 …… 121, 250
小青竜湯 …… 48, 57, 61	定喘湯 …… 63	防已黄耆湯 …… 162, 165, 177, 251
消風散 …… 226	田三七茶 …… 207	防風通聖散 …… 152, 226, 254
少腹逐瘀湯 …… 216	天王補心丹 …… 74, 92, 99,	保元湯 …… 93
生脈散 …… 65, 72, 92, 267	111, 200, 267	補中益気湯 …… 7, 20, 35, 50, 57, 91,
逍遥散 …… 116, 126, 142, 215	天麻釣藤飲 …… 17	122, 144, 154, 174, 199,
舒筋丸 …… 164, 169	桃核承気湯 …… 130, 152, 252	200, 230, 233, 265, 268, 276
辛夷清肺湯 …… 7, 53	当帰飲子 …… 229	補陽還五湯 …… 91, 177
心梗合剤 …… 90	当帰四逆加呉茱萸生姜湯 …… 86,	牡蛎散 …… 198
神秘湯 …… 61	217, 235	保和丸 …… 102
真武湯 …… 76, 93, 146, 185	当帰四逆湯 …… 86	
参苓白朮散 …… 145, 228	当帰芍薬散 …… 129, 219	マ行
清営湯 …… 274	当帰六黄湯 …… 201	麻黄湯 …… 60
星火温胆湯 …… 102	導赤散 …… 42	麻黄附子細辛湯 …… 9, 67
清上防風湯 …… 227	独活寄生湯 …… 168	麻黄連翹赤小豆湯 …… 182
清心蓮子飲 …… 42, 194		麻杏甘石湯 …… 62
清肺湯 …… 63	ナ行	麻杏止咳錠 …… 62
石斛夜光丸 …… 34	二朮湯 …… 165	麻杏薏甘湯 …… 165
石決明散 …… 36	二陳湯 …… 64, 250	麻子仁丸 …… 153, 156, 157
川芎茶調散 …… 4	二冬湯 …… 172	明目地黄丸 …… 32
増液承気湯 …… 173	人参湯 …… 93, 121, 146	木防已湯 …… 76
桑菊飲 …… 5, 49, 207	人参養栄湯 …… 8, 31, 199, 219, 277	
蒼耳子散 …… 48, 54		ヤ行
疏経活血湯 …… 163	ハ行	射干麻黄湯 …… 61
蘇合香丸 …… 86	排石沖剤 …… 192	癒風寧心片 …… 90
	柏子養心湯 …… 74	薏苡仁湯 …… 164
タ行	麦味地黄丸 …… 66, 176, 229, 262	
大黄甘草湯 …… 151	麦門冬湯 …… 66, 174	ラ行
大建中湯 …… 120	八味地黄丸 …… 9, 33, 51, 67, 155,	六君子湯 …… 50, 65, 121,
大柴胡湯 …… 134, 174, 253	175, 220, 241, 255, 263	154, 251, 264
大承気湯 …… 151	八正散 …… 190	竜胆瀉肝湯 …… 10, 18, 36, 55, 133,
大防風湯 …… 168	半夏厚朴湯 …… 64, 79, 88, 107, 153	191, 201, 228, 246, 275
達鬱湯 …… 245	半夏瀉心湯 …… 122, 141, 276	苓甘姜味辛夏仁湯 …… 88, 182
治期外収縮Ⅰ方 …… 73	半夏秫米湯 …… 103	苓桂朮甘湯 …… 22, 76, 88
竹茹温胆湯 …… 11, 22, 79, 101, 108	半夏白朮天麻湯 …… 11, 21	六味地黄丸 …… 18, 99, 111, 131, 158,
治心臓神経症Ⅲ方 …… 80	半夏白朮湯 …… 268	175, 194, 220, 229, 262
知柏地黄丸 …… 33, 44, 74, 176,	鼻淵丸 …… 54	

282

【監修者略歴】
菅沼　伸（すがぬま・しん）
1954年生まれ
1974〜79年　北京中医学院に留学
1979年　北京中医学院卒業
1981年から神奈川県立リハビリテーションセンター勤務
2012年6月逝去

【著者略歴】
菅沼　栄（すがぬま・さかえ）（中国名：胡　栄）
1954年1月　中国北京生まれ
1975年　中国北京中医薬大学卒業
1975〜1979年　中国北京中医薬大学卒業第一付属病院内科に勤務
1979年11月　来日
1980〜1986年　神奈川県衛生部に勤務　中医の翻訳・通訳
1982年〜現在まで
　　日本各地の中医学研究会で中医学の講義を担当
　　東京中医学研究会・日本中医薬研究会・杉並区中医学研究会・城東中医学研究会・町田中医学研究会・伊豆漢方研究会・三島中医学研究会・東方医療振興財団・日本東方医学会・熊本県東方医学会など
著作：『いかに弁証論治するか』【正篇】(1996年)，【続篇】(2007年)，『漢方方剤ハンドブック』(1996年)以上，東洋学術出版社
『食養生』(2000年) PHP研究所

いかに弁証論治するか
―― 「疾患別」漢方エキス製剤の運用 ――

1996年5月20日	第1版第1刷発行
2021年6月20日	第10刷発行

監　修　　菅沼　伸
著　者　　菅沼　栄
発行者　　井ノ上　匠
発行所　　東洋学術出版社
　　　　　272-0021　千葉県市川市八幡2-16-15-405
　　　　　販売部　電話 047 (321) 4428　FAX 047 (321) 4429
　　　　　e-mail　hanbai@chuui.co.jp
　　　　　編集部　電話 047 (335) 6780　FAX 047 (300) 0565
　　　　　e-mail　henshu@chuui.co.jp
　　　　　ホームページ　http://www.chuui.co.jp

印刷・製本――丸井工文社

◎定価はカバーに表示してあります　　◎落丁，乱丁本はお取り替えいたします

©1996 Printed in Japan　　　　ISBN978-4-924954-39-7 C3047

中医学の基本用語約 *4,200* 語を収載。

改訂版 中医基本用語辞典

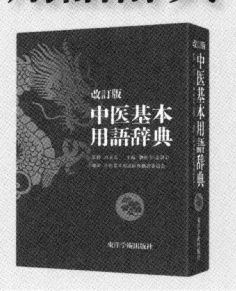

監修／高金亮　主編／劉桂平・孟静岩
翻訳／中医基本用語辞典翻訳委員会
Ａ５判　912頁　ビニールクロス装・函入り
定価 9,460 円（本体 8,600 円＋税）

● 中医学を学ぶ人なら，必ず手元に置きたい「基本用語辞典」
中国伝統医学の入門者や臨床家にぴったりの辞典。医師・薬剤師・鍼灸師・看護師・栄養士など幅広い医療従事者ならびに医学生・薬学生・鍼灸学生や，薬膳・気功・太極拳・中医美容など，中国伝統医学を学ぶ人すべての必携参考書。

● 新たに 668 語を追加して "大改訂"
今回の改訂では，旧版では欠けていた２字の中医学の専門用語を中心に追加。旧版の用語約 3,500 語と合わせ，合計約 4,200 語を収載。さらに見出し用語の扱いを改め，探したい用語を引きやすく編集し直した。

いかに弁証論治するか【続篇】
漢方エキス製剤の中医学的運用

■菅沼伸／監修　菅沼栄／著　Ｂ５判並製　296頁
■定価：4,070円（本体3,700円＋税）

疾患・症状別　中医治療の進め方
疾患別に病因病機と弁証論治，方剤選択を簡潔・明解に解説。
図解・表解で中医学的な考え方のポイントを示す。
初学者のためのやさしい臨床手引き。

漢方エキス製剤を用いた中医治療
処方はすべて日本で応用可能な漢方エキス製剤。
方剤の解説では構成生薬の働きを明記して丁寧に記載。

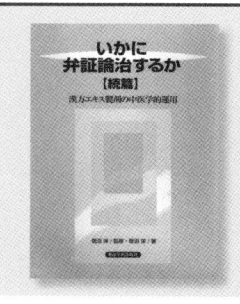

［本書で収録している疾患］
感冒・咳嗽・咽痛・味覚異常・中暑・肩こり肩痛・耳鳴耳聾・中風・認知症・腰痛・痛証・結石・虚労・痔・アトピー性皮膚炎・帯状疱疹・脱毛白髪・乳腺症・帯下病・女性不妊症・妊娠病・産後病・更年期症候群・男性更年期症状・癌・免疫力低下・小児病・自閉症

中医学ってなんだろう
①人間のしくみ

小金井信宏著　Ｂ５判並製　２色刷　336頁
定価 5,280 円（本体 4,800 円＋税）
やさしいけれど奥深い，中医学解説書。はじめて学ぶ人にもわかりやすく，中医学独特の考え方も詳しく紹介。

やさしい中医学入門

関口善太著
Ａ５判並製　204頁　　定価 2,860 円（本体 2,600 円＋税）
入門時に誰もが戸惑う中医学の発想法を，豊富なイラストと図表で親切に解説。３日で読める中医学の入門書。本書に続いて『中医学の基礎』に入るのが中医学初級コース。

中医学の基礎

平馬直樹・兵頭明・路京華・劉公望監修
B5判並製　340頁　　　定価6,160円（本体5,600円＋税）

日中共同編集による「中医学基礎理論」の決定版。日本の現状を踏まえながら推敲に推敲を重ねた精華。各地の中医学学習会で絶賛好評を博す。『針灸学』［基礎篇］を改訂した中医版テキスト。

問診のすすめ
── 中医診断力を高める

金子朝彦・邱紅梅　A5判並製　2色刷　200頁
定価3,080円（本体2,800円＋税）

患者の表現方法は三者三様，発せられる言葉だけを頼りにすると正しい証は得られません。どんな質問を投げかければよいのか，そのコツを教えます。

中医診断学ノート

内山恵子著　B5判並製　184頁
定価3,520円（本体3,200円＋税）

チャート式図形化で，視覚的に中医学を理解させる画期的なノート。中医学全体の流れを俯瞰的に理解できるレイアウト。平易な文章で要領よく解説。増刷を重ねる好評の書。

［CD-ROMでマスターする］
舌診の基礎
（CD-ROM付き）

高橋楊子著　B5判並製　カラー刷　CD-ROM付き　88頁
定価6,600円（本体6,000円＋税）

CD-ROMを使った新しい舌診ガイド。舌診の基礎と臨床応用法を詳説。付属CD-ROMとの併用で，舌診を独習できる画期的なテキスト。繰り返し学習することで，舌診の基礎をマスターできる。著者は，中国の代表的な診断学研究室の出身で，確かな内容。

［新装版］
中医臨床のための
舌診と脈診

神戸中医学研究会編著
B5判上製　132頁　オールカラー
定価7,150円（本体6,500円＋税）

中医診断において不可欠の「舌診」と「脈診」のための標準的な教科書。豊富なカラー写真を収載し，診断意義を丁寧に解説。

［新装版］中医学入門

神戸中医学研究会編著
A5判並製　364頁　　定価5,280円（本体4,800円＋税）

中医学の全体像を1冊の本にまとめた解説書としてすでに高い評価を獲得し，30年にわたって版を重ねてきた名著の第3版。陰陽論や，人体を構成する基礎物質に対するとらえかたなどで，旧版とは一新。

［詳解］中医基礎理論

劉燕池・宋天彬・張瑞馥・董連栄著　浅川要監訳
B5判並製　368頁　　　定価4,950円（本体4,500円＋税）

Q＆A方式で質問に答える中医学基礎理論の解説書。設問は212項目。中医学基礎理論をもう一歩深めたい人に最適。中国では大学院クラスの学生が学習する中級用テキスト。症例に対する弁証論治は初級から中級へ進む人の必読内容。

[新装版] 中医臨床のための中薬学	神戸中医学研究会編著　Ａ５判並製　696頁　　定価8,580円（本体7,800円＋税） 永久不変の輝きを放つ生薬の解説書。1992年の刊行以来，入門者からベテランまで幅広い読者の支持を獲得してきた「神戸中医学研究会」の名著が，装いを新たに復刊。
[新装版] 実践漢薬学	三浦於菟著 Ａ５判並製　462頁　　定価6,160円（本体5,600円＋税） 生薬の入門書であり，臨床の場ですぐに役立つ実践書。生薬の効能や特徴を表化。薬能の類似した生薬を比較しているので理解が深まる。
名医が語る 生薬活用の秘訣	焦樹徳著　国永薫訳 Ａ５判並製　456頁　　定価5,280円（本体4,800円＋税） 名老中医による生薬運用の解説書。308味の生薬について，性味・効能・配伍応用・用量・用法・注意事項を解説。著者の豊富な臨床経験にもとづいた生薬の用法と配合例が特徴。方意を理解するうえで欠かせない，生薬を知るための1冊。
漢方方剤ハンドブック	菅沼伸・菅沼栄著 Ｂ５判並製　312頁　　定価4,400円（本体4,000円＋税） 日本の漢方エキス製剤と日本で市販されている中国の中成薬136方剤を解説。各方剤の構成と適応する病理機序・適応症状の相互関係を図解し，臨床応用のヒントを提示する。同著者の『いかに弁証論治するか』の姉妹篇。
[新装版] 中医臨床のための方剤学	神戸中医学研究会編著　Ａ５判並製　664頁　　定価7,920円（本体7,200円＋税） 中医方剤学の名著が大幅に増補改訂して復刊。復刊にあたり，内容を全面的に点検し直し，旧版で収載し漏れていた重要方剤を追加。
図解・表解　方剤学	滝沢健司著　Ｂ５判並製　２色刷　600頁 定価7,920円（本体7,200円＋税） 漢方治療に行き詰まったとき，方剤の構造を知っていると道がひらける。225の主要方剤と180の関連方剤について中医学的に解説。漢方初心者から中級者まで，座右に置いて役に立つ一冊。
わかる・使える 漢方方剤学 [時方篇][経方篇1]	小金井信宏著 [時方篇] Ｂ５判並製　352頁　定価4,620円（本体4,200円＋税） 今までにない面白さで読ませる方剤学の決定版。名方20処方を徹底解説。 [経方篇1] Ｂ５判並製　340頁　定価4,620円（本体4,200円＋税） 各方剤を図解・表解・比較方式で系統的に解説。経方11処方の解説。

「証」の診方・治し方 ― 実例による 　　トレーニングと解説 ―	呉澤森・高橋楊子著 Ｂ５判並製　328頁　　　定価4,180円（本体3,800円＋税） 厳選した30の実症例を例に，呈示された症例をまず自力で解き，その後に解説を読むことで「証」を導く力を鍛える。
「証」の診方・治し方２ ― 実例による 　　トレーニングと解説 ―	呉澤森・高橋楊子著 Ｂ５判並製　352頁　　　定価4,180円（本体3,800円＋税） この症例はどのように分析・治療すればよいのか。第２弾。
中医弁証学	柯雪帆著　兵頭明訳 Ａ５判並製　544頁　　　定価5,610円（本体5,100円＋税） 証を羅列的・静止的に捉えるのではなく，立体的・動態的に捉える画期的な解説書。１つの証がどのような経過をたどり，どのような予後にいたるかを予想してはじめて，現実性のある臨床を行うことができる。
［実践講座］中医弁証	楊亜平主編　平出由子訳 Ａ５判並製　800頁　　　定価6,380円（本体5,800円＋税） 医師と患者の会話形式で弁証論治を行う診察風景を再現。対話の要所で医師の思考方法を提示しているので，弁証論治の組み立て方・分析方法・結論の導き方を容易に理解できる。本篇114，副篇87，計201症例収録。
標準　中医内科学	張伯臾主編　董建華・周仲瑛副主編 鈴木元子・福田裕子・藤田康介・向田和弘訳 Ｂ５判並製　424頁　　　定価5,060円（本体4,600円＋税） 老中医たちが心血を注いで編纂した，定評ある「第五版教科書」の日本語版。日常の漢方診療に役立つ基本知識が確実に身につく標準教科書。
マンガ 食事と漢方で治す アトピー性皮膚炎	三宅和久原作　馬場民雄作画 Ａ４判並製　136頁　　　定価1,980円（本体1,800円＋税） 患者と医師，双方に役立つことをマンガで愉快に。漢方医が教える最も効果的で経済的な治療法。
傷寒論を読もう	髙山宏世著 Ａ５判並製　480頁　　　定価4,400円（本体4,000円＋税） 必読書でありながら，読みこなすことが難しい『傷寒論』を，著者がやさしい語り口で条文ごとに解説。初級者にも中級者にも，最適。40種の患者イラスト入り「重要処方図解」付きで，臨床にも大いに参考になる。
金匱要略も読もう	髙山宏世著 Ａ５判並製　536頁　　　定価4,950円（本体4,500円＋税） 慢性疾患治療における必読書『金匱要略』を，条文ごとに著者がやさしい語り口で解説。同著者による好評の書『傷寒論を読もう』の姉妹篇。50種の患者イラスト入り「処方図解」付き。初級者にも中級者にも最適の１冊。

中医学の魅力に触れ，実践する

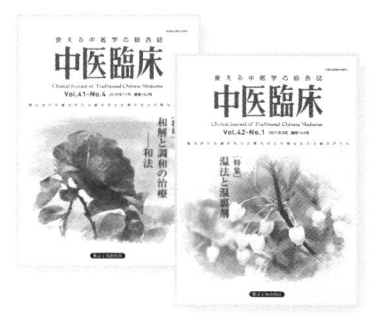

［季刊］中医臨床

●――中国の中医に学ぶ

現代中医学を形づくった老中医の経験を土台にして，中医学はいまも進化をつづけています。本場中国の経験豊富な中医師の臨床や研究から，最新の中国中医事情に至るまで，編集部独自の視点で情報をピックアップして紹介します。翻訳文献・インタビュー・取材記事・解説記事・ニュース……など，多彩な内容です。

●――古典の世界へ誘う

『内経』以来２千年にわたって連綿と続いてきた古典医学を高度に概括したものが現代中医学です。古典のなかには，再編成する過程でこぼれ落ちた智慧がたくさん残されています。しかし古典の世界は果てしなく広く，つかみどころがありません。そこで本誌では古典の世界へ誘う記事を随時企画しています。

●――湯液とエキス製剤を両輪に

中医弁証の力を余すところなく発揮するには，湯液治療を身につけることが欠かせません。病因病機を審らかにして治法を導き，ポイントを押さえて処方を自由に構成します。一方エキス剤であっても限定付ながら，弁証能力を向上させることで臨機応変な運用が可能になります。各種入門講座や臨床報告の記事などから弁証論治を実践するコツを学べます。

●――薬と針灸の基礎理論は共通

中医学は薬も針も共通の生理観・病理観にもとづいている点が特徴です。針灸の記事だからといって医師や薬剤師の方にとって無関係なのではなく，逆に薬の記事のなかに鍼灸師に役立つ情報が詰まっています。好評の長期連載「弁証論治トレーニング」では，共通の症例を針と薬の双方からコメンテーターが易しく解説しています。

● 定　　価　1,760 円（本体 1,600 円＋税）（送料別）
● 年間予約　1,760 円（本体 1,600 円＋税）　4 冊（送料共）
● 3 年予約　1,584 円（本体 1,440 円＋税）12 冊（送料共）

フリーダイヤルFAX
0120-727-060

東洋学術出版社

〒272-0021　千葉県市川市八幡 2-16-15-405
電話：（047）321-4428
E-mail：hanbai@chuui.co.jp
URL：http://www.chuui.co.jp